Asperger Syndrome

アスペルガー症候群
治療の現場から

国立成育医療センター こころの診療部 医長
宮尾益知〖監修〗

出版館ブック・クラブ

執筆者一覧（執筆順）

宮尾益知（みやお・ますとも）………… 国立成育医療センター こころの診療部 発達心理科 医長
村上靖彦（むらかみ・やすひこ）……… 大阪大学大学院人間科学研究科准教授
中野三津子（なかの・みつこ）………… 国立成育医療センター こころの診療部 発達心理科 医師
広瀬宏之（ひろせ・ひろゆき）………… 横須賀市療育相談センター所長
小嶋なみ子（こじま・なみこ）………… 国立成育医療センター 第一専門診療部 アレルギー科 心理療法士
水島 栄（みずしま・さかえ）………… 国立成育医療センター こころの診療部 発達心理科 心理療法士
鈴木繭子（すずき・まゆこ）…………… 国立障害者リハビリテーションセンター研究所 心理療法士
深田光子（ふかだ・みつこ）…………… 心理療法士
瀧澤孝子（たきざわ・たかこ）………… 国立成育医療センター こころの診療部 発達心理科 心理療法士
小林明雪子（こばやし・あきこ）……… 聖路加国際病院 小児科 医師
小笠原さゆ里（おがさわら・さゆり）… 東京医療センター 精神科 医師
西間木敦子（にしまき・あつこ）……… 獨協医科大学越谷病院 小児科 医師

はじめに

　アスペルガー症候群についての疾患認識が広がるにつれ、子どもから成人まで多くの人たちが、診断、治療を求め来院するようになった。
　私たち国立成育医療センターこころの診療部は、アスペルガー症候群への理解をより深めるために、2002年、この障害についての症例検討や多方面からの解析を行うことを目的としたプロジェクトを立ち上げた。
　これまでの発達障害に関する考え方が一般化されていない精神科領域において、この疾患は思春期と成人期においてどのように考えられ、どのように治療されてきたのだろうか。
　また、アスペルガー症候群と統合失調症との本質的な違いはなんであろうか。特にこの問いについては、医療的な立場から様々な議論がなされてきた。
　例えば、精神科外来でのASDASQ（成人の自閉症のスクリーニング検査）などを用いた検査においては、アスペルガー症候群と疑われても、過去にアスペルガー症候群と診断されたことは無く、（非典型的）統合失調症、人格障害などと診断されていたと報告されることも多かった。
　私が実際に診療したアスペルガー症候群の成人を例にとると、彼はこれまで統合失調症として多量の抗精神病薬を投与され、その診断、治療に疑問をもち、当センターを受診し、抗精神病薬を減量し、最終的には薬物を使わない状態にまで至ることができた。しかしそれでも、社会適応性は悪く、独立

して生活を行うというところまでには至っていない。

　このような、アスペルガー症候群と統合失調症との違いは何かという問いをもちつつ、ライフサイクル的観点、認知発達的視点による健常例との違いをどうみるのかを大きなテーマとして検証を行うことを目標に、このプロジェクトを立ち上げた。

　プロジェクトには、神経的発達障害（認知障害）専門の小児（神経）科医、小児の立場から心的発達（対象関係）を重視する小児科医、素因と環境（養育環境）の障害の立場に立つ児童精神科医、歴史的に構築されてきた疾患概念を基本に研究を進める精神科医、様々な心理学的基盤をもつ臨床心理士、深層心理学、自我形成、統合失調症までカバーした精神分析の立場に立つ哲学者などのメンバーに参集いただいた。

　まず、私たちは共通理解を深めるために、言葉で自分について語ることのできる思春期から成人までの来談者にインタビューし、認知障害と対象関係の障害を探ることから始めた。同時に、言葉に秘められた非言語的メッセージも考慮しながらインタビューを深めていった。また、彼らから得られた言語的、非言語的メッセージを参考にして、幼児、学童を対象に、言語以外の面において、深層心理学から自我形成に至るアプローチを試みてみた。

　そして6年が経過した。この間、様々な問題を有する高機能広汎性発達障害（アスペルガー症候群を含む）の多くの人たちと共に悩みながら、多面的なアプローチを試み、治療を行ってきた。

　「治療することができなければ医療とはいえない」と考えてきたからである。

　認知障害としての立場からは、ライフサイクルを加味して、対人認知、コミュニケーション、言語、こだわり、感覚過敏などの症状を段階的に考察し、一つ一つ課題を乗り越えながら、次のステージに行くための方略としての治療を構築していった。

　個々人のもつ認知的特性に加えて、対社会的関係の障害という立場からは、まず環境（養育環境）に注目し、家族機能から見たアスペルガー症候群について考えていった。このような基盤を、様々な手法を用いて確認することが心理療法を行う上で重要と考えたからである。

また、内面的成長発達については、深層心理学的観点から自我形成についての哲学的・分析的考察を行っていった。
　本書は、これまでの6年間の臨床例から得られた研究実績をまとめたものである。
　また、それは、認知機能、対象関係、家族機能、自我形成など様々な観点に基づいて、幼児から成人までの多くの患者さんたちから得られたアスペルガー症候群の治療についての現段階での報告とも言える。
　もちろん、これがゴールではない。
　これからが新しいはじまりである。これらの実践報告が誤解を受けやすいアスペルガー症候群の方たちの声を代弁しているのか、心を語っているのかはよくわからない。まして伝えにくい非言語的な事柄を言葉で表現することがどれだけ困難なことであるか、おわかりいただけると思う。ぜひ、言外にこめられたメッセージも感じ取っていただきたい。

宮尾益知

目次

アスペルガー症候群 治療の現場から

はじめに 003

第1部
アスペルガー症候群の治療に向けて
.... 015

第1章　アスペルガー症候群とは　|宮尾益知
.... 016

1. はじめに 016
2. 受診動機と主訴 016
　（1）年齢による主訴　（2）診断
3. アスペルガー症候群の認知障害仮説 019
　（1）ミラーニューロン障害　（2）共同注意障害　（3）中枢性統合の障害
　（4）遂行機能障害：プランニングの障害　（5）こころの理論の障害
　（6）トラウマ処理　（7）自分の安定できる場所を作ること
4. 精神科的合併症 023
　（1）うつ病　（2）強迫および儀式的行動
5. これからの対応 025

第2章　自閉症における自己の発見と発達　｜村上靖彦

....027

1. **自閉症における自己の発見** 027
   (1) 自閉状態から視線触発へ　(2) 非人称的行為から行為主体としての自我へ
   (3) 非人称的身体から自己身体へ
2. **ステップアップの瞬間を構成する要素** 033
   (1) 現実の触発としての欠損　(2) 出来事と情動の触発
   (3) 論理的秩序の介入
3. **アスペルガー障害の自我発達** 036
4. **他者という謎と自我** 039

第3章　アスペルガー症候群と家族のコミュニケーション　｜中野三津子

....043

1. **はじめに** 043
2. **主訴と文脈** 044
   (1)「問題」と主訴　(2)「問題」と文脈　(3) 児童精神科外来での本来の主訴
3. **アスペルガー症候群の特徴** 046
4. **家族・社会の文化とアスペルガー症候群** 048
5. **家族療法の考え方から** 049
   (1) 家族療法における治療者　(2) 家族療法の理論的背景
6. **日常外来での家族療法** 054
   (1) ジョイニング　(2) リフレイミング
7. **家族療法的な見方から** 056
   (1) 家族内コミュニケーションの問題が明らかではない場合
   (2) 家族内コミュニケーションの問題が明らかな場合
8. **家族のコミュニケーションと変化** 059
   (1) 事例1　話しかけても応えない　(2) 事例2　人に怪我をさせたケース
   (3) 事例3　子どもへの見方が変わったとき　(4) 事例4　こう着状態

9. 治療的アプローチ　家庭においてもできること ……………………… 062
   (1) 話を聴く　(2) 三項関係をイメージする　(3) 父親
10. おわりに ……………………………………………………………… 065

第4章　アスペルガー症候群の漢方治療とサプリメント　│広瀬宏之
……………………………………………………………………………………… 069

1. はじめに …………………………………………………………………… 069
2. 漢方薬 ……………………………………………………………………… 070
   (1) 処方の例　(2) トラウマ反応に対する漢方治療　(3) 服用時の注意
3. サプリメント ……………………………………………………………… 078
   (1) セクレチンと水銀　(2) ビタミン B_6　(3) ビタミン B_{12}、メラトニン
   (4) フィッシュオイル　(5) オキシトシン
4. おわりに …………………………………………………………………… 085

第2部　アスペルガー症候群の心理療法
……………………………………………………………………………………… 089

第1章　児童精神科から心理療法を考える　│中野三津子
……………………………………………………………………………………… 090

1. 子どもの心理療法 ………………………………………………………… 090
2. 外来初診から ……………………………………………………………… 090
3. 発達の診断と「問題」や「症状」の構造 ………………………………… 091
4. 心理療法以前──治療関係を作る ……………………………………… 093
   (1) 言語内容の一致と治療の動機　(2) 共有の場を作る──不安の軽減

5. 心理療法——トラウマティックな出来事を整理する……095
6. 事例から学ぶ……096
　(1) 事例　(2) 考察
7. 治療の目指す方向……099
8. 診断と心理療法 (ICD-10 と関連して)……101

第2章　応用行動分析　│小嶋なみ子
……103

1. はじめに……103
2. 行動分析とは……103
3. 応用行動分析とは……104
4. 応用行動分析の対象となる「行動」の定義……104
5. 応用行動分析を行うために必要な知識……105
6. 応用行動分析で行うこと……107
　(1) アセスメント（査定）　(2) トリートメント（介入）
7. 応用行動分析の手順……112
8. 事例……114
9. 応用行動分析を成功させるコツ……119
10. アスペルガー症候群に対する応用行動分析の限界……120

第3章　プレイセラピー　│水島栄
……123

1. はじめに……123
2. アスペルガー障害の子どもたちとトラウマについて……125
3. プレイセラピーについて……126
　(1) プレイセラピーの歴史的背景
4. プレイセラピーの実際……131
　(1) アセスメント　(2) アスペルガー障害の子どもとのプレイセラピーの中核概念
　(3) 事例1　アセスメントでの場面　(4) 事例2　箱庭を使って

（5）事例3　言葉と絵を用いて
5. 考察 …………………………………………………………… 146
6. おわりに …………………………………………………… 148

第4章　SST（社会技能訓練）　｜鈴木繭子
……………………………………………………………………… 151

1. SSTについて ………………………………………………… 151
　（1）社会性の認知発達　（2）ソーシャル・スキルおよびSSTとは
　（3）学童期における発達課題について──自律的な社会性の獲得
　（4）HFPDD児の学童期の問題
2. 当センターにおけるSSTの実際 ………………………… 155
　（1）SSTの主な特徴　（2）SSTのグループ形成の過程
　（3）SSTのプログラム
3. SST事例 ……………………………………………………… 160
　（1）事例1　特性および知的レベルが似通った低学年グループ
　（2）事例2　縦割りグループ
4. まとめ ………………………………………………………… 170

第5章　ペアレントトレーニング
子どもの困った行動に対する関わり方　｜深田光子
……………………………………………………………………… 172

1. はじめに …………………………………………………… 172
2. 応用行動分析の理論 ……………………………………… 172
3. 周囲を困らせる行動は子どもの伝達手段 ……………… 175
　例1）自分の要求を伝えるための行動（要求）
　例2）他者からの注目を得るための行動（注目獲得）
　例3）難しい課題や嫌なことから逃れるための行動（回避）
　例4）感覚刺激を得るための行動（自己刺激）

4. 子どもの良い行動を引き出すまでの準備 ……………… 178
   (1) 子どもの困った行動を書き出してみる　(2) 対処する行動を決める
   (3) 記録を取って機能分析をする
5. 良い行動を引き出すためのテクニック ……………… 181
   (1) 良い行動を引き出すためのきっかけの作り方
   (2) 適応行動を維持・増加させるための対応方法　(3) 自己刺激行動を減らす
6. 最後に──適切なコミュニケーションの力を育てよう!! ……189

第6章　RDI®, DIR®/ Floortime™　｜広瀬宏之
191

1. はじめに ……………………………………………… 191
2. RDI® …………………………………………………… 192
   (1) RDI® とは　(2)「手段のための相互作用」と「経験共有のための相互作用」
   (3) 経験共有の教え方　(4) 科学的エビデンス
3. DIR®/ Floortime™ …………………………………… 200
   (1) DIR®/ Floortime™ とは　(2) DIR®/ Floortime™ の発達段階
   (3) DIR® の基本的な考え方　(4) Floortime™ の基本的な考え方
   (5) DIR®/ Floortime™ の実際　(6) 科学的エビデンス

第7章　高機能広汎性発達障害児への リラクセーション
ちょっと自分で落ち着けるようになること　｜瀧澤孝子
211

1. はじめに ……………………………………………… 211
   (1) ちょっと自分で落ち着けるようになるということ
   (2) 高機能広汎性発達障害の子どもたちの発達課題と問題
   (3) ストレス対処法として　(4) その子に合った方法を見つける

2. 落ち着くための方法 ……………………………………214
　(1) 動作法　(2) EMDR　(3) 呼吸法　(4) 漸進的筋弛緩法
3. 実際の心理面接のなかで工夫している点 ………………217
　(1) 取り組みやすくなるように　(2) 本人からのフィードバックを得る工夫
　(3) リラクセーションを学習する場合
4. 事例 …………………………………………………………221
　(1) 事例1　面接開始時、心理療法準備段階として行った場合
　(2) 事例2　リラクセーションを学習した場合　(3) 事例2のまとめ
5. おわりに ……………………………………………………231

第3部

実践ノート ……………………………………………………235

第1章　トラウマ・抑うつからの回帰
あるアスペルガー障害の治療経過　｜小林明雪子
……………………………………………………………………236

1. はじめに ……………………………………………………236
2. 症例 …………………………………………………………237
3. 治療経過 ……………………………………………………239
4. 治療経過の検討 ……………………………………………245
5. 考察 …………………………………………………………249
　(1) 診断について　(2) 治療について
6. まとめ ………………………………………………………255

第2章 生体リズムの安定に向けて
あるアスペルガー障害の治療過程 ｜小笠原さゆ里
....257

1. はじめに 257
2. 症例 258
　（1）当院初診に至るまでの経緯　（2）当院初診時　（3）入院
　（4）退院後の経過
3. 考察 271
　（1）症例、治療について　（2）生体リズム　（3）全体を概観して

第3章 衝動性の源とコントロール
ある自閉性障害の治療経過 ｜西間木敦子
....275

1. はじめに 275
2. 症例 276
3. 治療経過 276
　（1）第1期 外来で語られる奇妙な行動（中学2年〜高校2年春）
　（2）第2期 心理士の関わり（高校2年夏〜）
　（3）第3期 入院（高校3年春〜）　（4）入院中のエピソード
4. 考察 299
　（1）問題点の考察　（2）治療の考察

第 **1** 部

アスペルガー症候群の治療に向けて

第1章 アスペルガー症候群とは

1. はじめに

　アスペルガー症候群に対しては、近年、社会的関心も高く、様々な医療機関において、診断も適切に行われることが多くなった。診断後は、医療機関のほか、療育機関や教育機関などで治療や処置が試みられている。
　国立成育医療センターにおいても、年間500人ほどの新患のなかで、最も多い疾患が高機能広汎性発達障害、アスペルガー症候群となっている。
　しかし、アスペルガー症候群に対する典型的な治療戦略が固まっているとは言えず、当センターでも、環境調整、心理療法、服薬などの様々な方法を組み合わせながら、これまで治療を行ってきた。また、なかなか改善がみられず、何度も治療を考え直すということもあった。
　今回、既存の治療方法を基に、当センターで行ってきたアスペルガー症候群に対する治療方法の選択とその方法、また期待される効果についてまとめてみたいと思う。

2. 受診動機と主訴

　毎日センターの外来を訪れてくる子どもたちは、様々な訴えをしてくる。

外見上彼らの状態が同じ様にあると思われても、実際の病状は年齢、認知レベル、認知特性、家庭環境、家族機能、社会環境で異なるのである。

（1）年齢による主訴

乳・幼児期には、育てにくさ（不眠、偏食、過敏、新奇な事柄に対する不適応）、言語理解の困難さ、母親に対する攻撃性がある、ひとり遊びが多い、などにより受診してくる。時には、このような特徴から虐待症例として認識されることさえある。

学童前期には、場が読めない、友達ができない、ひとり遊びが多い、など対人関係と社会性の問題が認められる。学習面では、言語理解に関連する国語や文章題の学習困難、自分の好きなことを考え、自分の世界に没入し話を聞いていない（不注意あるいは注意集中困難とよく間違われる）などの問題を抱えた子が受診することが多い。

学童後期には、自分がほかの人と違っている、対人関係、社会生活をどう送ったらよいかわからない、計画を立て完遂することができないなどで悩むようになり、いじめ、不登校、引きこもり、自傷、自律神経症状が前面に立つうつ状態などの主訴で受診してくることが多い。

思春期には、頭痛・腹痛・昼夜逆転などの日内リズムの障害をも含んだ自律神経症状、うつ状態、引きこもり、時には家族または社会に対する攻撃性、特異の分野に特化したコレクション、奇異な行動などが、触法行為に導かれる危険性をもつとして受診してくる。過去の様々な出来事、個人的な思い込みなどがトラウマとして認知され、PTSDと認められる状態になるときがある。

アスペルガー症候群の子どもたちは、自分の周りにいる人々に対して無関心であり、自分のペースで行動するために、様々な問題行動を起こしがちである。しかし、結果として周囲は困っているが自分は困っていないという矛盾する状態を抱えていることを考慮しなければいけない。

また、このような対人関係・社会性などの周囲との関わりに問題があるため、それらの問題点についての理解は、健常例と異なっていることも考慮する必要がある。

(2) 診断

　我々の行っているアスペルガー症候群の診断には、DSM-IV（アメリカ精神医学会）やICD-10（世界保健機関）の基準を適用しているが、症状の程度がわかりにくいところもあり、症状が具体的に書かれているという観点からギルバーグの診断基準も参考にしている。また、より広くアスペルガー症候群を捉えるウィングの自閉症スペクトラムの概念も考慮している。

　当センターでは、
- 社会のなかで適切に暮らしていくことができない
- 相手の状況や立場（動作、視線、立場、気持ち）を推察することが困難である

の2点を診断において最も重視している。

　認知レベルを加味した診断と、ゴールとなる認知レベルを意識しながら、次の認知レベルに達するための小ステップを積み重ねていく方法を具体的に理解してもらう、という治療を行っている。

　しかし、診断基準自体が客観的ではなく、社会心理学的な観点からの相対的な要素もあり、診断に苦慮することも多い。特に、社会性とコミュニケーションについては、了解しやすいが、興味・関心の狭さについて極端である、あるいは、異常であるとの観点から迷うことが多い。

　また、環境要因として、精神疾患を有する保護者に育てられたり、あるいはアスペルガー症候群の母親に育てられた場合には、子どもとの関係が適切に保たれないことから、ネグレクト状態に陥り、周囲からは虐待と捉えられてしまったり、社会性、コミュニケーション障害をもちやすく、反復常同的な行動（想像力の欠如）が表れることがある。父親がアスペルガー症候群の場合には、対人関係の障害からくる仕事上の問題、家庭生活における夫婦間での極端な自己中心性からくるDV、あるいは、子どもに対する虐待などの二次的要素が、児の素因をより重症化していることがある。

3. アスペルガー症候群の認知障害仮説

これまで様々な障害仮説が挙げられ、認知障害による疾患であることが広く認められるようになってきた。個々の症状について、脳の一定部位の障害が原因であるとは考えられていない。脳の数カ所におけるネットワーク障害であると考えるのが最も自然であろう。

（1）ミラーニューロン障害

自分が特定の行為を行っているときにも、他者が同じ行為を行っているのを観察しているときにも、同じように反応するニューロン群に問題があることが想定されている。すなわち、他人の動作をまね、お互いがコミュニケーションを図るといった非言語的コミュニケーション能力に問題があるとされる。これには、鏡を使ったまねっこ遊び、向かい合ってのまねっこ遊び、親子で童謡に合わせて踊るなどがトレーニングとして有効である。

（2）共同注意障害

次の段階として、視線（見ている方向）に注意を向ける、あるいは人の視線に気づき、人と同じ物を見ること（共同注意）が重要となる。すなわち、人と同じものを見て感じる、思いを共有することに通じることから、対人関係、社会性の障害と関連していることが想定される。

まず、視線を意識させる、気づかせるという意味で、指さしなどを併用して働きかける。時には、言葉で表現しながら注意を視線の方向に向けるといった働きかけが重要となる。

医療機関では臨床心理士や言語療法士が現在の認知発達レベルを評価し、具体的な働きかけの方法や心得ておくべきポイントなどについての指導を行う。この時期になると、保護者が児の障害に気づいてくることが多い。見立てをするだけでなく、発達を促すための具体的な方法を教えることで、その効果を実感してもらうことも目標のひとつである。

(3) 中枢性統合の障害

　アスペルガー症候群においては、重要なことに注目せず、あるいはわからず、些末なことにこだわるといった特徴がみられる。部分を見て全体を見ない。すなわち、木にばかり注意して林や森に気づかない。興味のある部分にだけ注目して、全般的な考えができないという問題が指摘されている。

　このことは、本質的な問題なのか、他の認知障害から導き出されているかは明らかではないが、社会性の障害と無関係ではない。治療的な試みとして、状況により行動を変化させるABAプログラムを行う。状況を構造化し、理解しやすいようにするTEACCHプログラムも状況の構築の基礎として有効である。児の認知を変化させることを目的に、重要な部分を探し出す能力として、指さしに次いで視線を用いた気づきの効果も大きい。

　言語的理解力があれば、口頭で行動選択の理由と方法を説明することも有効である。特に、状況により適切な対応が必要となるため、社会的模擬訓練であるSSTを行いながら、適応性を高めることも重要となる。

　家庭内における保護者による働きかけ、臨床心理士による評価と具体的な対応、小集団によるSSTが求められる。

(4) 遂行機能障害：プランニングの障害

　遂行機能とは、ある目的を成し遂げるために思考し、計画を立てて目的を遂行していく能力である。過去の状況、現在の状況を聴覚的、視覚的に記憶し、計画を立てて実行するための基本的能力に障害があることが想定されている。

　同時に、学んだことを再現するための「学習手続き」に障害があり、学習および仕事の困難となりうるとも考えられる。

　これには、TEACCHプログラムの構造化を行い、状況をわかりやすくする。加えてABAプログラムを用いて、各々の認知レベルにより行動を決定するための方法を決めることが有効となりうる。認知レベルの決定と行動計画の立てかたには、専門的知識が必要となるために、自己流ではないABAプログラムの慎重な適応が必要となる。

(5) こころの理論の障害

こころの理論とは、健常では4歳で通過すると考えられている一次的表象「サリーとアンの課題」および、5歳で通過すると考えられている「スマーティーの課題」の理解に問題があり、通過が遅れたり、異なる形で通過すると想定されている。

こころの理論が、対人関係と社会性の障害の本質であり、相手の立場になる、相手の感情を理解し、共感するための基本的な障害であると考えられている。この障害に関しては、様々な状況下における相手の立場と気持ちを理解させることが重要になり、SSTのプログラムとして、ロールプレイが有効である。また状況については言葉による説明が有効である。

しかし、相手の感情を理解することに障害を有しながらも、対人関係や社会的ストレスが過度にない限り、生活上大きな問題もなく社会生活を営んでいることは、稀なことではない。問題があると感じたときに、認知的特性を理解させ、問題が生じたときに適切な対応ができるように共に考えるなどは、心理療法として一般的に行われていることである。

(6) トラウマ処理

1) トラウマとこだわり

アスペルガー症候群においては、様々なこだわりがみられる。強迫症状として、独特の認知特性から特定の物との結びつきが強い。このことが、何らかの問題が生じたときに、具体的な対象である人へのこだわりとなって表れる。

しかし、CBT（認知行動療法）などを用いて心理療法を行うと、いっそうのこだわりやトラウマが強化されるなどの症状がみられ、むしろこだわりを増悪してしまう可能性もある。通常と異なる視点からのトラウマ処理が必要となる。

このような状況においては、こだわりの内容に注目しないだけでなく、こだわりを許容することすら必要となる。

児にとって、日常の何でもない社会生活を送っている時が最もストレスを感じる時であり、自分の世界にこもっている時が最も安心できる時間とな

る。引きこもり状態がますますひどくなるときには、必ず周囲からのストレスあるいはトラウマ感覚があると考えてよい。

　また、小児期からトラウマ処理を積み重ねていくことと、強い強迫性、あるいは一過性精神病様症状とは関連しているものと思われる。

2）トラウマ処理と思春期

　思春期の一般的特徴は、著しい身体発育・第二次性徴の発現・生殖能力の完成などの身体的変化とそれに伴う激しい心理的動揺である。

　一般的に、思春期は家族関係を変え、起こってくる自分自身の危機と向き合いながら、大人になっていく時期でもある。自分の体つきや顔つきの変化に関心を示し、周囲からみられる自分を過剰に意識し、他者からの評価を気にしやすく、劣等感や自己嫌悪感をもちやすい。時には社会との結びつきや家族関係機能に問題があったりすると、環境にうまく適応できずに不登校、引きこもりの状態になってしまうこともしばしばである。

　また、自分のことは棚に上げて大人の言動を激しく非難し、自分の非を指摘されると逆上してしまうこともみられる。内面的にゆとりがもてず虚勢を張り、突っ走る行動をとるかと思えば、周囲の思いと無関係にべたべた甘えたりもする。また、平気で人の心を傷つけるようなことを言うかと思えば、逆に自分がその立場に立つとひどく傷つき、人間不信を強めていくことも少なくない。このような精神状態が強化され、幻覚、妄想などの症状が現れ、統合失調症と診断されることもある。

　この時期には、社会的ルールをわかりやすい形で呈示し、状況の改善を図るために、CBTなどを用い認知レベルを高めていく試みを行うことも有効である。強迫症状などを含めた精神科的合併症の有無あるいは重症度については、いじめ体験の有無、適切なトラウマ処理が行われてきたかなどによって判断する。

（7）自分の安定できる場所を作ること

　アスペルガー症候群においては、身体感覚、視覚、聴覚などに過敏あるいは鈍感という形での障害が推定される。

　自分の落ち着ける場所について、風景、状況、時刻、姿勢などを想像し、

具体化されることが少ない。

改善のためには自分の落ち着ける場所、身体感覚の感受性の高め方などを、リラクセーションとして、一定のリズムを取り入れながら、具体的に教えることが精神的安定につながる。

4. 精神科的合併症

(1) うつ病

アスペルガー症候群において、最も頻度の高い精神科的合併症はうつ病である。初発は就学前から壮年期まで分布しており、児童期の発症も多い。双極性障害、躁病などの感情病、抑うつおよび不安、分裂感情障害も多い。また認知の偏りから派生するトラウマ的連想からの被害関係妄想がみられる症例もある。診断基準に至らない抑うつ状態の症例は多く、青年期に社会的な圧力のなかで孤立したり、また学校生活のなかではいじめにあい、それが受け取る側の独特の過敏症とも相まって、抑うつを生じたとしてもまったく不思議ではない。

(2) 強迫および儀式的行動

青年期の混乱状態のなかで、しばしば登場するのが強迫行為や儀式行為の強化である。「トラウマ処理と思春期」で述べた青年期、成人期に至って生じた混乱状態と、社会からの逃避方法としての強迫行為および儀式行為の強化とは不可分の関係にある。

わが国では「こだわり行動」と呼ばれる儀式行為や同一性への固執はカナーの最初の記述から自閉症の中心症状のひとつと考えられてきた。ウィングらは自閉症の基本症状として、想像力の障害とそれに伴う行動の障害として、この「こだわり行動」を定義した。「こだわり行動」自体の幅は広く、アスペルガー症候群の合併症として多く認められるチックや発声・汚言を伴うトゥレット症候群、強迫とも連続性があると考えられる。

しかし、強迫と自閉症の「こだわり行動」とは似ているが病態は異なる。両者は強迫内容が概念である点と具体的事物という点で異なる。「こだわり

行動」は反復運動、興味の限局、順序固執、ファンタジー（キャラクター、属している社会、対人、物語）への没頭へと認知発達的に変化する。反復的自己刺激行動は加齢とともに一時期減少し、青年期の混乱状態に至って再び増加するが、ファンタジーへ逃避したり、それに伴って独り言を言ったりすることは、自己の世界に没頭することであり、知的に高い群に見られる。

　興味の限局や強迫、常同行為のいずれも、改善することは多いが、社会生活における軋轢の程度に応じて増強される。

　思春期から成人期の自閉症の「こだわり行動」には、情報収集、他者を巻き込んだ強迫的質問癖、変化への抵抗、特異的興味からの物の蒐集などが特徴的にみられる。児童期の「こだわり行動」とは、認知発達の程度の差と考えられ、本質的な違いはない。

　ほぼすべての症例において、問題行動は、特異的感受性による何らかの新たな「こだわり行動」を伴い、両者は不可分の関係にある。しかし、「こだわり行動」が増悪することによって、周囲が巻き込まれ、不安やパニックが増悪する。この「こだわり行動」を理解し共感できる能力が治療者に求められている。

　「こだわり行動」は、一般的な強迫と同様に防衛反応として生じると考えられる。特に青年期に至って増加する常同行動は、感覚遮断的な要素をもつ幼児期の常同行為の延長とも考えられるが、強迫症状を伴った「こだわり行動」の無意識的表現とも捉えられるチック障害と考えるほうがわかりやすい。また青年期の悪性の「こだわり行動」の一部は、トラウマ的要素を伴った記憶障害と儀式的常同行動との結びつきにより成立するものと思われ、行為チックという形態をなすものと考えられる。

　些末な変化や情報にこだわるのは、中枢的統合の不全により、全体的な統合を欠くためであるが、これらの「こだわり行動」は不安からの防衛メカニズム（セイフティーゾーン）として機能していると考えられる。「こだわり行動」によって周囲との軋轢が生じ、上記のような病態が理解されないと、不安が高まり、こだわりが強化される。そして不安に対抗する手段を想像し難いという特徴と相まって、問題行動がさらに増悪するといった悪循環に陥ってしまう。

5. これからの対応

　私たちはアスペルガー症候群の認知発達と社会における障害の立場からアプローチを行っている。非言語性のコミュニケーションを全般的な情報として察知することがほとんどできないために、知能が高く、言語発達が良好な子どもたちでは、状況判断を言語的に行っていることを見てとることができる。

　小学校低学年までは、独特の認知特性から導かれる治療戦略が確立する前であり、こころの理論を通過するまでは、できるだけ言語以外の場を読む能力を高める方法であるSSTなどを用いて、注目すべきポイントと概念化の方法を学ばせることが必要である。

　小学校高学年以降は、本人に意識化あるいは無意識化されているいじめや具体的事物と結びついているトラウマの有無を判定しながら、そのたびごとにトラウマ処理を行っていく。この繰り返しが重要であり、自分の落ち着ける場所（セイフティーゾーン）を見つけさせ、社会との軋轢を注意深く見届けることが、精神科的合併症の有無と関係し予後を決定するものと思われる。

　社会のなかで生きていくために必要な社会性を身につけることは、アスペルガー症候群の人たちにとって、困難なことである。対人関係や仕事上のトラブルから、前述のように強迫症状やうつなどの精神科的合併症を生じることも多い。合併症を生じている場合には、薬物療法も効果的ではあるが、薬物療法に依存して永続化させることなく、心理サポートを適切に行い、常に減量の可能性を考えながらの対応が望ましい。

　最後になるが、アスペルガー症候群の子どもの認知特性は生涯続き、簡単には変化しない。それぞれのライフステージでサポートを提供できる体制作りが大切である。その人の直面している問題について具体的な方略を、スモールステップで一緒に考えていくことが重要である。福祉、教育、社会などの有機的な協力に加え、医療は一貫したサポートを提供するひとつの軸になり得ると考える。また何より重要なことは、その独特の認知特性を周囲が

理解し、個々人の持つ尊厳を尊重する社会が築かれることである。

　以上、アスペルガー症候群の医療現場に携わるものとして、おおまかにまとめた。具体的な治療法と対象、成功例、失敗例などについては個々の章を、特に家族機能やトラウマなどについては、精神科的立場からの章を参考にしていただきたい。

（宮尾益知）

〈参考文献〉

Attwood, T., *Asperger's Syndrome: A Guide for Parents and Professionals.* London, Jessica Kingsley Publishers, 1998.（アトウッド『ガイドブック アスペルガー症候群―親と専門家のために』冨田真紀・内山登紀夫・鈴木正子訳、東京書籍, 1999）

Baron-Cohen, S., *The Essential Difference: Male and Female Brains and the Truth about Autism.* New York, Perseus Books Group, 2004.

First, Michael B., Frances, Allen, and Pincus, Harold Alan, *DSM-IV-TR® Handbook of Differential Diagnosis.* London and Washington, DC., American Psychiatric Publishing, 2005.

Howling, Patricia, *Autism and Asperger Syndrome: Preparing for Adulthood.* London and New York, Routledge, 1997.

松下正明編『児童青年期精神障害』（臨床精神医学講座 11 巻）中山書店, 1998, pp. 61–108.

宮尾益知編『ADHD・LD・高機能 PDD のみかたと対応』医学書院, 2007.

宮尾益知「自閉症の始まりと認知障害仮説」『現代思想』35 (6), pp. 196–211.

Tuckman, R., and Rapin, I., eds., *Autism: A Neurological Disorder of Early Brain Development.* London, Mac Keith Press on behalf of the International Child Neurology Association (ICNA), 2006.

ローナ・ウィング『自閉症スペクトル―親と専門家のためのガイドブック』久保紘章・清水康夫・佐々木正美監訳, 東京書籍, 1998.

WHO（世界保健機構）編『ICD-10 精神および行動の障害―臨床記述と診断ガイドライン』融道男・中根允文・小見山実・岡崎祐士・大久保善朗監訳, 医学書院, 1993.

第2章
自閉症における自己の発見と発達

　自閉症児の「自己」あるいは「自我」の発達は、定型発達の子どもの場合とはプロセスも到達点もおそらく異なる。しかも発達には多様なあり方が想定されうる。過度の一般化はできないが、ここではプロセスの一例を提示したい。

　以下でまず取り上げるのは、アスペルガー症候群ではなく機能の低い自閉症児が対人関係を発見してゆく場面である。次にアスペルガー症候群の事例を確認することで、自閉症一般におおむね共通する仕組みとそれがもととなって複雑化したアスペルガー固有の特徴が見えてくる。

1. 自閉症における自己の発見

　ここで引用する事例フェルディナンは、フランスの心理療法家エリアンヌ・アルーシュが記載した詳細な療育の記録である[★1]。大きな特徴は、一般に成長が難しいと言われる小児崩壊性障害あるいは折れ線型と思われる重度の自閉症児の成人期にいたる療育の記録であることである。

　フェルディナンは1歳まで比較的順調な発達を見せたものの、泣かない、あるいは周囲に関心を向けない、ふらふらと歩いて迷子になるなど、自閉傾向は見られたようだ。1歳6カ月の時に麻酔なしの扁桃腺手術を受けた結果、重度の自閉状態と恐怖症に陥った。この事例は、言語や身辺自立など知

的な能力も低いレベルに落ちたまま、その後長い間ほとんど発達が見られなかった少年が、あるきっかけがもとで突然ステップアップする瞬間を捉えた貴重な記録である。彼は、エコラリア、棒読み、数字で満たされた描画帳、応答困難、要求を伝えられないといった重度の自閉症児の特徴をもち、さらに注意転導の激しさは折れ線型の特徴でもある[2]。アルーシュはフェルディナンが16歳の時に身体運動に焦点を当てたグループセラピーを担当し始めるが、3年半の間まったく変化が見られなかったと記している。変化が生じたのは、フェルディナンがグループに参加することも、セラピストの指示を理解することもできないため、グループから外れてもらおうと考えられていたときのことである。

　この3年半という長い期間の後の夏休み開け、私はフェルディナンのように要求や時空間感覚のレベルの非常に低い、もっとも重い心理運動的な問題を抱えている人たちのための身体技法のグループに、フェルディナンを登録するのをもうやめようかと思っていた。若者たちは輪になって集会用の大きな教室に座り、私はひとりずつ新学期の身体技法の時間に何をやりたいか尋ねていった。フェルディナンまできたとき、私は彼の順番を「とばした」。彼には何も聞かず、彼の左にいた人に声をかけた。驚いたことに、フェルディナンは興奮し、手を挙げる動作をし始め、顔が真っ赤になって、目を見開き、極度に緊張した高い声で「エ〔リアンヌ〕とジャンプ！」と言ったのだった。
　驚きが去ってみると、夏休み前の時期にフェルディナンは高飛びのセッションの間、普段にはない情動的なリアクションを見せていたことを思い出した[3]。

　この出来事を経て、フェルディナンは他の人からの視線を感じることができるようになり、他の人の視線触発つまり視線、声かけ、触知といった、相手がこちらに向かってくるベクトルの直接的な感覚[4]に気づくことができるようになる。以後、目覚ましく対人関係の発達が見られるようになってくる。

このような、ある種のショックをきっかけとしてステップアップする事例に時々出会うので、その仕組みを考察してみたい。自己といってもそれは実は単一の心的機構ではない。様々な段階があり、それぞれ異なる構造をもった重層的な仕組みなのである。そもそも意識と関係するとは限らない。まずここでは、特に身体的な自己感と行為主体としての自我意識に注目する。

（1）自閉状態から視線触発へ

　常同行動そのものは、幼少時のアスペルガー障害にも見られる自閉症においては一般的な現象である。この事例でまず目につくのは、フェルディナンが19歳までまったく気づいていなかった視線触発への気づきである。この出来事の前まで、彼は常同行動に没頭して他の人とコンタクトを取ろうとはしなかった（「フェルディナンが遊ばなかったことを思い出そう。彼が唯一自発的に行ったのは小さな木の破片を手の中ではじいたり回したりすることに限られていた。」[★5]）。

　大事な特徴は、常同行動に没頭している間は決して呼びかけに反応しない、つまり視線触発に気づかないという、常同行動と視線触発の非両立性である。逆に自閉症児が対人的に成長するに従って、常同行動は減ってゆく。対人関係は常同行動と構造的に両立不可能なのである。フェルディナンの場合も、この出来事のあと対人関係面で成長するに従って、「彼の手遊びは次第に目立たなくなっていった。次第に、そして時には強情に、他の人と出会うことを求めるようになった。」[★6]

　フェルディナンの場合、このセッションでのショックが生まれて初めて視線触発へと目覚めさせることになった。セラピストが無視したこと、つまり視線触発の中断あるいは負の視線触発が、視線触発の作動を感じさせたのである。定型発達の場合には、視線触発に、生得的あるいは生後きわめて早い時点で気づくという証拠がある[★7]。新生児は、母親のケアや視線を感じ取り、無生物よりも人とのコンタクトを好むのである。逆に、アスペルガー障害の子どもを含む多くの自閉症児は、生まれた時には視線触発に気づいていない。目が合わないことも多く、声をかけても反応がない。そして周りの人を見ようともしない。フェルディナンの事例は、自閉症児の生活のなかに、

視線触発への気づきが導入されるその瞬間を捉えているのである。

　しかし、もしこの出来事の前に視線触発が潜在的に作動していなかったとしたら、セラピストが彼を無視したことに気づくことはなかったであろう。一見まったく視線を感じていないようではあるが、実は潜在的な視線触発の作動が、この転回点の出来事を準備したのである。気がつく前からフェルディナンはすでに視線を受容する経験構造を潜在的に形成していたのである。フェルディナンは折れ線型か小児崩壊性障害と思われる非常に重い自閉症である。このような子どもでは、場合によっては生涯にわたり劇的な対人関係の発達は見られなかったかもしれない。つまりたとえ重度の自閉症であっても、（今は開花していない）機能の可能性はもっていて、（本人も周りの人も気がつかないけれども）潜在的には作動している可能性があるのである。フェルディナンの場合、この可能性を開花させるチャンスに恵まれたのであり、このことは自閉度の高い子どもの療育においても対人関係の開発からアプローチする可能性があることを示している。これは機能の潜在的な形成と作動という構造的な問題なので、個別例だから応用が利かないということはない。可能性は構造的に刻まれているので、あとは個別の事例に則した技法を考えればよいのである。

　この事例の場合、3年半にわたる週2回の集中的なセラピーのほかにも様々なグループ活動という、「視線触発の風呂」といえるようなものに浸ったことが、開花を準備したことはほぼ間違いない。視線触発を浴びることがない状態のままだったとしたら、フェルディナンの順番を無視したとしても何の反応もなかったであろう。「顕在化はしない潜在的な機能の活性化」という奇妙な現象が見られるのである。視線触発は、まだ視線として認識できないが、得体の知れない現象として、十分に触発していたと予想される。誰でも未知の新たな機能を形成してゆく可能性をもっている。この機能形成は、必ずしもあらかじめ予定されているわけではないが、「未知の現象」による触発がこれを準備すると考えられる。従って、反応がないからといって放っておくと成長にはつながらない可能性がある。検証が必要ではあるが、反応のない子ども、アイコンタクトのない子どもへの積極的な働きかけが有意義であることを暗示させる構造が、ここから読み取れる。ただし、アスペ

ルガー症候群の人が対人関係を怖がる場合には、すでに視線触発には気づいているが、それを侵襲的に感じる、あるいはそれをどう理解してよいのかわからないという恐怖感なので、視線を合わせることを強要するのは問題がある。つまり、視線触発（対人関係）の発達の度合いによって対応は変える必要がある。

(2) 非人称的行為から行為主体としての自我へ

この出来事以前、フェルディナンは自己刺激的な常同行動に没頭しがちだった。しばしば、このようなタイプの子どもの感覚はとても限定されている。好みの刺激を除くと、（外的なものにせよ内的なものにせよ）多くの刺激は感じていないか、あるいは耐え難い感覚の場合はパニックに陥る。自閉症児が見せる常同行動は、彼らにとっては限られた感覚だけが耐えられるものであり、かつ快適な安心感を与えてくれるものであるということを示している。外から見ていると、常同行動に没頭している子どもは夢遊状態であるかのようである。この催眠状態は空想の過剰に由来するものではない。そうではなく、相手に達する視線という機能を獲得していないことによる。そうすると、自分の空想に閉じこもっていて外的現実に触れていないような印象を与えるのである。

視線触発の発見に伴って、フェルディナンは他の人と世界を共有し、夢遊状態を抜け出る★8。この時初めて彼は、行為主体としての自我となり、対象や人と意志的に関わることになる。このような自我の成立は、対人関係の成立と不可分なのである。それゆえ視線触発への気づきは、志向的行為と行為主体の成立と連動している。行為の主体、世界の中に住まう主体は、自閉症児の場合（そして仕組みは異なるもののおそらくは定型発達の子どもでも）、発達を通じて作り上げられる仕組みとなっている。

志向性の極としての自我（行為主体）が成立すると、経験の構造が組み変わる。それゆえ常同行動と意識的な志向的行為とその主体は両立しない。ストレスの多いときなどに常同行動に退行する場面があるとしても、そのときには行為主体が引っ込むのであり、両者の作動は次元を異にする。

ステップアップによって世界は変容する。正確には、「経験」の構造・経験

する「主体」の構造・経験される「世界」の構造、この連動する三側面が変容する。発達とは、ある潜在的な機能への気づきによって、主体＝経験＝世界の構造が組み替えられ変容し、より複雑な現象を受容するようになることである、と暫定的に定義できる。このような変容の構造は重い自閉症にも、アスペルガー症候群にも定型発達にも普遍的に妥当する。自閉症スペクトラムの特異性は、潜在化している機能が多いこと（視線触発、運動感覚、知覚的空想など）、そのためにステップアップが後天的にゆっくりと起こること、とりわけ対人関係への気づきが遅れることと相関することであろう。もちろんこの違いの結果として、出来上がる構造も定型発達とは異なってくる。それゆえに生活様式が異なるわけである。

(3) 非人称的身体から自己身体へ

自閉症の子どもは、しばしば運動感覚や触覚が弱いことが知られている。転換点以前のフェルディナンも、「彼はまさに『あちら側』にいて、彼の大きな体は彼の外で自動人形のように機械仕掛けで感情なしで動いているようだった」[9]という様子だったので、おそらくこのような状態であったと思われる。

転機のあと、フェルディナンはしっかりと自分の運動感覚を感じ始めたようである[10]。内側から自分の体を感じ始めることになる。ここでは身体感覚としての自己が問題となる。さきほどの行為主体としての自我とは連動しているが、区別される位相として、自己身体への内的な気づきの層がある。定型発達において自明なものであるかのように見える自己や自我は、対人関係の発達と連動してのみ成立する複雑な構造である。自閉症の人たちにとって、このような身体的自己感は自明のものではない。

この仕組みはアスペルガー障害においても共通する。『自閉症だったわたしへ』で知られるドナ・ウィリアムズも自分の体を内側から感じることができなかったことが知られている。彼女の気づきの獲得は20代後半になってからである。ボーイフレンドとの間で初めて情動的に安定した親密な人間関係を結ぶことができたことがきっかけとなり、視線触発への気づきが起こり、それに伴い初めて身体感覚が成立した。当初の身体感覚は次のようなも

のである。

> 自分の体へと人格的につながっているという内的感覚がなかったので、鏡像を見ないと自分の四肢がどこにあるのかわからなかった。鏡像は四肢にいわば枠を与えてくれたので、ばらばらな感じを和らげてくれた〔……〕★11。

　彼女は自分では自分の体の内的な感覚が希薄で、位置関係も定かではなかった。そのため、鏡を使った身体の知覚像で疑似的に身体表面を作り、それをロボットのように操縦していた。このときは内的に運動感覚と情動性を感じていないため、自己感が希薄だったのだ。

> 〔ボーイフレンドとの視線のやりとりを大事にすることで〕鏡に頼らないようにすればするほど、自分の内部の身体感覚に、一貫性が生まれるようだということにも気づきはじめた。それまで私は、目に見える体のイメージの方に頼りすぎ、現実の身体感覚の成長を犠牲にしていたのだ★12。

　行為自我だけでなく身体自己も、対人関係の構造の成立を前提としている。フェルディナンとドナ・ウィリアムズでは、知的な機能において大きな差があるので、いわば自閉症スペクトラムの両極に位置するわけだが、直接的な対人関係（視線触発）への気づきを契機として、身体の自己感と行為する自我を獲得するという点で、核となる仕組みは共通する。

2. ステップアップの瞬間を構成する要素

(1) 現実の触発としての欠損

　ここでこの転機の瞬間の仕組みについて考えたい。発達を構成する３つの要素として、現実触発、情動性、論理的機能を導入する。フェルディナンの場合は、視線触発の潜在的な作動が中断したときに、この触発への気づき

が初めて起こった。それとともに能動的な主体としてのリアクションも生じている。とはいえ、この中断は外傷的なものではない。というのは視線触発や間主観性の仕組みそのものを壊したりはしないからである。

　中断されたとき、フェルディナンはいったい何が起こったのかわからなかった。このときまで、彼は対人関係という現象そのものに気がついたことがないからである。とすると視線触発の中断は、謎にとどまるような了解し得ない何らかの「現実」として襲いかかることになる。たしかに何かが起きたが、それが何だかはわからない。このような現象を現実触発と名づけることにする。以前から生じていたはずの視線触発の潜在的な作動は、その作動にもかかわらずまだ体験（気づかれた現象）という意味をもっていない。そして作動それ自体は、本人の意識にとっては存在しないのだから現実ですらない。ある機能の潜在的作動と、顕在的作動つまり触発への気づきの間に、得体の知れないものによるショックの段階、すなわち現実触発という契機が挟まるのである。その瞬間には「何だかわからないもの」であるが、視線の作動とその不在への気づきが成立したあと、無視された瞬間のショックの体験、すなわち現実は欠損として規定される。こうして現実触発が気づきを惹起する。事後的にのみ機能の作動と欠損として認識可能である「発達」という出来事は跳躍・断絶であるということである。発達という視点からすると、経験は不連続なのである。

　発達とは、ある現実に対応して生じる出来事である[★13]。現実触発の取り込みを、それまで知られていなかった機能への気づき、あるいは経験構造の高次での再編という「知」として行うことであろう。「知」とは言っても認識ではない。この知はある機能への気づき・活性化であり、既存の機能と新たに気づかれた機能が統合されて新しい体験構造を作り出すことである。ここでの事例の場合は「人と関わる」力がこの新たな「知」であり、このとき自分とは区別された世界や人が出現する。と同時に、この世界や人へと働きかける行為主体も成立する。

(2) 出来事と情動の触発

　現実触発は、認識することのできない何かが闖入することである。認識は

できないが、しかし体験（意識）のなかに何らかの亀裂が入る（だからすぐあとに気づきが生まれる）。驚き、快不快、不安、といったいろいろなものがあり得るが、何がしかの情動的なものとして、現実触発は与えられる。この情動性の契機のおかげで、未知の機能が潜在性から抜けて意識に昇るようになる。情動性あるいは気分は、機能作動の指標であり、現実の痕跡である。

　このような情動性の効果は、後の状態すなわち視線触発における恒常的な情動性の浸透を予見している。気づきが生まれるなかで、それまで未規定的で盲目的だった情動性（気分）は、より規定された情動の触発へと変容する。機能への気づきは、気づきの際、情動的に色づけられている。フェルディナンにとって、視線触発の発見は、共同性の情動的な創設でもあるのだ。無視という出来事はすでに情動的触発の第一歩でもある、何でもよい中立的な人間関係ではなくて、まさに無視されたことのショックという情動的な触発が対人関係を発見させているからである。そして、この出来事のあとで関係が性的な情動を伴うに及んで、セラピーを中断せざるを得なくなるほどなのである★14。

　情動は視線触発への気づきそのものを支えている。情動の欠如が、気づきの欠如を特徴づけている。そして情動こそが、体験にとって現前と不在を差異化するのである。ここでカテゴリーや論理の問題が入ってくる。

（3）論理的秩序の介入

　もし現実触発が単なる欠如、体験に空いた穴であって、欠如として規定されることもなく理解されないまま残るとしたら、それは埋め合わせの効かない得体の知れない侵襲という外傷であり、諸機能の活性化と統合つまり発達を妨げるであろう（乳幼児の極度の外傷体験におけるこのような状態をウィニコットは論じた★15）。欠如が欠如として気づかれ認識されたときに初めて、それが新たな機能の導入を促し、現実触発が健康な体験へと統合されることになる。この欠如の認識とは、ある機能の作動と不在という交代への気づきのことである。

　ある機能の欠如はそれ自体ではまだ論理的な秩序の導入とはならない。欠如が欠如として情動的に気づかれたときに初めて否定性というカテゴリーが

導入される。現前と不在の交代というデジタルな事象に由来する論理的な秩序、あるいは否定性というカテゴリーが、ある機能（ここでは視線触発）の気づきと連動するのだ。

　ここでの欠如の特徴は、いまだかつて気づかれたことも体験されたこともない機能の欠損である。外傷体験とは大きく異なる「欠如」である。外傷体験の場合、欠損するのは、例えば「母親」のような、すでに気づかれている「欲望された対象」であり、ここで問題になっているような何らかの「機能」ではないし、まして気づかれてもいない機能ではない。認識に先立つ欠如と現前の対比が機能の獲得を促す。認識に先立って論理が経験構造に埋め込まれることになる。

　もしかすると、ある機能の気づきと統合は、必ず何らかの論理的秩序というカテゴリーの導入を必要とするのかも知れない。もしそうだとすると、発達を「論理的秩序の導入を媒介とする、潜在的だったある機能への気づきと統合」というふうに定義できるであろう。そしてこの点は、定型発達やアスペルガー障害のみならず、重度の自閉症児も備えている人間という種に特徴的な機能である。

3. アスペルガー障害の自我発達

　さて最後に、重度の自閉症の場合は以上のような形で現象した対人関係と自我発達の問題が、アスペルガー障害の場合ではどのように変化するか見てみよう。身体的自己感の成立については、重い自閉症とアスペルガー障害の間に共通する仕組みがあることがさきほど明らかになった。しかし行為的自我に関しては、アスペルガー障害はプラスアルファの仕組みをもつ。

　ここで鈴木繭子が中心となったグループによる社会技能訓練の様子を引用する[★16]。アスペルガー障害をもつ小学生5人のグループで行っている社会技能訓練のセッションだが、指導者の言うことを聞かないSA（小1男児）に対してH（小5男児）が怒り出す場面である。ここではHに注目する。

　　（SAは着席せずにカーテンに触り続ける。Hは机に座ったまま）

H　さわったらいかんぞ。
　（SA 気にせず続ける）
H　（ばんと机をたたき）もう、頭に来る子だ。
H　はりたおすよ。はりたおすよ。いくら何でも。あんた、はりたおすよ。
　（しかし、H は SA のほうをちらちらと見るのみで、自分の作業を続けている）
　（SA は気にせず、歌いながら歩き回る）
H　1 年だからってはりたおすよ。
H　はりたおすよ、あの子。（と立ち上がる）
　（SA の隣に行き）
H　おい。はりたおすよ、あんた。
　（といいながら手をもち、ひっぱってくる）

〔……〕はじめの「さわったらいかんぞ」との発言では、H の顔は SA のほうは向いておらず、声も小さいものであったため、SA の耳には入っていないようすであった。その後の「はりたおすよ。……」から「はりたおすよ、あの子」までの一連の発言は、同様に声の方向および大きさは適切ではなく、SA にはまったく届いているようすはなかった。最後に H は立ち上がり、SA の手を引っ張ってくるという行動に出たが、そのとき SA はびっくりしたようすで H に手を引かれていた。〔……〕SA からしてみると H の行動は突然のものとして認識されている[17]。

　H は SA の態度に怒り、しかろうとするのだが、独り言になってしまい、SA に届くようには言葉が発せられない。H は SA が従わないので怒りが募り、最後には手を出してしまうが、SA としてはそれまでの H の声に気づいていないので、突然ぶたれたように感じている。
　H は対人関係をもち、視線への気づきもある。しかし、自分から相手への呼びかけを届かせることができていない。まるで、独り言でも相手に通じるはずであると考えているかのようである。意識の上では相手へのベクトル

はあるが、実際の行為としては届いていない。ベクトルは「自分の意識の世界」にとどまっていて「外部」に達していない。しかし、このセッションでは、自分の思い通りにならない外部があることと、ベクトルを「外部」へと向ける必要があることを最後の行動化の場面で発見している。言い換えると、気づき以前の「自分の世界」とは、自我は意識の上では成立しているけれども、それが実際に有効な行為に結びついていない状態である。つまり世界との関係のなかでの自我が成立していない状態、「思考と思考されたもの（存在者）が必ず一致するような状態」である。外部世界とは、思考が現実に裏切られる可能性をもっている状態であると言える。ここで再び「現実」という問題系に突き当たることになる。行為において相手へと向かうとは、単に意識の上で自分の身体を統御しているという自己意識だけでなく、世界・社会のなかで有効で実効的な行為が実現する必要がある。このとき、現実への気づきによって、この意識と外部世界の区別を立てることが必要になる。「思い通りにならない現実」が志向性によって統御されたときに、外部世界が成立する。

　この過程を通して、相手とともに存在する「私」、そして私の外部に存在する「他者」が発見される。これは外部性の発見である。そして「あなたからはこう見えるけれども、私からはこう見える」という視点の違いの発見でもある。私秘性をもちつつ世界を介して交流する人格の次元、すなわち「他者」や「私」の発見であり、そしてそれを可能にする空想と知覚の分化（思考と現実の分化）が生じている。フェルディナンの場合もこのHの場合も、セラピストは新しい次元の発見の触媒として働いている。

　さきほどの記述に従って、現実・情動性・論理やカテゴリーという3つの審級をここでも考えるとすると、現実とは「思い通りにならない事態」であり、ここで「いらだち」という情動性を感じている。この現実がカテゴリーによって囲い込まれたときには「外部の実在の次元」が成立し、（他者と私という）「人格」なる仕組みが生まれる。思い通りにならない得体の知れない「現実」が、実在というカテゴリーを媒介とすることで気づきの対象となるのである。フェルディナンの場合には否定性というカテゴリーであったが、この事例では外部性あるいは実在というカテゴリーが現実を包摂する。この

実在というカテゴリーは、重い自閉症では育ちにくいが、アスペルガー障害の場合は多様な成立の仕方をする。あとで見るとおり、それによって生活様式が変化する。

　半年間のセッションのなかでHは次第に、相手の気持ちを理解することができるようになり、一方的に自分のルールを押しつけることもなくなっていった。それとともに、相手の目を見て、相手に向けて適切に声をかけられるようになってくる[18]。こうして意思の伝達がスムーズにできるようになってくる。事例全体を一読すると、この半年にわたる療育の最終段階で成長が達成されたかのように思えるが、おそらく本当の転回点は、ここで引用した、本人にとっては失敗に見えるセッションだろう。外部性というカテゴリーが導入されて外的世界が成立し、そこに視線触発が統合することで、「相手に向けて適切に声をかける」という対人志向性が成立するのである[19]。

4. 他者という謎と自我

　Hのトラブルの場合、他の人が自分と思考を共有してくれているという前提があった。はじめの段階では、私と他者は、いまだはっきりとは分けられていない。逆に私が感じ取った相手の感情と、相手自身の思考・体験の間にはずれがあるのではないか、という疑いが生じるとき、本当の他者が生じる。他者自身の体験は、私には絶対に体験できない得体の知れない現実である。この現実を名指す標識として、「あなた」という人称代名詞や固有名詞で表される人格が措定される。「あなた」が本当のところ何者なのか、何を考えているのか知ることはできないのだが、そのようなものとして、人称代名詞や固有名詞は使われる。とはいえ、日常的には「あなた」という言葉を使うことで、この得体の知れない部分には蓋がされ、意識しなくてもすむようになる。「あなた」という概念で現実は隠蔽される。「あなた」は、これこれの感情や意図をもつと、（本当のところはわからないが）便宜上見なされる。こうして固有名詞と人称代名詞を使った日常的なコミュニケーションが可能になる。人格とは、このようにして便宜上設定される言語的なコミュニケーションの結節点である。Hは知能が高いため、人称代名詞という文法的な

機能は獲得しているが、それが背景にもつ人格の私秘性は、引用した事件の時まで獲得してはいなかったように思える。

　大人のアスペルガー障害の人たちは他者の存在に気がついているし、他者には他者の感情があることもわかっている。サリー＝アン課題も通常は通過する。しかし「他者の思考や感情は最終的には計り知れない」ということに気がついていない場合があり、このとき、周囲との間で様々なトラブルが起きる。あるいは逆に、他者の心という謎に気がついているが、感情表現の感じ取りが弱いため、他者の心が極端な謎、何か恐ろしいものになっているように観察できる場合もある。

　アスペルガー障害や高機能自閉症の場合は、人格として「私」を定立する段階で大きな困難を抱えることがあるように思われる。周りの子どもの目を気にしない行動をとってしまう子ども、あるいは逆に、自分では理解が難しい習慣からの逸脱を恐れて過度にルールを意識してしまう子どもの例である。また、人格構造は刺激からの距離を維持しつつ、自己同一性を保つことを可能にする。それゆえ、ここに困難を抱える場合は、触発に曝されすぎてしまい、傷つきやすくなる。

　定型発達の場合、愛着を基盤に言語を獲得するが、アスペルガー障害の人の場合、言語を獲得したあとで愛着形成やコミュニケーションが可能になる場合があるため、事情が複雑になる。人格構造についていくつかのパターンが考えられる。他者を恐れるタイプの場合は、空想に引きこもることで対人関係を避けるタイプや、文字通りの武器マニアとなって鎧をかぶるタイプ、あるいは社交的なキャラクターを仮面としてかぶって対人関係に対処するタイプなどがある★20。最後の場合、ドナ・ウィリアムズのようにいくつもの仮面を使い分ける疑似「多重人格」となることもある★21。ほかには他者は自分の思い通りに動いてくれると思うタイプもあるようだ。いずれの場合も対人関係のスキルと連動して、それぞれの仕方で自我構造を作り上げていると言える。アスペルガー障害の場合、自我の成立にいくつかの類型はあるものの、定型発達のような決まった構造はもたないと考えてよい。ということは、一人ひとりに適した対応もそれぞれ異なってくるということであり、とりわけどのような仕組みで彼らが対人関係に対処しているかの見極めが重要

になってくるであろう。

(村上靖彦)

〈注・文献〉
- ★1 — Allouch, É., "Du geste à la parole: Ferdinand," *Au seuil du figurable: Autisme, psychose infantile et techniques du corps.* Paris, PUF, 1999, pp. 59–72.
- ★2 — Ibid., pp. 61–62.
- ★3 — Ibid., pp. 65–66.
- ★4 —「視線触発は、1)こちらに向かってくるベクトルの直接的な体験であり、2)感性的体験に浸透するが、それ自体は感性とは異なる次元で、3)自我や他者の存在が認識されるに先立って作動している。」(拙著『自閉症の現象学』勁草書房, 2008, 第1章)
- ★5 — Allouch, op. cit., p. 71.
- ★6 — Ibid., p. 67.
- ★7 — Meltzoff, A. N., and Moore, M. K., "Imitation of Facial and Manual Gestures by Human Neonates," *Science* 198, 1977, pp. 75–78; Meltzoff, A. N., and Moore, M. K., "Newborn infants imitate adult facial gestures," *Child Development* 54, 1983, pp. 702–709.
- ★8 — Allouch, op. cit., p. 66.
- ★9 — Ibid., p. 63.
- ★10 — Ibid., p. 68.
- ★11 — Williams, D., *Like Color to the Blind: Soul Searching and Soul Finding.* London, Jessica Kingsley Publishers, 1996.(ウィリアムズ『自閉症だったわたしへⅢ』河野真理子訳, 新潮文庫, 2005, p. 25.)[一部改訳]
- ★12 — Ibid., p. 26. [一部改訳]
- ★13 —ただし、発達に関係する現実は、特殊な形式のものである。例えば、心的外傷や抑うつと関わる現実とはまったく質が異なる。というのは、主体を破壊しかねない葛藤・破綻としての現実ではなく、自分の潜在的機能の単なる一次的中断(ただし、まだ中断としては認識されていない)だからである。
- ★14 — Allouch, op. cit., pp. 67–68.
- ★15 — Winnicott, D. W., "Fear of Breakdown" and "Psycho-Somatic Disorder," C. Winnicott, R. Shepherd, and M. Davis, eds., *Psycho-Analytic Explorations.* Cambridge, MA, Harvard University Press, 1989.
- ★16 —鈴木繭子「【事例H】対人関係に困難を有するアスペルガー障害」五十嵐一枝編著『軽度発達障害児のためのSST事例集』北大路書房, 2005.
- ★17 — Ibid., p. 144.
- ★18 — Ibid., p. 150.
- ★19 —この点は、拙著『自閉症の現象学』執筆時と解釈が変わった点である。
- ★20 —共同研究者の松本美江子の教示による。
- ★21 —「要するにわたしは、感覚や感情にひずみのある本来の自己自身とは別に、キャロルという名のもう一人の自己を、創り上げたわけだ。それは演技以上のものだった。そし

て、いつの間にかそれこそが、わたし自身となっていった。(……) これらの日々に、わたしの心の世界の表舞台に立っていたのは、もっぱらキャロル一人だった。わたしのもう一つの顔でもあり、また自己コントロールの象徴でもあったウィリーは、観衆の前で座り込んだまま、動こうとはしなかった。ドナといえば、まだたんすの中に入ったままだった。」
Williams, D., *Nobody Nowhere: The Extraordinary Autobiography of an Autistic.* New York, Avon Books, 1992.(ウィリアムズ『自閉症だったわたしへ』河野真理子訳, 新潮文庫, 2000, pp. 63–64.)

第3章 アスペルガー症候群と家族のコミュニケーション

1. はじめに

　この数年、児童精神科を受診する学童期までの子どもの家族の主訴として、「衝動性」と「パニック」が目立つようになった。2000年以降、10代の子どものいくつかの犯罪を通してアスペルガー症候群という診断名が広く一般に知られるようになり、自分の子どもが加害者になるのではないだろうかという心配が、主訴に加わっている場合もある。理解困難な衝動性とパニックとこだわりは、アスペルガー症候群、そして事件の加害者という心配とつながってしまうようである。

　現在、触法例の背景については報告があり[★1]、医療や、地域、家族の役割の大きさが強調されている[★2]。

　アスペルガー症候群の子どもたちに必要なことは、基本的には、家族、学校、地域を含めての教育的な指導ではないだろうか。しかし、アスペルガー症候群の場合、必要な教育的指導が本人に届きにくい性質をもっているために「問題」が生じやすい。アスペルガー症候群の人たちがもつ独特の認知の「問題」があり、その認知の特徴が家族内のコミュニケーションにも影響を及ぼすために、「問題」が大きくなることもよくみられる。地域や医療の援助が必要となるのもその点にある。

家族以外の人との有機的な関わりが、子どもにとっても家族にとっても必要であるにもかかわらず、核家族化や少子化によって家族の密閉度が高くなってきている。そのために「問題」が浮かび上がりやすいという社会的な状況もある。

　現在は、アスペルガー症候群を含む、自閉症や広汎性発達障害については、生物学的要因があることは周知のこととなっているが、1960年代から歴史的な変遷があり、家族、特に母親が原因とされた残念な時代があった。

　今では母親が原因でないことは知られているが、それでも外来で母親から話を聴く機会が多い筆者は、母親の罪責感を含む複雑な心情を感じることが多い。

　日常生活でアスペルガー症候群の子どもと家族、主に母親との間で進行してきた「問題」とその背景である家族の関係に注目して外来を行っている。家族療法の理論を用いて、家族内のコミュニケーションを中心に、主訴となっている「問題」の成り立ちと、「問題」へのアプローチを考えてみたい。

2. 主訴と文脈

　どの家族でも起こりうる、家族内の問題の成り立ちをまず考えてみる。

(1)「問題」と主訴

　児童精神科を受診する学童期までの子どもの家族の場合、親が子どもの言動を「問題」と考え、親が必要性を感じて受診になる。小学校高学年になると、自分に問題を感じ、受診に積極的な子どももなかにはいるが、やはり数は少ない。

　初診時は、可能であればまず子ども、そして親の順番に話を聴く。そして合同での面接を行うのだが、親子はそれぞれ別の主訴があり、別々の主張をすることが多い。または、子どもから「なぜ受診になったかよくわからないけど、何かどうもよくないことらしい」という感じが伝わってくることもある。診察室において、子どもの目の前で日常注意されている話が親から出てくると、子どもは緊張し始める。こうなると、診察室に子どもの居場所がな

くなり、子どもは話しづらくなる。母親が「問題」と考えていることに関しては、日常生活のなかで母親から子どもに、言語的にも非言語的にも「問題である」と伝えられているのではないかと推察される。

　子どもの言動や症状が「問題」として浮かび上がってくるのは、家族や周囲の大人が、家庭内や学校で繰り返されている一連の出来事を、大人なりに納得した形で理解できない場合といえるだろう。この「問題」が家族の主訴となる。

(2)「問題」と文脈

　子どもの「乱暴な言動」や「キレやすい」「学業不振」「友人関係のトラブル」「不登校」などの問題が続く場合、家族や周囲の大人には「どうして」「なぜ」と因果関係を問うことが何度となく起こってくる。

　家族、特に母親は、子どもがうまく社会に適応できていないと感じる場合、「育て方が間違っていたのではないか」と自責の念を覚え、もう一方で新たな指導の方法を模索するのだが、やはり「どうして」という疑問を、そのまま繰り返し子どもにぶつけることが多い。

　この問いは、一方的に子どもの側が責められることになることが多く、子どもには答えにくい。たとえ子どもから何らかの答えが得られたとしても、それはとりあえずの答えである場合が多い。一般に、感受性の高い子どもほど、周囲の状況を察して周囲の人に受け入れられるように答えることがある。

　問題行動に関するこの質問は、基本的に、当の子どもには答えられない。「問題」とされた症状の理由を問う「どうして」「なぜ」という質問に対して、そのときの感情、きっかけ、動機について答えることができても、そのことと問題行動のつながりについては、本人にはわからないものである。

　「問題」としての症状が理解されるためには、その文脈が理解されなければならない。しかし、「問題」の渦中にある子どもは、文脈を理解できない状況にあり、理解するだけの力はまだない。広い視野で問題の流れを見ることができないからである。アスペルガー症候群の場合、感情を含む文脈を読むことに障害があるといわれており、状況はさらに難しくなることが考えら

れる。

　ここで周囲の大人がこの状況を理解するために、大人側のストーリーを作ってしまうと、二次的な別の問題が進行して、「問題」となっている子どもの言動を中心に、家族の感情も巻き込んで問題が複雑になる。家族のなかで悪循環が起こり、問題解決の糸口も見つけられず、完全にこう着状態に陥ってしまう場合もある。

(3) 児童精神科外来での本来の主訴

　このように目に見える「問題」が家族の主訴であり、受診の目的は「問題」の解決である。そのためには、まず家族の関係性に焦点を当て、「問題」の文脈を理解することが、解決につながると考えられる。

　様々な主訴があり、様々な問題の成り立ちが考えられるが、多くの人が悩んでいるのは「相手がわからない」「自分がわからない」「人との関係がうまくいかない」という対自・対人関係における違和感である★3。多くは関係性の悩みであり、関係性の問題である。

　アスペルガー症候群の子をもつ家族で繰り広げられている、関係性の問題はどのように考えられるだろうか。

3. アスペルガー症候群の特徴

　1940年代に、レオ・カナーとハンス・アスペルガーがほとんど同時に自閉症について発表している。カナーは精神科医で、精神病レベルで自閉を捉えたのに対して、小児科医であるアスペルガーは、極端に偏った人格傾向の形容として精神病理学用語である「自閉的」を用いた★4。

　現在に至るまで、診断や概念には諸説あるが、広くはWHOによるICD-10と米国精神医学会によるDSM-IV-TRが用いられている。ウィング★5の三つ組みを基準として、アスペルガーを広い範囲で考える立場もある。

　1965年、東京での第6回日本児童精神医学会にてアスペルガーが「児童期の自閉的精神病質」として講演したものの全文和訳とその解説★6が、『精神科治療学』に掲載されている。議論はいろいろあるところだろうが、臨床

の場で家族を援助する立場から日常的に感じているアスペルガー症候群の具体的な特徴を、髣髴とさせるものであったので、若干変更を加えたものをここに引用したい。

① 社会的に風変わりで自己本位な適応パターンであり、他者の感情を理解できず他者との接点が乏しい
② 視線や表情、音声は一方的で、相互交流に至らない
③ 話は関心事のみで一方的である。興味や注意も一方的で限定された事象に固執し、現実にそぐわない
④ 自己流の論理や知識を固持し、教師から学ぶことをしない。教えようとすると反発する
⑤ 味覚の異常な繊細さが認められる
⑥ 性的関心事について、隠そうとしない
⑦ 母親の養育パターンに影響されたとしても、生来規定された性質が大きいであろう
⑧ 知能が高く、社会適応は良好なケースが少なからずある。大学の教授などにみられる
⑨ 治療教育によって症状が軽減し適応が良くなる
⑩ 関心を分かち与えることで適応は向上する

　30年以上前の講演だが、臨床像は現在も浮かび上がってくる。
　その後、アスペルガー症候群の人自身からの著書が出版され、さらに研究が積み重ねられて解明されてきたことも多い。
　アスペルガー症候群を含む広汎性発達障害は、認知の問題が指摘[7]され、バロン・コーエンの「こころの理論」が注目されてきた。定型発達ではサリーとアンの課題を小学校入学までに通過し、スマーティーの課題をその1年くらいで通過するが、広汎性発達障害では数年遅れで獲得するという報告がある[7]。人との関わりのなかで生じることを知的に理解していくのだろう。知的に人間関係を理解することで社会生活を送っているアスペルガー症候群の人たちは、少なくない。

アスペルガーの講演での「子どもの独自性を理解すると、治療はかなり奏効します。感情はわきに置いておいて『心の内側でともに自生的になり』、彼らの特別な関心事を分かち合い支えてあげてください」★6 という言葉から得られる力は大きい。

4. 家族・社会の文化とアスペルガー症候群

人の行動、感情、認知は、個人の先天的身体的な機能、家族関係、生活歴、教育など、そして広くは社会文化まで、いろいろな条件によって影響を受ける。

そのなかで、文化は比較的暗示的であり、人の意識以前の行動を制限する。家族には家族の文化やルールが存在し、不文律として暗黙の形で、家族成員間の行動を制限する。社会、集団はある程度明示化した制度をもつが、やはり多くは暗示的、暗黙のルールであり、成員の行動を規定し、制限を加えている。

子どもは家庭内の非言語的な文化と、家族の言葉のなかで育つ。定型発達の子どもは非言語的な文化を取り入れ、親の曖昧な言い方に対して柔軟に対応する機能をもっており、文化を言語化することなく適度に取り込み、生活をしている。

家族の「会話」を俯瞰的に眺めてみると、意図しないメッセージが非言語的に伝わっているために起こる問題がある。実際に家庭で言語的、非言語的に行われている「会話」を、改めて振り返ってみることが、家族関係で起こっている問題を見直し、変えていくひとつの方法になる。

アスペルガー症候群は、相互的な社会関係とコミュニケーションにおける障害があるため、家族への影響は大きい。多くの人が非言語的に暗黙の了解で共有している家族文化や社会文化を、子どもと共有できないことが、家族には理解しにくい。そのために、よくわからない出来事が起こり、「問題」が生じる。

アスペルガー症候群の場合に、初診時に本人から内側の話が語られること

はまずない。家族の話を聴く時間を設定する一方で、心理療法で、子どもと治療関係を築き、内面で起こっていることをともに見ていく作業を進める。その治療経過のなかで、子どもは治療者の力を借りながら、自分なりの理解を増やしていくことになる。その結果、親子の関係は変化していくことが多い。事例については、「家族のコミュニケーションと変化」で取り上げたい。

5. 家族療法の考え方から

　家族研究・家族療法は、1950年代から統合失調症の発症の要因を探ることから始まっている。1952年、ベイトソン★8は統合失調症の家族研究プロジェクトを開始し、家族のコミュニケーション研究を行っている。
　個人の病理から家族内の関係の病理に目が向けられ、理論や実践の基礎が築かれてきた。しかし、家族研究・家族療法もまたフロイトの精神分析理論を基礎としており、「なぜ」と問い、過去へと遡って「乳幼児期の心的外傷」など、家族成員の個人的要因を重視していた。その後、流れは統合失調症の家族全体を観察することから、家族をシステムとしてみていく立場が主流となり、その視点から家族療法が行われるようになってきた。統合失調症だけでなく、心理的問題に対して広く家族療法が行われるようになっていく。子どもの病理、親の病理という個人の病理ではなく、関係性に病理をみていくことになる。

　1970年代終わり頃から、日本における家族療法への関心が高まり始めた。〔……〕
　ところで、この1980年代というのは日本の家族状況が大きく変化し始めたという点でも特徴的な時代であった。すなわち、当時著しく増加しつつあった不登校、家庭内暴力、非行、いじめなど子どもたちの問題が社会問題化し、同時に家族の責任、家族の危機、家庭崩壊などがマスコミによってこぞって叫ばれた時代でもあった。
　また、臨床的にも境界例、摂食障害、家庭内暴力など、衝動性のコントロールの障害によりさまざまな行動化を呈する青年期の症例が増加

し、いずれも家族との関係を視野に入れざるを得ない場面に多くの臨床家が直面していた時代でもあった[★9]。(楢林, 2003)

　1990年代、実際に児童思春期の摂食障害の治療に携わった経験では、家族療法の考え方を踏まえた治療が有効であった。子どもの示す食行動をめぐる症状は、入院治療をすると改善するが、退院をするとまたすぐに症状が再発するようなことが頻繁にみられていた。このような場合に、家族療法的な考え方で家族調整を行うことが有効であり、家族全体に変化が起こると、子どもの症状は消えて、新しい家族関係のなかで発達、成長のコースに乗った。

　個人の病理により精神科の診断がつくことになるが、児童思春期の精神的な問題には、特に家族関係で起こっていることを理解しようとする姿勢で、家族に接していく必要がある。社会的には問題なく生活を送っている者同士でも、関係性の問題は生じ、悪循環のなかで問題が大きくなることもある。また暗黙の了解となっている家庭の文化のなかに、問題の中心となる考えがみえてくる場合もある。今まで意識されなかったことが言語でも意識されることで、家族全体の構造は変化してくることもあり、また自動的に進んでいたコースに変化を加えることも可能となる。

(1) 家族療法における治療者

　家族療法では、治療者も観察者でありながらそのグループへの参加者と考えている。関係という意味ではある役割を担うものとして、一時的に家族のなかに参加する。しかし、巻き込まれないことが大事である。

　　家族療法が他の心理臨床領域とひと味異なる臨床領域となったのは、単に伝統的な個人療法の前提を超えて「家族」という複数の個人を対象としたところにのみあるのではない。むしろ、新たな臨床の対象を設定したことを契機に、対象をどのように捉えるかという認識論 (epistemology) の領域にまで踏み込んで議論を展開し、時代の社会的価値観の変動や思想的な潮流の変化に呼応し、治療者自身の「まなざし」をも対象化しなが

ら、新たな臨床のパラダイムを提起しようとしてきたところにあると言うことができる★9。(楢林, 2003)

　受診された家族の話を聴くところから、治療者―クライエント関係は始まっている。治療者は意識している範囲を超えて、未熟ながら家族に参加して家族システムに影響を及ぼすことになることをいつも自覚しておく必要がある。治療者の親への関わり方が、親から子どもへの関わり方に影響を及ぼすことはよくあることである。

（2）家族療法の理論的背景
　これまでの統合失調症を中心として始まった、家族研究から得られた家族内の相互関係で進行する出来事に関する見解やコミュニケーション理論は、家族だけでなく様々なグループ内の関係改善に応用できるものである。アスペルガー症候群の家族で起こっていることを考えるにあたって、まず家族療法の基礎となったシステム論とコミュニケーションの考え方を簡単に整理してみよう（家族療法の歴史や理論についての案内は『家族療法リソースブック』★9にあり、そこからさらに詳しく内容を知るための道が広がっているので、参考にしていただきたい）。
　基本的な考え方は、次のようなことである。

① 治療の対象とするのはコミュニケーション行動によって形成されるシステムである。「病理（発達障害の場合、二次障害による病理のこと）」や「症状」は個人に帰属するのではなく、家族というシステムの中で生じたものであると考える。
② 客観的な、ただひとつの「現実」が存在するわけではない。個人がそれぞれの知覚、認知などの方法を用いて構成した現実を「現実」と考えているだけである。よって、多くの異なった現実が存在し、「症状」や「（問題）行動」を生み出す現実も、そのなかのひとつである。
③ 現実の構成は常にコミュニケーション過程によって行われる。繰り返し「問題行動」が起こるシステムは、ある特定のコミュニケーションパターン

に縛られたシステムであると考えられる。治療とはコミュニケーションに介入してこのパターンを変えていく試みのことである。

1）システムとしての家族　部分と全体

ここでは家族を構造的に父親、母親、子ども、祖父母などを構成員として相互作用し合うシステムと見る。そのシステムは社会の変化に応じて、また家族のライフサイクルの諸段階に即して変化、順応していく。社会に合わせて変化していく家族のシステムのなかで子どもは育っていくのであり、子どもが成長していく過程で家族の成員がお互いに影響を及ぼし合いながら家族システムは変わっていくと考えられる。

家族は複数の相互の関係によって成り立っている。家族全体が個人を規定するようなことも生じる。逆に、ひとりが変化すると、家族システム全体に変化をもたらす。また家族システム全体の変化は、ひとりの変化をもたらすことになりうる。システムズアプローチとは家族の「問題」が維持されているシステムについて気づき、変化していく方向を探るものである。

システム家族療法は不登校や家庭内暴力、摂食障害などの児童の問題を主な対象としている。

2）因果論から円環的な考えへ

システム論に基づく家族療法の特徴は、直線的な因果律に収まらない考え方をするところにある。あることが原因で、ひとつの結果が生じるという考え方ではない。原因と結果によって問題を規定することは、物事をその前後のつながりから切り離してしまうことになる。単に「乳幼児期に母親が入院したことが原因で子どもの問題が生じた」ということでも、単に「父親の転勤または単身赴任が原因で何らかの問題が生じた」というわけでもない。意識可能なことと意識化困難なこと、様々な要因があり、相互に作用を及ぼし合い、ある問題が生じて、ひとつの平衡状態で維持され続けていると考える。家族成員間の相互作用のなかで問題を維持するフィードバック連鎖を見つけ、変化を加えていく治療方法がある★[10,11]。

システム家族療法では、問題が、本人や家族が解決の努力を怠っているから生じるのではなく、むしろ解決しようと努力するために、結果的に維持・強化されると考える。家族での解決策それ自体がパターンとなり、問題を維

持させていると考えるのである。

　子どもに一番近いところで接し、大きな影響を与えていることを自覚している母親からは、「このような問題が起こったのは、私が原因なのですね」とあたかも罪悪であるかのように語られることがよくある。子どもに何か問題があると母親が罪悪感をもつことが多く、また責任を問われることも多いために、この考え方は臨床の場でよく出会う。

　この原因という言葉は、因果関係という言葉と結びつけられて考えられがちである。それは「原因があって結果がある」1対1の考え方によるものである。しかし、子どもが育つプロセスを考えると、ことはそう単純ではない。子どもは、意識可能な要因や意識されない様々な要因を含んだ複雑に絡み合った環境で育つ。その環境をどう受け入れるかということに関しては、子どもの知覚、認知、精神などの能力を含む体力にもよる。それぞれが自分の現実をもっており、それぞれの行動が円環的につながっているのである。

3）行動はコミュニケーションである

　家族療法は、家族が相互作用をしているとみなすシステム論を採用しているために、相互作用そのものであるコミュニケーション理論が重要となる。そのために、コミュニケーションに関する研究が、家族療法の理論と技法の発展に重要な意味をもつことになる。個人の精神過程と異なり、観察可能なコミュニケーションに焦点を置いた心理療法的アプローチが行われる点が特徴的である。

　コミュニケーションには様々な意味があるが、佐藤[★3]の説のなかから2つを挙げてみる。

（ⅰ）言語と非言語でなされるコミュニケーション

　人間関係のネットワークはコミュニケーションで成り立っている。体内の臓器をつないで、人間というひとつのまとまりのある組織とする流れが血管であるように、人と人とをつなぐ流れは、コミュニケーションである。人間のコミュニケーションの媒体として挙げられるのが言葉、音調、身振りの3つである。音調、身振りが非言語的コミュニケーションとなる。

　実際のコミュニケーションでは、非言語的に伝わる割合が大きい。同じ言葉を使いながら、非言語的にどう表現されるかで、受け取り方は大きく異

なってくる。それぞれが、個人の受け取り方でメッセージを受け取り、整理する。

　日常生活ではかなり曖昧なコミュニケーションが行われており、「今の言葉はどう受け取ればよいのだろう」とメッセージの受け取り方に迷うことは誰もが経験しているであろう。その際、相手に確かめることが可能な場合もあるが、経験的に得た自分なりの方法で整理しながらコミュニケーションをしていることもよくある。非言語的コミュニケーションについては、メッセージの発信者が意識していない場合もあり、受信者側の受け取り方は難しい。

（ⅱ）伝達の手段としてのコミュニケーション

　言葉が同じ文化で共有されているために、言葉を使うことで他の人と世界を共有できる。しかし、言葉によって現実認識が変化することもある。よく虹の例が挙げられる。日本人にとって虹は7色であるが、多くの欧米人にとっては6色である。言葉による認識の枠組みが違うために客観世界に影響を与えている良い例である。

　言葉はコミュニケーションの道具・手段であるにとどまらず、認識を創造・変化させていくものである、という考え方である。これは心理療法においても重要となる言葉の機能である。

6. 日常外来での家族療法

　家族療法は、家族全員と面接を行う方法だけではない。家族療法の考え方で個人への面接を進めていく方法もある。ここでの家族療法は、家族の関係性をみていくアプローチという意味で使っている。外来では、家族にきていただくこともあるが、個人に対して家族療法的な考え方を使うことが多い。

　ここでは、ジョイニングとリフレイミングを簡単に説明する。

（1）ジョイニング

　家族の仲間にさせていただくという意味合いで、構造的家族療法の創始者であるアメリカのS.ミニューチン[12]が使い始めた用語である。ジョイニン

グがうまくいくと、治療関係が始まる。

　家族のもつムードやペースに気づき、それに合わせながら、話を聴いていく。この家族でどういうことが起こっているのだろうか、語られる言葉を聴き、非言語的に伝わってくるものを観察しながら、家族に関わっていく。治療関係の第一歩であり、これからの流れを決める大事な一歩である。

　このとき、先入観や価値観をもち込むとうまくいかない。家族の問題に巻き込まれたり、反発を買ったりすることになる。どの心理療法にも当てはまることであるが、治療者は自分の先入観や価値観など、自分が発する非言語的メッセージにできるだけ気づいておく必要がある。気づきながらその場にいることで、その場で何が起こっているのかを俯瞰的に眺めることが可能となる。

(2) リフレイミング

　リフレイミングとは、家族療法のMRIアプローチ★13の中心をなす技法のひとつである。

　MRIのワツラウィックらはリフレイムを「ある具体的な状況に対する概念的および感情的な構えや見方を変化させることであり、それは同じ状況下の『事実』の意味を規定する古い枠組みに代えて、それよりも良い、もしくは同等のほかの枠組みを与えて全体の意味を変えてしまうこと」と定義している。起きた事実は事実として認めるが、事実を支える枠組みのほうを変えることによって、全体としても意味を変えてしまう技法である。リフレイミングの技法は「症状の肯定的意味づけ」として用いられる。

　症状や問題行動は、その個人のもつ力が出ていると考えられる。その力を良い方向に認めていくことで、力を認められる方向に使えるようになると考えられる。人は認められる方向に伸びていく傾向をもつ。

　例を挙げてみよう。

　ゆっくり行動する子どもに、「うちの子はのろまだ」という言い方をした場合、低い評価をした言葉となる。子どもはその言葉を自分に取り込み、「私はのろまだ」という否定的な観念をもつことになり、同じような場面でいつも「私はのろまだ」という言葉を頭によみがえらせていくと考えられる。自己評価は低くなり、成長、変化のチャンスを失うことにもなりかねない。

それを「お子さんは、自分のペースで行動するのですね」という言葉で新たな枠組みに変えていくと、逆に「自分のペースで行動できる」という本人の力を認める言葉となり、少しずつ変化していく土台となる。

発達してきた力を使う方向を示すことができれば、問題が大きくなることはない。そのような姿勢で臨みたいものである。

発達途上、垣間見える力を伸ばす方向で声をかけたいと思う。

7. 家族療法的な見方から

認知の障害が指摘されているアスペルガー症候群の子どもあるいは大人を成員とする家族では、本人の認知の特性と、その特性によって大きな影響を受ける個人との相互の関係性を考えていく必要がある。アスペルガー症候群は目に見えない障害でありながら家族に大きな影響を及ぼす。言葉を字義通りに受け取るアスペルガー症候群では、抽象的な言い方や感覚的な言葉は通じない。特有の言葉遣いであるために、周りは偏った反応が引き出されやすい。密接な相互作用システムとして想定される家族では、コミュニケーションの問題をもつアスペルガー症候群との関係は特別なものである。

「○○歳だからこれくらいできて当然である」など、ある前提に立った考え方に基づいて対応すると、実際の子どもの現実とずれて問題が生じる。この思考に対して、柔軟に適応してくる定型発達の子どもはいるが、一般的に現実の子どもとずれが生じやすい。

しかし、当然と思っている大人側の考え方には疑問の余地はないわけであり、一方、子どもにはストレスフルな状態となる。このとき問題の渦中にある親子には、どのようにコミュニケーションのずれが起こっているかが理解されていないと考えられる。

親子の関わりのなかのずれを理解して、子どもの思考の流れを探りながら代弁するような役割を引き受け、親子関係の調整を行うことが治療のベースとなる。問題としての現在の症状が、適切に理解され治療されるためには、その症状が起きている文脈が理解される必要がある。文脈から切り離して、症状のみを問題にすることは、かえって問題を大きくすることにつながるか

らである。アスペルガー症候群の独特の認知による言動には、①柔軟な受け止めと理解、②現実的な対応の工夫が必要となる。

次にアスペルガー症候群という認知の偏りをもつ人を成員とする家族システムのなかで起こりがちなコミュニケーションの問題を、子どもの年齢と家族の機能によって、分けて考えてみることとする。

(1) 家族内コミュニケーションの問題が明らかではない場合

家族内で柔軟な会話が行われている両親に対しては、子どもの発達していく方向を具体的に示すことが主となる。治療の場では、子どもへの働きかけが中心となる。

1) 小学校入学前～小学校低学年に診断がついた場合

子どもの認知の特徴を踏まえて、子どもが達成できそうな次の段階を両親に説明し、実際に家で行っていただく。そのことで子どもは変化し、親は手応えを感じることで自信を得て、さらに家族関係も変わってゆく。

全身のぎこちなさや、不器用さが目立つ場合、感覚統合の対象となる。

外来心理では、SST (Social Skills Training) の対象となる。

プレイセラピーのなかで、本人が興味をもつ世界で、子どもとともに同じ方向を見て世界を広げていく場合もある。

2) 小学生から中学生の場合

両親と本人に認知の特徴について理解をしていただく。

本人が言語的に発達しており、自分の認知では理解できないことを抱えている場合、そして治療動機をもっている場合、認知行動療法や応用行動療法が有効な場合もある。

また、緊張が強い子のケースには、リラクセーションなど身体的アプローチにより、安心感を体験してもらう心理療法から入る場合もある。こだわりが強く、人間関係におけるトラブルや過去の出来事が感覚的に残り、トラウマを抱えていることは多い。この安心感をベースとして、トラウマ治療を行うこともある。EMDRなどトラウマ治療が有効な場合もある。

(2) 家族内コミュニケーションの問題が明らかな場合

家族内のコミュニケーションの問題が明らかな場合には、家族関係の調整が必要となるが、治療関係を築くこと自体が難しい場合もある。治療者が一時的に家族に参加することに対して、家族にあまり抵抗がなく、親の治療動機がはっきりしている場合は、時間がかかっても家族全体の変化は期待できる。両親の個人的病理が深い場合、一般の病院での治療をお願いするケースもある。子どもの入院治療が必要になることもある。

1) 子どもに対する指示的、命令的なメッセージが主となっている家族

子どもの問題行動が気になり、何とか社会的に普通に過ごせるようにしつけたいという思いが強すぎるとき、親から子どもに指示的、命令的なメッセージのみが強く出てしまうことがある。早期に診断がついて適切な指示が入っていても、子どもの歩みに合わせること自体が難しく感じられる場合などである。このパターンは、パニックや衝動性などの問題がさらに大きくなって、家族全体が落ち着かなくなる方向に進むことが多い。

2) 子どものこだわりや興味を受容しすぎている場合

幼児期から子どものこだわりや好みに合わせる生活が幼稚園くらいまで続くと、学校などの社会でのストレスに耐えられず、引きこもり状態になるケースがある。子どものパニックを回避するために、子どもの要求を受け入れることはひとつの解決方法である。しかし、回避することでは社会性は得られず、また、子どもの「仲間がほしい」という本来の要求が満たされることはなく、かえって問題が大きくなってしまう。

診断が遅れた子どもにおいては二次的な障害も多く見られる。被害的な傾向、孤立や引きこもりなどの非社会的傾向、衝動的・攻撃的な傾向などを抱えて、本人も家族も傷ついて疲弊している場合もある。このような場合の対応には、長い時間と大きなエネルギーを要する。

子どもの治療を進めていくためにも、治療者は時間をかけてでも家族との関係を築いていきたいものである。

8. 家族のコミュニケーションと変化

　実際の外来では、1–2カ月に一度くらいの割合で少しずつ家族のコミュニケーション調整を行っていく。まずは、子どもの認知パターンを知るところから新たなコミュニケーションは始まる。

　子どもには、2–4週に一度心理士がアプローチすることが多い。しかし、母親の日常生活での負担が大きいため、母親を情緒的に支えることも必要となる。時には母親のトラウマへのアプローチも行う必要がある。時間の限られたなかで、母親のトラウマにはTFT★14によるアプローチが有効である。

　実際のケースをもとに、流れを損なわないように、筆者のほうで変更を加えた事例の一部を挙げてみる。(1)は、母親が自分で解釈したために関係が苦しくなったケース。(2)は、ある家庭での会話の一部である。(3)は、母親の見方(フレイム)が変化したとき、子どももまた大きく変わったケース。(4)は、外来では難しいと判断したケースである。システムの変化と個人の変化を日常臨床の経験をもとに考えてみる。

(1) 事例1　話しかけても応えない
2歳のAくん

　名前を呼んでも、応えない。兄弟が同じ歳だった頃には応えたのに、どうしてだろうか。一方で音をうるさがることはあるから耳の問題はなさそうである。何度も同じことが起こり、理由がよくわからない。母親は「この子はひとりが好きなのだろう」「私と合わないのかもしれない」と解釈することで何とか納得し、結果的に子どもをひとりにする。しかし、どんなに子どもに近づいても反応が乏しいままなので、「自分が嫌われているのかもしれない」と感情的に揺れてくる。その揺れる感情のままAくんの名前を呼ぶことで、さらに関係が悪化することとなる。

　子どもは、親に保護され認められることを欲している。子どもには余裕と自信をもって接していくことで徐々に関係が築かれていく。子どもにとって親はかけがえのない存在である。

(2) 事例2　人に怪我をさせたケース

小学校の低学年のBくん

友達数人と落ち葉を拾って投げて遊んでいたところ、落ち葉に交じって石を投げることになり、通行人に当たって怪我をさせ、注意を受けたときのことである。「他の子は自分のしたことを悪かったと認めて謝ったが、Bくんだけ謝らなかった」ということを、母親は先生から聞いて、学校で注意を受けた後、母子で向き合っての会話となった。

　　母　謝りなさい。
　　子　悪いことはしていない。
　　母　みな謝ったのに、なぜあんただけ謝らないの？　謝りなさい。
　　子　怪我させていないから、謝らない。

この会話は、落ち着きどころなく続き、最後は母親の力が勝って子どもは疲れはてて寝てしまうことになった。

落ち着いた状態でよく聴いてみると、Bくんは「通行人は石で怪我したのだから、落ち葉しか投げていない自分は悪いことはしていない」と考え、謝ることはできないようであった。一方、母親は通行人がいるようなところで、石を投げるのはもってのほか、落ち葉を投げることも迷惑になるから、やってはいけないことであると考えていた。

どちらも、一歩も引かない状況が続いた。そこに治療者が入ることで、関係の調整は幾分可能となる。このようなコミュニケーションの行き違いに焦点を当てて関係調整を積み重ねていくことで、日常生活での親子のコミュニケーションは変わってくることもある。

子どものなかの思考の流れに注目することで、関係としては余裕ができ、言語的コミュニケーションも可能となってゆくと考える。

(3) 事例3　子どもへの見方が変わったとき

小学校低学年のCくん

思うようにいかなくなるとパニック状態となり、かたまってしまうことが

あった。そのことで、Cくんは心理のプレイセラピーを2年受け、初診当初に比べると問題は2～3割になっていた。治療者は母親を中心に、時に父親も、そして本人や兄弟も加わり、リフレイミングなどを使って、コミュニケーションの調整を行ってきていた。治療者と母親との関係は良好で、様々な話ができるようになっていた。ところが「この子が問題である」という見方だけはなかなか変化せず、家の中では常に問題を起こすCくんに注意が向いていた。

あるとき、母親から「子どもの問題がまったく気にならなくなりました」という言葉が出てきた。家でのこまごまとした注意が減って、生活はさらに落ち着いてきたようであった。Cくん担当の心理士からも同様の感想があった。子どもは落ち着いて話ができるようになっていた。親の姿勢が変わったとき、子どもも変わる。非言語的コミュニケーションの変化によって生じた個人の変化である。このような変化は短時間にして起こることもあるが、有機的な関係を積み重ねて起こったことであると考えられる。

「問題」をもつ当人を外側から評価することは、「問題」を強化するパターンを維持することになりやすい。誰もが、自分の価値観や思考パターンに合うものを外の世界からピックアップして自分のなかにおさめ、自分の思考を強化して生きているからである。また、人は変化を望みながら実際の変化を恐れるところもあり、力及ばず、家族全体が変化しにくいケースもある。

(4) 事例4　こう着状態

小学校高学年のDくん

子どもは学校に適応できずに不登校を続けていた。家族内コミュニケーションのパターンでいうと、「子どものこだわりや興味を受容しすぎた家族」である。子どもを病院に連れていくことも難しかった。母親はいくつかの医療機関や相談機関に通っており、子どもの入院を勧められたりしているが、母親の決心がつかず、どこも有効な関わりになるまで関係がつながらなかったようである。

子どもは気に入らないことがあると大きな声を出したり、壁を叩いたりするため、結果的に両親は子どもの求めるままの状態から脱することができず

にいた。衝突することをできるだけ避けていた。父親にもアスペルガー症候群の傾向があり、Dくんと関わるとかえって目の前の問題が大きくなるため、無力感を感じており、母親だけが孤軍奮闘している状態が続いた。

この家族には、時間をかけて入院治療を勧め、決心していただいたところで入院治療可能な他院を紹介した。病棟での生活では、ルールを守ることを学ぶことになる。この年齢までストレスのかかる状況を避けていると、入院治療は子どもにとっては当然大きなストレスになるため、子ども本人からの退院要求は多いだろうと予測できる。ここで親が入院の意味をしっかり理解しておく必要がある。当然、子どもの要求に屈しない姿勢が必要となる。

小学校高学年くらいから、家族が複雑に絡んできて、難しいケースが出てくる。

9. 治療的アプローチ　家庭においてもできること

家族療法の考え方では、治療者はその家族に参加して一時的にシステムの一部となって作用する。有機的な関係が成立した場合、治療者の新しい見方が加わることで、全体の循環は変化すると考えられる。

ここに記していることは実際に治療者が心がけている内容である。

子どもは日々大きくなり、変化しているのだが、家庭では変化のない毎日が繰り返されているために、子どもの話には同じ応答をしてしまいがちである。家族の会話はある程度安定していることが安心へとつながることでもあり、同じ応答が必要なこともあるが、会話はパターン化されやすく、返答内容がわかってしまうことも多い。答えが予測されると、会話は少なくなってゆく。ところが、実際の生活は大人にとっても毎日変化している。時には、興味をもってゆっくり話を聴いてみるのもよいのではないだろうか。よく話を聴いてみると、予想外の言葉が出てきて、新しい会話に発展する可能性もある。

アスペルガー症候群の人たちは、一見すると自分ひとりの世界を好むように見えるが、「内的には仲間を求めており、人を傷つけようという深い意図などはない」という前提の上に立ち、関わることが大切である。

「能力の孤島」といわれる、特殊な才能だけが注目されると、本人のもつ人とのつながりへの希求がおろそかになることもある。人とのつながりのなかに存在してはじめて自尊心をもち、日常生活を主体的に送ることができるようになるのである。

アスペルガー症候群の人の課題は、大きく分けて以下の２つである。それは周りの人たちにとっての課題であるとも言える。
① 人との関わりのなかで、衝動コントロールの力を身につけて、ある程度集団にいられるようになること→そのプロセスにおける本人の自覚的ストレスは大きく、衝動コントロールに関わる家族や周囲の人たちには、アスペルガー症候群本人のプロセスへの見通しとエネルギーが必要である。
② 感情や感覚など身体に根ざす情報と知性と、「仲間になること」を人との関わりのなかで体験的に学んで言語で整理していくこと→コミュニケーションの結果、人が変化するためには、人が関与して本人の変化を感じて言語化する必要がある。

上記２つの課題に対して、具体的に何ができるかを考えてみる。

（1）話を聴く

話を聴くのは、子どもの内界で何が起こっているのかを理解したいからである。

話を聴くときには、「現実に起こっていることは理解しにくいが、この子どものなかでは思考がつながっており、何か意味があるのだろう」と、子どもの内面に興味をもつ姿勢が必要になってくる。家庭の文化のなかでの価値観や考え方がしっかり存在している場合に、この姿勢を維持するのはかえって難しいといえる。

次に、話をしようという気持ちになる条件を考えてみる。
- 周りが落ち着いた雰囲気のとき
- 本人が自分のペースで話ができるとき
- 興味をもって話を聴いてもらえるとき

- 相手から価値評価されないとき
- 否定や修正を受けずに話をすることができるとき

　話を聴くということは、まず聴いて受け止めることである。しかし、あくまで相手の考えであり、相手の感じたことであるという自他の区別が必要である。その姿勢を表す受け止めの言葉として「今（あなたが）そう考えているということがわかった」、あるいは「今、そう感じていることがわかった」などが挙げられる。この言葉は、「今」を強調しており、自他の区別もつけている言葉である。

　話が出てくると、なるほど本人のなかではこのようにつながっていたのかと思えることが多い。独特のつながりではあるが、動機と問題行動のつながりが見えてくることもある。本人は、他の人に認めてもらって、初めて自分の思考の流れがわかり、他の人との違いも理解できることになる。

(2) 三項関係をイメージする

　生後10カ月くらいに、社会化の始まりと見られる三項関係の成立がある。赤ちゃんは指さしをして、養育者と同じものを見て、「あっあっ」と会話を始めるときである。アスペルガー症候群を含む広汎性発達障害の場合、この発達が遅れる、もしくは困難である[★15]。

　何かを教えるとき、「話を聴く」ことを踏まえて、三項関係と同様に、同じものを見ようとする姿勢で、スモールステップで手順を含めて具体的な指示を出すことが必要である。

　本人は臨機応変にその場に合わせて動くことが苦手なために、予想外の刺激を排除しようとする傾向がある。自分のなかの流れを変えられることを嫌がる。本人が流れを変えられることを嫌がるからといって、周囲が配慮しすぎ、本人が嫌がることをまったくしないでおくと、変えられることにますます抵抗感をもつ。本人の世界が変更されないことが続くと、何かがあったときにパニックや暴力など反応が大きくなることが考えられる。

　少々のストレスに耐えることと、三項関係をイメージしながら言葉によって世界を理解していくことを手助けしていきたい。

　就学前の子どもには、遊びを通して世界を広げ、時にストレス状況を耐え

てもらうことが必要となる。基本は同じ方向を向く三項関係である。

(3) 父親

「母親から子どもの問題について『どうしたらいい？』と聞かれるから、『〜したら』と言うと、『もうやっている、何もわかっていない』と言われる。どうしたらいいのでしょう」という質問がある。熱心な父親からよく出てくる質問のひとつである。

ここで母親が求めている答えは、まず「大変だねえ。よくやっているね」というような情緒的な受け止めであろう。相談するからには大変なことなのである。ところが、社会での仕事の場合に、「どうしたらいいですか？」という質問は「具体的な対策を教えてください」ということなので、男性である父親はその習慣で、論理的に解決策を答えることが多いようである。

ハンス・アスペルガーが、アスペルガー症候群について、正常人のある種のバリアントであるという見方をしていて、非常に論理的に物事を考え、どこか情感が失われているという点で「男性的知性の極端な亜形」と規定している。子どもと情緒的な会話は難しく、配偶者とも同様なことが起こると、母親はストレス状況に置かれ、心身に問題が生じるか、同じように知的に自分をしつけることが起こってくる。その結果、子どもは有効な援助を受けられずに、好ましい変化は起こりにくいことになる。

父親にも本人と家族のなかで起こっているコミュニケーションを理解していただいて、母親と子どもへの情緒的な援助という意味で協力がほしいところである。

10. おわりに

家庭内では言葉と非言語的メッセージが一致していることが安心につながり、肯定的なイメージをもつ言葉を多く聞いている者は、力を発揮することが比較的容易である。家庭に望むことは、子どもの安心感と自尊心が育つ場であってほしいということである。

アスペルガー症候群は、1歳くらいで興味の方向や独特の言葉遣いや並外

れた特殊な才能で気づかれることがある。また、3–4歳で同年代の子どもと関わる機会が増えて、人との関わり方が多くの子どもたちと異なるということで気づかれる場合もある。あるいは大きな変化はみられないが、昨日までできていたパズルが急にできなくなったことがエピソードとして語られることもある。

　認知の特性として感情の交流は乏しく、人間関係における曖昧さを許容することが難しい。興味の範囲が狭く、ひとりでいる時間を強く希求することもあれば、一方で強く仲間を求める傾向をもつ。知能の高いアスペルガー症候群は、知性により社会的な能力を学習することで、表面的には社会性を発揮するようになると考えられているが、やはり認知の問題は残るといわれている。本人も家族も大きなエネルギーと工夫が必要となるだろう。

　発達に関わる者としては、すべての子どもの発達・変化を前提として、ストレスのある日常生活を健康に過ごしていく力を育てていくことを考えていきたいと思う。ここでいう健康とは、身体の面では風邪をひかない、病気をしないことではなく、ぶつかった出来事を経過していくことであり、心の面でいえば人との関係で起こったことを今より少し柔軟に考えることができるような力をもつことである。

> 健康な心臓の鼓動には不規則なゆらぎが見られるという。反対に、心臓発作の起こる直前の鼓動は、メトロノームのように正確な周期であるという★16。心拍は心理的なプロセスの指標ともみなすことができる。その意味で、心理的な治療は精神内界におけるある種のフラクタルなゆらぎを、低位な状態から、より複雑な状態に高める操作を行っていると考えられる★17。（立木, 1995）

　アスペルガー症候群は人間関係のとり方に問題がある。その関係性の問題が本人の悩みとなり、家族も抱える問題となる。

　アスペルガー症候群の家族関係に柔軟性を付与していくことは、意識的に行動してはじめて可能となる。それは実際、難しいことであると思う。その困難を補うために、家族以外の人とも有機的に関わる機会が必要であり、学

校や地域が何らかの形で援助していくことが大切ではないだろうか。

（中野三津子）

〈注・引用文献〉

★1 ― 杉山登志郎「アスペルガー症候群の現在」『そだちの科学』5, 2005, pp. 9–21.
★2 ― 杉山登志郎「アスペルガー症候群の現状」『日本臨牀』65（3）, 2007, pp. 401–405.
★3 ― 佐藤悦子『家族内コミュニケーション』勁草書房, 1986.
★4 ― 石川元「アスペルガー症候群の歴史」『日本臨牀』65（3）, 2007, pp. 409–418.
★5 ― Wing, L., "Asperger's syndrome: a clinical account," *Psycho Med* 11, 1981, pp. 115–129.
★6 ― Asperger, H., "Probleme des Autismus im Kindesalter," 1965. ハンス・アスペルガー（講演）, 油井邦雄（解説・翻訳）「児童期の自閉的精神病質」『精神科治療学』23（2）, 2008, pp. 229–238.
★7 ― 宮尾益知編『ADHD・LD・高機能PDDのみかたと対応』医学書院, 2007, pp. 13–21, pp. 156–166.
★8 ― ベイトソン（Gregory Bateson）：イギリス生まれの生物学者・人類学者。1956年、統合失調症の家族研究でダブルバインド理論を提唱し、精神医学や家族療法に大きな影響を与えた。『精神の生態学』『精神と自然』『コミュニケーション』などの著書がある。
★9 ― 日本家族研究・家族療法学会編『臨床家のための家族療法リソースブック』金剛出版, 2003.
★10 ― 白石大介・立木茂雄編『カウンセリングの成功と失敗―失敗事例から学ぶ個人・家族療法』創元社, 1991.
★11 ― 東豊『セラピスト入門―システムズアプローチへの招待』日本評論社, 1993.
★12 ― ミニューチン（Salvador Minuchin）：アルゼンチン生まれの小児科の医師で、精神分析の訓練を受けた。教護施設の精神科医として働くうちに家族への働きかけの必要性を感じて家族療法を広める。
★13 ― MRI（Mental Research Institute）：家族療法のなかで、コミュニケーション派、パロアルトグループと呼ばれる。問題を、個人の属性によってではなく、システム内のメンバーの相互作用によって説明する。
★14 ― TFT（Thought Field Therapy）：アメリカのロジャー・キャラハンにより開発されたブリーフサイコセラピーのひとつ。トラウマや不安、怒り、罪悪感などの症状を処理、軽減に有効である。
★15 ― 宮尾益知「自閉症の始まりと認知障害仮説」『現代思想』35（6）, pp. 196–211.
★16 ― Pool, R., "Is it healthy to be chaotic?" *Science* 243, 1989, pp. 604–607.
★17 ― 立木茂雄「問題維持連鎖とシステム家族療法」『数理科学』1995年3月号（特集「生命とカオス」）

〈参考文献〉
ロジャー・J・キャラハン, ジョアン・キャラハン『TFT とトラウマ』藍里紗子訳, アイ心理研究所, 2004.
岡堂哲雄監修『臨床心理学入門事典』至文堂, 2005.
崎尾英子『子どもを支えることば』言叢社, 1997.
山上敏子『方法としての行動療法』金剛出版, 2007.

第4章 アスペルガー症候群の漢方治療とサプリメント

1. はじめに

　アスペルガー症候群を含めた自閉症スペクトラム（以下ASD）に漢方薬と聞くと、意外の感をもたれるかもしれない。漢方薬には、副作用が少ない、効果発現までに時間がかかる、苦くて飲みにくい、東洋医学的な考え方が必要など、いろいろなイメージがある。発達の偏りや認知・行動面で様々な症状を呈する子どもに漢方薬は効果があるのか、感覚過敏のある子どもが独特の味の漢方薬を飲んでくれるのか、など疑問に思われる方もあろう。

　一方、自閉症に水銀キレート療法がよいという報道が数年前になされ、大きな注目を浴びた。しかし、水銀のキレート療法がASDに有効という科学的エビデンスはない。そのほか、医薬品として認可されていないサプリメントで、ASDへの有効性を喧伝されているものもある。医学ではまだ治療の手立てのないASDに対し、藁にもすがる思いで希望を見出そうという心情は察して余りある。しかし、論拠の不確実な情報には慎重に対応していきたい。

　本項は、前半でASDに用いる漢方薬について述べ、後半で薬物やサプリメントについて述べる。いずれも明らかな科学的エビデンスは少なく、経験則で効果を判断することがほとんどであること、効果には個人差があること

をあらかじめお断りしておく。

2. 漢方薬

(1) 処方の例

　発達障害の診療で頭を悩ますことのひとつは、種々の二次障害である。心身症的な身体症状、身体表現性障害、気分障害、急性精神病様症状などに遭遇することは少なくない。周囲が支持的に接することで改善する場合もある。しかし、環境との不適応の結果として症状が生じ、原因となっている環境の変化が望めないことも多い。その際は、心理療法や薬物療法など、更なる治療的介入が必要になる。

　不定愁訴への対応はとりわけ難しい。腹痛や頭痛、朝起き不良や入眠困難など、様々な症状が混在していると、西洋薬での対応は「もぐら叩き」のようになりがちで、なかなか改善しない。その際、全人的アプローチを基本にした漢方薬を用いると有効な場合がある。

　1976年から漢方薬の保険適応が大幅に広がり、処方が増えるとともに、基礎研究も盛んになって、効果が科学的に証明されるようになってきた。一方で、漢方薬は種類が多い上に、証の把握に代表される東洋医学的診察法も敷居を高くしている。筆者も最初は症状に合わせての処方であり、慌ただしい外来で証に気を配る余裕はなかった。しかし、ビギナーズ・ラックで予想以上の効果があがると、正のフィードバックがかかり、漢方薬のレパートリーを増やしていった。

　もちろん、東洋医学的診察法に則って処方するのが理想である。しかし、筆者は多少の東洋医学的アセスメントはするものの、いまだに症状に合わせての処方が主である。従って、本格的には正書を参照していただくこととして[1]、発達障害の臨床場面で筆者がよく用いる漢方薬について簡単に説明を加える。なお、数字はツムラ・エキス顆粒の番号である。

1) 気のたかぶり

　脳神経が過度に活動している状態である。神経が仕事量から必要とされる以上に活動しており、頭が空回りしている。過剰な活動が気のたかぶりとし

て表出される。
- 柴胡桂枝乾姜湯(11)：比較的体質虚弱で不安の強い人の神経症や不眠症に用いる。看病疲れや子育てで疲弊している母親、人間関係で気疲れしている人にも効果がある。
- 柴胡加竜骨牡蠣湯(12)：比較的体力があり神経質な人の不眠、苛立ち、高血圧などに効果がある。実証薬の代表で筆者も愛用している。
- 黄連解毒湯(15)：体力があり、のぼせやすい人に用いる。これも実証薬の代表で、顔面紅潮で不安や苛立ちが強く、不眠の人に効果があるとされている。ASDに合う印象はあるが、味が悪いこともあり筆者の処方頻度は低い。
- 桂枝加竜骨牡蠣湯(26)：虚弱体質で神経過敏な人の不安、苛立ち、不眠、冷えなどに効果がある。対象となる症状は柴胡加竜骨牡蠣湯に似るが、より虚弱な人に用いる。線が細く、対人緊張の強いASDに用いることがある。

2）怒り・攻撃性

気がたかぶるだけでなく、攻撃性が表面化する人に用いる。
- 抑肝散(54)：比較的虚弱で神経がたかぶる人の不眠や夜泣きに用いる。内在化された怒りが原因で攻撃的になっている場合に効果があるとされている。
- 甘麦大棗湯(72)：古来、子どもの夜泣き、ひきつけ、疳の虫に用いられてきた。棗、甘草、小麦からなり、甘味で比較的飲みやすい。疳の強い幼児期のASDに用いることがある。
- 抑肝散加陳皮半夏(83)：抑肝散に抗うつ作用のある陳皮と半夏を加えた処方である。より虚弱で気がたかぶる人、苛々しているが実はうつ傾向のある人に用いる。抑肝散も抑肝散加陳皮半夏も鎮静作用と自律神経調節作用があり、ASDでの使用頻度は高い。この2剤は、親子で同じ薬を内服する"母子同服薬"としても有名である。

3）腹部症状

発達障害ではストレスが消化管に影響し、過敏性腸症候群(IBS)を呈する場合が多い。
- 桂枝加芍薬湯(60)：腸の過剰な動きを抑える。腹部膨満がある人のしぶり腹、腹痛に用いる。下痢型IBSの第一選択薬である。

- 小建中湯(99)：腹部をあたためるだけでなく、全身の滋養作用がある。虚弱体質、夜尿症、胃腸の動きが悪い小児に用いる。桂枝加芍薬湯に粉末飴を加えた方剤である。
- 大建中湯(100)：これも腹部をあたためる作用がある。腹部膨満があり腹痛を生じる人、すなわち、腹部が冷え、動きが悪く、機能性イレウスに近い状態に用いる。便秘型IBSの第一選択薬である。腹部をあたためる点は小建中湯と同じだが、小建中湯は滋養作用もあり、より虚弱な子どもに適する。

4）腹部以外の身体症状

- 半夏厚朴湯(16)：体力が中等度以下で、咽頭閉塞感、いわゆる咽頭ヒステリー（ヒステリー球）がある場合に効果があるとされている。抗うつ作用があり、気分が塞ぎ、不安や不眠などがある場合にも用いる。
- 加味逍遥散(24)：虚弱な婦人の肩こり、疲労、不安、冷えなどに用いる。怒りの身体化に効果があるとも言われている。婦人に限らず、線の細い男児でも効果がある。
- 半夏白朮天麻湯(37)：起立性低血圧に用いる。

5）補剤

漢方治療は不足を補う「補」の治療と、余分を取り去る「瀉」の治療に大別される。「補」の治療は補剤により行われ、消化吸収機能や免疫機能を改善し、生体のバランスを整え、自然治癒力を高める。

- 補中益気湯(41)：虚弱体質、疲労倦怠、衰弱状態など、生体のエネルギーが低下している場合に用いる。感染防御作用、抗ウイルス作用、抗腫瘍作用、免疫調整作用など、生体防御機能の改善効果がある。補剤の第一選択薬である。漢方薬のなかでは科学的エビデンスが多く蓄積されている★[1]。
- 六君子湯(43)：疲れやすく胃腸の弱い人で、食欲不振、胃炎、消化不良などに用いる。白い舌苔があり舌の周囲に歯形がある人に効果がある。
- 十全大補湯(48)：病後の体力低下、疲労倦怠、食欲不振、貧血などに用いる。補中益気湯よりも衰弱していて、貧血のある場合に用いる。

図表1　フラッシュバックに対する漢方治療

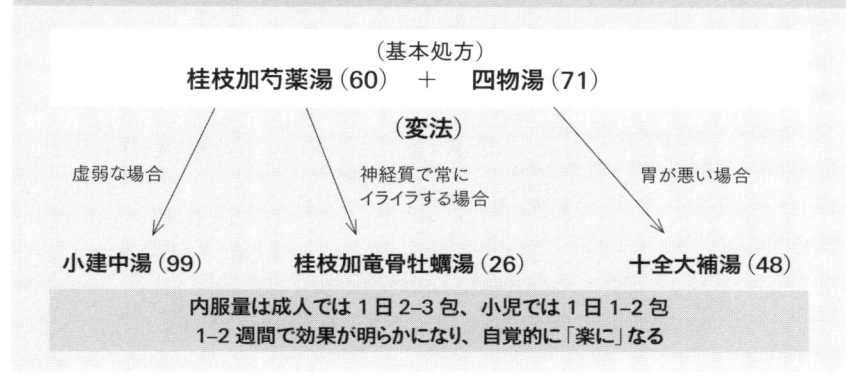

（基本処方）
桂枝加芍薬湯（60）　＋　四物湯（71）

（変法）

- 虚弱な場合 → 小建中湯（99）
- 神経質で常にイライラする場合 → 桂枝加竜骨牡蠣湯（26）
- 胃が悪い場合 → 十全大補湯（48）

内服量は成人では1日2–3包、小児では1日1–2包
1–2週間で効果が明らかになり、自覚的に「楽に」なる

（2）トラウマ反応に対する漢方治療

トラウマ反応に効く漢方がある。意外に思われるかもしれないが、筆者の経験でも有効な場合が多く、紹介したい。

1）トラウマ反応とこれまでの治療

精神医学では、PTSD（心的外傷後ストレス障害）におけるトラウマを「生命を脅かすような体験や、それに準ずる恐怖」[2]とし、極めて限局的な定義で用いる。しかし、ここではトラウマを広義に捉え「ある心理的な外傷体験の記憶や、その記憶の再生に関連して起きてくる不安が、現在の精神活動に阻害的に働いている状態」[3]という神田橋の定義で論を進める。

トラウマ体験の直後では、人間の脳はトラウマを記憶のなかに沈澱させようとする。あまりに強烈な負の体験をした場合、人はそれに直面すると圧倒されてしまうため、一旦記憶の奥にしまい込もうとする。生体の防御力の現れである。このタイミングで無闇にトラウマ体験について聞き出すことは、生体の防御力を人為的に破壊し、医原性の二次障害を作り出すことに他ならない。まず行うべきは安全な環境を確保し、安心感覚を取り戻すことである。自分は「今・ここで」大丈夫であると実感してはじめて、生体はトラウマを過去の歴史的な体験として記憶のなかに組み込むことができる[3]。

しかし、環境や生物学的要因などでトラウマが過去のものとして定着せず、トラウマ体験は終わっているのに、過去のトラウマに脅かされ続ける場

図表2 ■ 作用機序についての推論

桂枝加芍薬湯(60)
ネガティブな情動が
自動的に再現される
シナプス活動を抑制

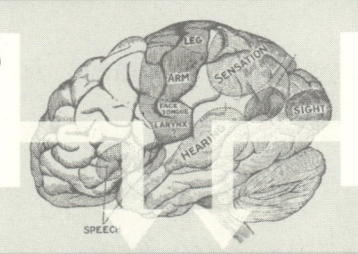

四物湯(71)
脳の活力が高まり
自然治癒力が増強

**絶対的にも相対的にも、
フラッシュバックの強い陰性エネルギーが減弱する**

合がある。辛い思い出が些細なきっかけや、何の脈絡もない時に思い出され（再想起、フラッシュバック）、常に苦しい思いを味わうこともある。

このようなトラウマ反応やフラッシュバックに苦しんでいる人は少なくない。特にASDの場合、どうしてもネガティブな体験が多く、記憶力が優れていることとも相まって、トラウマが風化しない場合が多い。

トラウマ反応やフラッシュバックに対する治療は、認知・行動療法、遊戯療法、曝露療法、系統的脱感作、支持的精神療法などが主体であり、薬物療法の効果は確立していなかった。様々な薬物が試みられてきたものの、その有効性は低いと言わざるをえない。

2）フラッシュバックへの漢方治療

成人のフラッシュバックに桂枝加芍薬湯(60)＋四物湯(71)の処方で効果があるという報告がある[3]〔図表1〕。精神科医の中井久夫自身の服用体験では「記憶の突出性が無くなって、やがて1枚のガラスを隔てた絵のようになった」[4]という。

桂枝加芍薬湯(60)には脳のシナプス発火を抑制する作用があり、四物湯(71)は補剤として生体のエネルギーを高める作用がある[1]。推論の域を出ないが、桂枝加芍薬湯(60)によりネガティブな情動が自動的に再現されるシナプス活動が抑制され、四物湯(71)が脳の活力を高めて自然治癒力が回復する結果、フラッシュバックの強い陰性エネルギーが減弱すると考えられ

図表3 ■ トラウマに対する漢方治療（自験例）

症例	年齢	性別	診断	フラッシュバックの内容	内服期間	効果
1	18	男	境界知能、うつ	いじめ相手の目つきや声	1年	著効、副作用
2	18	女	トゥレット障害	いじめの情景	10週間	効果あり
3	15	女	アスペルガー症候群	いじめ相手の映像	18週間	効果あり
4	11	女	特定不能の広汎性発達障害	いじめの情景	4週間	著効
5	9	男	アスペルガー症候群	いじめの情景	8週間	著効

トラウマ体験があり、それに起因する適応障害とフラッシュバックを認めた

る〔図表2〕。

変法として、虚弱体質には桂枝加芍薬湯（60）の代わりに小建中湯（99）を、神経質で常に苛々する場合には桂枝加芍薬湯（60）の代わりに桂枝加竜骨牡蠣湯（26）を用いる。四物湯（71）で胃腸障害を起こす場合は十全大補湯（48）を用いる〔図表1〕。

3）小児での経験

上記の処方を小児でも試みた[5]。トラウマ体験に由来するフラッシュバックがある5名に桂枝加芍薬湯（60）＋四物湯（71）を1–2包/日使用した。使用前に倫理的・医学的側面を考慮した説明を本人と親に行い、同意を得た。

症例は①18歳男、境界知能、うつ。②18歳女、トゥレット障害。③15歳女、アスペルガー症候群。④11歳女、特定不能の広汎性発達障害。⑤9歳男、アスペルガー症候群。全ケースに学校などの集団場面でトラウマ体験があり、それに起因するフラッシュバックを起こしていた。

結果は5例中著効が3例、効果ありが2例であった〔図表3〕。症例1では一過性にうつが強くなった。トラウマに対する内省を十分に行ってから処方したためと推察している。この処方は内省が深まる前に使用することが効果的である。

適応外使用、客観的評価、内服コンプライアンスの問題などがあるが、小児でも効果があり、フラッシュバックに対する薬物治療の一手段として検討してよいと思われる。症例の蓄積を期待したい。

(3) 服用時の注意

1) 味

　漢方薬には独特の苦みがあり、内服に難渋することがある。しかし、子どもたちは案外しっかりと内服してくれる。

　筆者は処方の前に、できるだけ薬物について丁寧に説明をするように心がけている。説明自体が小さな心理療法になるからである★6。目標とする症状や困り感を本人と共有し、薬を飲むことで苦痛が緩和されうることを、小さい子どもにも、できるだけ伝えるようにしている。

2) 説明の例

　フラッシュバックのある6歳の子どもに前述の漢方を処方するとき、筆者は以下のような説明をする。

　「いやな気持ちが突然にワーッと出てくることがないかなあ。それがしょっちゅうだと、あなたが困っちゃうと思うんだ。そういう、ワーッと出てきて、いやな感じになるのって、このお薬で楽になることがあるんだ。このお薬は、漢方薬でお粉の薬なんだけど、味がね、独特なの。何て言ったらいいかなあ、中国みたいな味、烏龍茶のすごく濃いような味で、苦い味がするんだ。最初はちょっと飲みにくいなあって思うかもしれない。でも、さっきのあなたのワーッと出てきちゃう症状には、とてもよく効く薬なんだ。しばらく飲んでみて、楽になれば減らしてやめることもできるから、少し飲んでみてくれないかなあ。そして飲んだ後の感想を教えてほしいなあ」

　フラッシュバックの説明は、成人には「思い出したくもない記憶や、昔の気分が突然噴き出してくることがありますか。些細な刺激で誘発されて噴き出してくることがありませんか」と言う★7。それを子ども用にアレンジして、処方の説明を加えたのが上記である。

　子どもでも、フラッシュバックに苦しんでいることに変わりはない。そのことをこちらがわかってあげ、漢方薬で楽になることが多いと伝えると、驚くほどコンプライアンスが良くなる。

　筆者は4歳児から漢方薬を処方しているが、上手に服薬できないケースは少なく、アセスメントが間違っていなければ、多くのケースで「薬を飲んで楽になった」という反応がかえってくる。なかには、症状が消失したのに

「やめると何となく不安だから」「飲んでいると安心するから」という理由で継続を希望する子どももいる。

3）副作用

向精神薬を処方する場合、遅発性ジスキネジアや悪性症候群の副作用を伝えないわけにはいかない。稀とはいえ怖い副作用であり、内服を躊躇される場合もある。漢方薬でも小柴胡湯(9)による間質性肺炎などの重篤な副作用が起こりうるが、一般には副作用の頻度は極めて低い。こういった点からも、薬への抵抗が少なくなり、コンプライアンスの向上につながる。

4）服用量

成人では1日3包を毎食前に服用することが多い。漢方薬は、消化管から強制的に吸収され血中濃度が投与量と比例してリニアに増加していく西洋薬とは異なった消化吸収動態を示す。漢方薬は大腸で常在細菌により消化され、その代謝産物が身体に吸収される。身体の必要に応じた量だけが吸収されるともいわれる。従って、西洋薬ほどの厳密な内服量は必要ない。

筆者の場合、6歳未満では1日1包を分1-2、6-12歳では1日1-2包を分1-2、それ以降では1日2-3包を分2-3で処方している。昼に漢方薬を飲むことは困難であり、小学生以降でも1日2包、分2にとどまるが、症状が極めて強い場合以外はそれで十分である。

5）服用時間と方法

漢方薬は空腹時に内服するのが最も効果がある。また、エキス剤の場合、本来の煎じた状態に戻すために、37℃程度のぬるま湯で溶かしてから内服するのがよい。しかし、子どもに空腹時、苦い液体を飲ませるのは一苦労である。食後の内服では多少効果が落ちるとされるが、それでも十分なことが多い。ゼリーやオブラートに包んでの内服も許容範囲と思われる。定期的に継続して内服してもらえることを最優先すべきである。

6）効果判定

漢方薬は効果発現までに時間がかかるといわれる。しかし、感冒時の葛根湯(1)、消化不良時の平胃散(79)、筋肉痛時の芍薬甘草湯(68)、打撲時の治打撲一方(89)など、内服後数十分から数時間で効果を認める方剤もある。西洋薬でも抗精神病薬や抗てんかん薬、中枢刺激剤などは即効性が期待でき

るが、SSRIは効果発現に数週間を要する。一概に漢方の効果発現が遅いともいえない。

発達障害に漢方薬を用いる場合は、不定愁訴や心理状態を改善することを目標にすることが多いため、効果判定にはある程度の時間を必要とする。筆者の経験では2週間くらいの内服で効果が明らかになる。薬が合っていれば、自覚症状が明らかに改善してくる。

7) 継続期間と断薬について

急性症状には数週から数カ月の内服で十分だが、慢性症状には年余の投薬が必要になる場合もある。

向精神病薬の場合、断薬時の離脱症状が問題になることが多い。漢方薬では薬物に依存した症状の改善ではなく、薬物の助けを借りて生体の治癒力が働き、症状が改善する。断薬に伴う離脱症状もほとんどない。筆者の場合、そろそろやめてもよいと感じた場合、半量で1–2週間経過をみて、その後すぐに断薬してしまうことが多い。

漢方薬の効果判定のひとつの方法は、内服時の味わいに注目させることである。処方が合っていれば、苦い味わいのなかにも、なんとはなしに身体に合っているような、心地よい味がするものである。「おいしい」と表現してくれる子どもすらいる。こういった飲み心地の時は十分な効果が期待できる。そして興味深いことに、内服を継続して症状が改善されてくると、味わいが変化し、「まずく」なってくる。身体が薬を必要としなくなってきたのであろう、主観的な味わいが変化する。そうなったら漸減中止していけばよい。

薬の味わいに注目してもらうことは、患者が主体的に薬物療法に参加することにもつながる。中井も述べているように[6]、漢方薬に限らず飲み心地をしっかり訊くことは、薬物療法をささやかな精神療法にするための重要な問いかけであると思う。

3. サプリメント

アメリカ心理学会2007年総会の"Outrageous Developmental Disabilities Treatments"と銘打ったシンポジウムにおいて、「発達障害の診断が増

えるとともに、根拠の乏しい治療が増え、そうした治療法が科学的なエビデンスのないまま市場に出回り、急速に広まっている」という警告があった。座長を務めたオハイオ州立大学のDr. Mulickは、「まだ治療法がない自閉症のような発達障害では、根拠のないありとあらゆる治療法が提唱され、診断が増えるにつれ、状況は悪くなっている」と述べている。

これまでにも、様々なサプリメントや健康食品、医薬品がASDに効くといわれてブームを巻き起こし、効果が証明されずに消えていくことが繰り返されてきた。ASDの真の原因が不明で、根治療法がない以上、致し方ない気もする。

しかし、有効な療育が二の次になり、金銭の浪費で終わってしまうとしたら心が痛む。エビデンスの明らかでない治療法は、一部に効果があったとしても、大多数には無効であり、危険性も少なくないことを認識したい。水銀キレート療法では、因果関係は不明ながら死亡報告すらある。

ASDに効くといわれているサプリメントは多い。すべてに言及するのは困難なため、独断でいくつかを取り上げる。なおこの項は、国立健康・栄養研究所の『「健康食品」の安全性・有効性情報』(http://hfnet.nih.go.jp)を参考にしている。

(1) セクレチンと水銀

1) セクレチン

1998年にHorvathらが3人の自閉症児に消化管検査のためブタ・セクレチンを注射したところ、アイコンタクトや言語能力が著明に改善した[8]。「セクレチンの注射が自閉症に有効」と報じられ、騒ぎになった。

しかし、二重盲検試験の結果は否定的であった[9]。Horvathらのケースは、ブタのセクレチンで混入物が40%もあり、他の成分が効いていた可能性も示唆されている[10]。肯定的な報告[11]もあるので、効果もなくはないのだろうが、統計的に有意な効果は認めず、多くの自閉症で効果的とは言えない。

2) 水銀

2004年3月7日に「自閉症の原因は水銀であり、キレートによって治癒

する」という印象を強く与える番組が放映された。直後から大騒ぎになり、専門機関への問い合わせが殺到した。

　放送から1週間後に『自閉症児者を家族に持つ医師・歯科医師の会』から次のような反論が出た。「水銀が自閉症の原因という科学的根拠はありません。水銀と自閉症の関係を示唆する一部のデータがあるのは事実ですが、水銀と自閉症の関係を否定するデータが圧倒的です（中略）。水銀キレート剤投与は副作用が大きく、副作用を上回るほどの症状改善効果が証明できません」。これは極めて客観的な見解であったが、騒動は1年近くも尾をひいた。

　これに先立ち、2001年にはアメリカで「予防接種に含まれるチメロサール（エチル水銀チオサリチル酸ナトリウム、防腐剤として使用される）によって自閉症になった」として、製薬会社への訴訟が発生した。三種混合ワクチン、日本脳炎ワクチン、インフルエンザワクチン、B型肝炎ワクチンなどの保存剤としてチメロサールが使われていたためである。しかし、大規模疫学調査の結果、チメロサール含有ワクチン接種と、自閉症発生率に関連はないことが明らかになっている★12-14。以上より、水銀と自閉症の間には有意な因果関係はないと言えよう。

(2) ビタミンB_6

　ビタミン大量療法は、分裂病の治療として1950年代に始まった。しかし、現代では統合失調症に効果の高い抗精神病薬が使用されており、ビタミン大量療法が顧みられることはない。

　一方、ビタミンB_6大量投与の結果、自閉症児で会話と言語の改善が観察され、ビタミンB_6が自閉症にも使われるようになった。言語性・非言語性コミュニケーション、社会性、生理学的機能など、自閉症の様々な症状にビタミンB_6の効果が認められるという報告もあった★15。

　筆者も時にビタミンB_6を使うことがある（適応外使用）。自閉症児でビタミンB_6が有意に低下しているという報告はないが、ビタミンB_6はGABAの補酵素のひとつであり、ビタミンB_6投与によりGABA抑制系が十分に働くようになり、自閉症児の情報過剰状態が抑えられ、言語発達促進効果があるという推論も成り立つ。筆者の処方タイミングは、視線が合いはじめ、コ

ミュニケーションが芽生え始めた幼児期早期である。用量は 10 mg/kg/day で分 2–3 投与、半量の酸化マグネシウムと一緒に用いると効果が出やすく、胃腸障害の軽減にもなる。副作用は少ないが、末梢神経障害、日光過敏性、音過敏、胃腸障害などが起こりうるとされている。

一方、Findling は治療群とコントロール群の間で、ビタミン B_6 投与により社会的相互関係能力やコミュニケーション能力、強迫性・衝動性や多動性などについての効果に有意差はないと報告した[16]。

その後のメタ・アナリシスでも、自閉症の治療としてビタミン B_6-Mg に有意な効果はなく、推奨されないとしている[17]。ビタミン B_6 の投与により、ある程度の発達促進を認める場合もあろうが、自然経過なのか、療育の効果なのか、ビタミン B_6 の効果なのか判然としない印象ではあった。

(3) ビタミン B_{12}、メラトニン

この 2 つには多少のエビデンスがある。

1) ビタミン B_{12}

自閉症での睡眠障害の合併は 44–83% にも及ぶ。睡眠・覚醒・概日リズムの確立が遅れ、2–3 歳頃まで夜間の中途覚醒が認められる。昼間の様々な行動と併せ、周囲は著しく疲弊する。GABA やセロトニン神経系の発達遅延が睡眠障害と自閉症状の双方に強い影響を及ぼしていると考えられる。

思春期になると二次的な精神障害から不眠が強くなる場合がある。早寝早起きをはじめとする環境調整の重要性は言うまでもないが、適切な精神療法と薬物療法も欠かせない[18]。ASD の場合はベンゾジアゼピン系睡眠薬で脱抑制になり、かえって入眠困難を呈することもある。その場合は少量の非定型抗精神病薬が有効である。

睡眠リズムの調整のためにビタミン B_{12} を用いる場合がある（適応外使用）。ただし、補酵素型のメチルコバラミンでないと効果がない。ビタミン B_{12} は不足すると悪性貧血や神経障害などが起こるが、極端な菜食主義をとらない限り、通常の食生活で不足することはない。ビタミン B_6 と同様、自閉症児で有意にビタミン B_{12} が低下しているという報告はないが、ビタミン B_{12} はレシチンやメチオニンの合成に働き、神経組織の正常な機能に必要と

されている。

　メチルコバラミンの詳細な作用機序は不明だが、メラトニン分泌を促進し、光の感受性を高めて正常な概日リズムを形成し、睡眠覚醒リズムの調整作用があるとされている[19]。直接の入眠導入作用はない。

　小児の場合、メチコバール（商品名）100–125 μgを眠前に使用する。睡眠覚醒リズムがまったく未確立の場合よりも、ある程度確立してから用いると効果があがりやすい。水溶性なので過剰摂取による副作用の心配はない。

　2) メラトニン

　メラトニンは脳の松果体から分泌されるホルモンで、暗くなると分泌され概日リズム形成に重要な役割を果たす。昼に低く夜に高い分泌リズムを示し、睡眠と強い関連がある。睡眠周期障害に対して有効で、特に睡眠相後退症候群や時差ぼけに効果がある。副作用は稀である。

　メラトニンは本章で扱うサプリメントのなかで唯一、エビデンスが十分に報告されている。ASDや精神発達遅滞ではメラトニン分泌が低下しているという報告が多く[20]、メラトニン投与は睡眠障害に効果がある[21,22]。

　アメリカではメラトニンがサプリメントとして販売されており、誰でも買うことができる。筆者が町のドラッグストアで購入したものは、3 mg錠240錠入りで15ドル程度であった。しかし、日本では食品として販売することは認められておらず、薬として製造・販売することも薬事法で禁止されている。従って、個人の責任で輸入するしか入手方法は無い。

　メラトニンの用量は、0.3–20 mgと個人差が大きい。時差ぼけでは0.3 mg以下の低容量でも十分効果がある。アメリカで市販されているのは、0.3 mg、0.5 mg、1 mg、3 mg、5 mgの錠剤とシロップが主である。低容量から試み、少しずつ増量していく。ビタミンB_{12}と同様、直接の睡眠導入作用はほとんど無い。筆者も眠前にメラトニン3 mgを内服しているが、眠りに引き込まれる感覚はない。

　睡眠相後退症候群では望ましい入眠時刻の3–5時間前に0.5–3 mgのメラトニンを内服する。しかし、メラトニンの血中濃度は内服後1時間でピークを迎えるので、ASDでは夕食後から睡眠前に内服すればよい。

　最近、ASDでメラトニン合成の最終段階の酵素を規定する *ASMT gene*

に異常があるという報告があった[20]。*ASMT gene* がメラトニン合成に関連しているだけでなく、ASD の本質と関連している可能性が浮上してきた。

（4）フィッシュオイル

　筆者がフィラデルフィア小児病院の ADHD センターで研修していた時のことである。指導医の Josephine Elia 先生に「ほんの最近の予備実験なので、本当かどうかわからないが、ある種の Fish Oil が ADHD に効果がある可能性がある」と聞いた。ADHD 傾向のある我々は、早速ドラッグストアで Fish Oil 1200 mg 100 錠入りを 8 ドルで購入し内服に及んだが、残念ながら効果はなかった。

　購入した錠剤は、1 錠当たりの Fish Oil の量が 1200 mg、その内訳は EPA（Eicosapentaenoic Acid）216 mg、DHA（Docosahexaenoic Acid）144 mg、1 日 3 錠飲むように記してあった。別のアメリカ人医師に話したところ「俺も Fish Oil は飲んでるけど、日本人は魚をいっぱい食べるから必要ないだろう」と笑い飛ばされた。もちろん、「日本人は魚を食べているから必要ない」ということはない。

　DHA と EPA に α-リノレン酸を加えたものを、Omega-3 系不飽和脂肪酸という。これらは細胞膜の重要な構成成分であり、脳や網膜の構成上重要な役割を果たし、神経系の発達や情報伝達にも欠かすことができない[23]。近年の食生活の変化で、Omega-3 系不飽和脂肪酸の摂取が減っており、それが循環器疾患、炎症性疾患、神経疾患、精神疾患の増加と関連があるともいわれている[24,25]。

　ADHD や LD、発達性協調運動障害や ASD との関連を指摘する報告もある[26]。ADHD では、Omega-3 の投与が効果ありとする報告[27]と、効果なしとする報告[28,29]に分かれている。

　ASD では定型発達と比べて血清中の DHA が 20％ 低下しているという報告もある[30]。ASD のほぼ全例で Omega-3 不飽和脂肪酸が不足しているという報告や[31]、ASD の 90％ で赤血球膜の DHA／EPA が低下しているという報告もある[32]。

　Amminger らは 5–17 歳の 13 人の ASD に二重盲検法で DHA／EPA の効

図表 4 ■ フィッシュオイル錠の比較

製造メーカー	EPA (1錠当たり)	DHA (1錠当たり)	1日所要量[*2]	製品の規格	30日分の価格
Life Fitness 社（USA）	216 mg	144 mg	3 錠	8ドル（100錠）	約 7.2 ドル
大塚薬品	40 mg	27 mg	約 17 錠[*2]	714 円（120錠）	2,856 円
サントリー健康食品[*1]	25 mg	75 mg	約 6 錠[*2]	5,775 円（120錠）	8,662.5 円

[*1] DHA と EPA の酸化されやすいという弱点を補うため、セラミンとビタミン E が配合されている
[*2] アメリカの DHA 投与量に換算

果を検討した。被験者は攻撃性が強く、癲癇や自傷行為を繰り返していた。DHA 700 mg/day と EPA 840 mg/day を投与した群では、コントロール群より攻撃性が軽減した。ただし、被験者数が少ないため更なる検討が必要であるとしている[33]。

DHA/EPA と攻撃性との関連については、定型発達でも報告がある。Hamazaki らは 21–30 歳の大学生 41 人を二重盲検で割り付けし、DHA 1.5–1.8 g/day と EPA 0.20–0.24 g/day、コントロール群には大豆オイルを投与した。卒業試験までの 3 カ月間という、強いストレス下で実験した結果、コントロール群では有意に攻撃性が増加したが、DHA 群では攻撃性の増加は認めなかった[34]。9–12 歳の定型発達 166 人に、DHA 3.6 g/week と EPA 0.84 g/week を投与し、コントロール群と比較した結果、投与群で攻撃性は変わらず、衝動性は減少したという報告もある[35]。

DHA や EPA は日本でも健康食品として入手可能である。しかし、1 錠当たりの含有量はアメリカ製品に比べて少ない。例えば、大塚製薬のネイチャーメイドシリーズの Fish Oil では 1 錠当たり EPA が 40 mg、DHA が 27 mg である。DHA 換算では、アメリカでは 452 mg の摂取が指示されており、ネイチャーメイド製品では 1 日 17 錠必要となる。ざっと、1 カ月で 2850 円程度になる〔図表 4〕。

（5）オキシトシン

最近、オキシトシンが大きな話題を集めている。オキシトシンは脳下垂体

後葉から分泌され、乳汁分泌促進作用がある。オキシトシンは社会性や愛着行動の形成にも大きな役割を果たしていることが明らかになり、ASDの治療手段になり得る可能性がでてきた[36]。まさに、現在進行中の研究であり、どうなるか注目したい。

4. おわりに

　人類は飽きもせず同じことを繰り返す生物である。セクレチン、水銀の次はDHA/EPAかもしれない。

　一方でEBM全盛の医学に対する懸念もある。大規模二重盲検法で証明された治療しか認められなくなったら、少数者を相手にする医療はどうなってしまうのであろうか。

　発達障害は多様性が特徴である。アスペルガー症候群と診断しても2人として同じケースはいない。100人のアスペルガー症候群がいれば、100通りの特徴がある。大多数にしか当てはまらないEBMを適応することに疑問を感じることもある。

　新しい発見はこれまでに無い発想から生まれる。可能性を潰す愚は避けたい。費用があまりかからず、副作用が少ない治療法であれば、試みたいという気持ちも許されるのではないだろうか。

　しかし慌てて思い返すのは、水銀キレート騒ぎのことである。渦中で問い合わせを受けた専門家のひとりとして、心痛む思いはぬぐい去れない。

　ここで述べた漢方薬やDHA/EPAをはじめ、現在、可能性が探られているもののなかから、いくらかでもASDの人々の生活を楽にする有効な治療法が見つかることを祈りつつ、稿を終えたい。

（広瀬宏之）

〈参考文献〉
- [1] — 寺澤捷年『症例から学ぶ 和漢診療学 第2版』医学書院, 1998.
- [2] — American Psychiatric Association, *Diagnostic and Statistical Manual of Mental Disorders*, 4th rev. ed., 2003. アメリカ精神医学会編『DSM-IV-TR 精神疾患の分類と診断

の手引 新訂版』高橋三郎・大野裕・染矢俊幸訳, 医学書院, 2003, pp. 55–59.
★3―神田橋條治「PTSD の治療」『臨床精神医学』36 (4) , 2007, pp. 417–433.
★4―中井久夫「トラウマについての断想」『こころの科学』129, 2006, pp. 22–29.
★5―広瀬宏之ほか「子どものトラウマに対する漢方治療の試み」『小児の精神と神経』47 (3) , 2007, pp. 205–206.
★6―中井久夫・山口直彦『看護のための精神医学 第二版』医学書院, 2004.
★7―神田橋條治ほか『精神科薬物治療を語ろう』日本評論社, 2007.
★8― Horvath, K., et al., "Improved social and language skills after secretin administration in patients with autistic spectrum disorders," *J Assoc Acad Minor Phys* 9, 1998, pp. 9–15.
★9― Sandler, A. D., et al., "Lack of benefit of a single dose of synthetic human secretin in the treatment of autism and pervasive developmental disorder," *N Engl J Med* 341, 1999, pp. 1801–1806.
★10― Ahmad, K., "Secretin may not be effective in treatment of autism," *Lancet* 354, 1999, p. 2140.
★11― Horvath, K., et al., "Gastrointestinal abnormalities in children with autistic disorder," *J Pediatr* 135, 1999, pp. 559–563.
★12― McLellan, F., "IOM reviews evidence on thimerosal link to autism," *Lancet* 358, 2001, p. 214.
★13― Frankish, H., "Report finds no link between thimerosal and neurodevelopmental disorders," *Lancet* 358, 2001, p. 1163.
★14― Madsen, K. M., et al., "A population-based study of measles, mumps, and rubella vaccination and autism," *N Engl J Med* 347, 2002, pp. 1477–1482.
★15― Rimland, B., et al., "The effect of high doses of vitamin B_6 on autistic children: a double-blind crossover study," *Am J Psychiatry* 135, 1978, pp. 472–475.
★16― Findling, R. L., et al., "High-dose pyridoxine and magnesium administration in children with autistic disorder: an absence of salutary effects in a double-blind, placebo-controlled study," *J Autism Dev Disord* 27, 1997, pp. 467–478.
★17― Nye, C., and Brice, A., "Combined vitamin B_6-magnesium treatment in autism spectrum disorder," *Cochrane Database Syst Rev* 19, 2005, CD003497.
★18―広瀬宏之「精神疾患と睡眠障害」『小児内科』40 (1) , 2008, pp. 68–70.
★19― Uchiyama, M., et al., "Effects of vitamin B_{12} on human circadian body temperature rhythm," *Neurosci Lett* 192, 1995, pp. 1–4.
★20― Melke, J., et al., "Abnormal melatonin synthesis in autism spectrum disorders," *Mol Psychiatry* 13, 2008, pp. 90–98.
★21― Jan, J. E., and O'Donnell, M. E., "Use of melatonin in the treatment of paediatric sleep disorders," *J Pineal Res* 21, 1996, pp. 193–99.
★22―田中肇ほか「重度痙直型四肢麻痺児の睡眠障害に対するメラトニンと少量フルニトラゼパム併用療法」『脳と発達』34 (16) , 2002, pp. 528–532.
★23― Kidd, P. M., "Omega-3 DHA and EPA for cognition, behavior, and mood: clinical findings and structural-functional synergies with cell membrane phospholipids," *Altern Med Rev* 12, 2007, pp. 207–227.
★24― Simopoulos, A. P., "The importance of the ratio of omega-6/omega-3 essential

fatty acids," *Biomed Pharmacother* 56, 2002, pp. 365–379.
- ★ 25 — Haag, M., "Essential fatty acids and the brain," *Can J Psychiatry* 48, 2003, pp.195–203.
- ★ 26 — Richardson, A. J., and Ross, M. A., "Fatty acid metabolism in neurodevelopmental disorder: a new perspective on associations between attention-deficit/hyperactivity disorder, dyslexia, dyspraxia and the autistic spectrum," *Prostaglandins Leukot Essent Fatty Acids* 63, 2000, pp. 1–9.
- ★ 27 — Richardson, A. J., and Puri, B. K., "A randomized double-blind, placebocontrolled study of the effects of supplementation with highly unsaturated fatty acids on ADHD-related symptoms in children with specific learning difficulties," *Prog Neuropsychopharmacol Biol Psychiatry* 26, 2002, pp. 233–239.
- ★ 28 — Voigt, R. G., et al., "A randomized, double-blind, placebo-controlled trial of docosahexaenoic acid supplementation in children with attention-deficit/hyperactivity disorder," *J Pediatr* 139, 2001, pp. 189–196.
- ★ 29 — Kidd, P. M., "Autism, an extreme challenge to integrative medicine. Part 2: medical management," *Altern Med Rev* 7, 2002, pp. 472–499.
- ★ 30 — Vancassel, S., et al., "Plasma fatty acid levels in autistic children," *Prostaglandins Leukot Essent Fatty Acids* 65, 2001, pp. 1–7.
- ★ 31 — Bradstreet, J., and Kartzinel, J., "Biological interventions in the treatment of autism and PDD," B. Rimland, ed., *DAN! (Defeat Autism Now!)*. San Diego, Autism Research Institute, 2001.
- ★ 32 — Hardy, P. M., and Hardy, S. M., "Omega-3 fatty acids in the pathophysiology and treatment of autism," B. Rimland, ed., *DAN! (Defeat Autism Now!)*. San Diego, Autism Research Institute, 2002.
- ★ 33 — Amminger, G. P., et al., "Omega-3 fatty acids supplementation in children with autism: a double-blind randomized, placebocontrolled pilot study," *Biol Psychiatry* 61, 2007, pp. 551–553.
- ★ 34 — Hamazaki, T., et al., "The effect of docosahexaenoic acid on aggression in young adults. A placebo-controlled double-blind study," *J Clin Invest* 97, 1996, pp. 1129–1133.
- ★ 35 — Itomura, M., et al., "The effect of fish oil on physical aggression in schoolchildren –a randomized, double-blind, placebo-controlled trial," *J Nutr Biochem* 16, 2005, pp. 163–171.
- ★ 36 — Opar, A., "Search for potential autism treatments turns to 'trust hormone'," *Nat Med* 14, 2008, p. 353.

第2部

アスペルガー症候群の心理療法

第1章
児童精神科から心理療法を考える

1. 子どもの心理療法

　発達の観点から子どもの心理療法を選ぶ際に考えることは、今どの方向から子どものもつ世界に近づくことができるか、今までの生活のなかで獲得してきた部分をどう生かしていくか、そしてどのように広げていくことができるかということである。「生まれは育ちを通して」という考え方がある。神経系の発達と環境との相互関係で獲得してきたものを評価した上で、本人に働きかけていくことになる。本人のもって生まれた力を、周りからの働きかけ（育ち）で伸ばしたいと思う。

　子ども本人が問題を自覚し、自分の問題をテーマとして考えることができるときには、問題そのものから入る場合もあるが、基本的には子どもの遊びや動き、そして家族の考え方や視点などを含めて「世界を広げていくこと」を中心に考える。子どもの言葉や動きに注目して進めていく心理療法の世界で、子どものもつ力が伸びていく可能性は大きい。

2. 外来初診から

　児童精神科外来の初診には、身体症状、パニックや一見奇異な行動、乱暴

な言動、強迫、不登校やうつ、引きこもり、チック、トラウマ反応、ときに幻覚妄想状態などの症状を呈する3歳くらいから学童期年齢の子どもたちが家族とともに訪れる。

そのなかに小学校高学年以降に初めてアスペルガー症候群など広汎性発達障害の診断がつく子どもたちがいる。その子どもたちは、小学校高学年までは大きな問題なく学校に通っていた子どもたちであり、社会性を独自の方法で身につけるだけの知的な能力を有していることが多い。

逆に、周囲の人がこの年齢までアスペルガー症候群の認知の特性を理解できず、自分の認知特性と同じと考えて対応してきたために、意図的ではないにしろ、それが不適切な対応やいじめとなって積み重なり、身近な大人や同年代の子どもとの人間関係のなかで、問題が大きくなっている場合が多い。

そして、アスペルガー症候群の認知の障害による社会化の困難という一次障害に加えて、子どもの独特な認知による言動が理解されないために、二次的な問題や症状が生じる。二次的な問題や症状が前面に出ている場合、本人の内面は説明困難な混乱状態にあり、家族関係はこう着状態になっている。就学前の発達を詳しく聞き取ることで、アスペルガー症候群が基盤にあることは、ある程度想定できるが、実際にはわかりにくい場合も多い。

症状が進行し、うつや不安、幻覚妄想などの精神症状が激しくなる場合は、薬物療法、家族への理解などの手順を踏んだ上で、心理療法の適応を考える。前章で述べた家族療法の考え方を踏まえたアプローチと、本人への心理療法を平行して進めていく場合もある。また、親個人の問題へアプローチを行うことが、家族全体の変化につながると考えられるときには、同意が得られれば、親本人に心理療法的なアプローチを行うこともある。

3. 発達の診断と「問題」や「症状」の構造

子どもの心身の問題へのアプローチには、医学的な診断と問題や症状の構造的見立ての両面から考えていく必要がある。

診断は、発達の偏りや症状がどのくらい社会生活に困難を及ぼしているか、という観点が中心となる。他面、心身の問題や症状は、簡単に因果関係

で説明できることではなく、様々な要因によって生じ、積み重なって大きくなってきたものと考えられる。問題の構造は、アスペルガー症候群の認知の偏りを基盤にして、主に周囲の人との関係から生じたひとつのパターンであると考えられる。

具体的に「問題」を考えてみる。

例えば、小学校中学年の子どもの「ささいなことで怒って、ものにあたっていつまでもおさまらない」問題があるとする。

実際には、①どのような場所（学校、家庭、外出先など）で、②どのような言葉のやり取りのあとに生じたことなのか、③本人はどのように考えて怒ることになったのか、④怒っている最中に周りの人はどのような言葉をかけるのか、どのように行動するのか、⑤本人の怒りの程度はどのくらいで、どのくらいの時間続くのか、⑥どのようにおさまるのか、⑦その後どのような会話をしているのか、という具体的な日常を明らかにしていく。

言うまでもないことだが、決して問い詰めるように聴くことではない。日常生活をイメージしながら聴いていきたい。

また乳幼児期からの生育歴や人間関係のとり方から、アスペルガー症候群の診断がつけられることもある。診察時に子どもと関わりながら得られる子どもの反応や動き、会話の仕方などは、診断にいたる大きな情報となる。

アスペルガー症候群が疑われる場合、本人が独自の解釈をしていたり、言われた内容がよくわからなくて混乱していることが考えられる。問題の構造を明らかにすることで、本人がどこで混乱をしているのかがわかり、本人の認知の偏りを周囲の人が理解することにつながる。

次に「症状」を考えてみる。

「あるときから元気がなくなって、友達と遊ばなくなって」うつが疑われる場合、医学的診断をするためには、うつ症状の内容や重症度、症状が続いている期間、症状があるためにどのくらい社会生活上困難を感じているかなどを詳しく聴き取っていく。一定期間症状が続き、その症状のために社会生活に支障をきたし、診断基準を満たせば、「うつ病」という診断がつく。

リスクはあるが、アスペルガー症候群だからうつ病になるわけではない。

うつ病は身体的に変化をきたしている状態であるため、まずは抗うつ剤で

生化学的にアプローチすることが効果的治療となることもある。加えて本人のなかでどのような認知により、うつ症状に発展したのかを知ることで、本人への接し方を考えていくことができる。

　アスペルガー症候群、広汎性発達障害では、乳幼児期からの睡眠リズムの障害も特徴的である。睡眠リズムが不安定になりやすいことが、うつやそのほかの様々な症状を引き起こす要因と考えることもできる。このように「症状」も「問題」も簡単に1対1の因果関係では考えられない様々な要因で成り立っている。

　要因は、
1. 周囲から刺激となっているものは何か
2. その刺激を身体がどのように受け止めているか（過敏あるいは鈍感）
3. それをどのように認知し処理するか
4. そしてどのように表出または反応するか

などいろいろ考えられる。

　このような一つ一つのことが人との関係において、どのように積み重なっているかを考えることは、同時に「問題」や「症状」の構造を考えることでもあり、心理療法的なアプローチを可能とするところである。心理療法において、本人との関わりのなかでともに探っていくと、問題とつながっている考えや道筋が明らかになることがある。その道筋を適切な説明とともに変えていくことができれば、その場の問題は解決する。具体的な言葉で理解の幅を広げられれば、今後生じると予想される問題への対処もある程度可能となる。

　しかし、社会生活は予測不可能なことが多い。アスペルガー症候群の認知の偏りそのものは持続するために、後にも触れるが「わからないときは尋ねる、相談する」などの方法で、人との共通認識をもつ方向に治療を進めていくことも重要となる。

4. 心理療法以前──治療関係を作る

　心理療法に導入する場合の治療関係の形成を考えてみる。

健全な家族機能において弾力性(flexibility)があることが、最も重要なことである。二次的に生じた問題が複雑になって家族を巻き込んでいる場合、家族関係は弾力性を失っている。家族は疲れており、子どもも混乱状態に陥っている。そして子どもの混乱状態の背景には自尊心の乏しい状態がある。自尊心の乏しさは、アスペルガー症候群の特徴とされる想像力の乏しさにも関連し、どうすればよいかわからない心的状態になっている。心理治療によって子どもの世界が展開、変化する可能性があることを、子どもは想像しにくい。

さらに、アスペルガー症候群は、人と関係を結ぶことに困難があるため、子どもを治療する上で、次のような工夫が必要となる。

(1) 言語内容の一致と治療の動機

まず、治療の態勢や動機を作ることから始める。それは、本人の問題を焦点化させていく作業であり、本人と治療者とで行う共同作業となる。治療者は本人の言葉と内容を一致させながら、治療動機を言葉を用いて作っていく。

話題にしやすいのは、本人が経験してきた嫌な出来事、理解できずに引っかかっている出来事である。その出来事を手がかりにして、治療の具体的な内容を説明し、子どもの治療動機を一緒に作っていく。心理療法で治療を行うことが理解されると、子どもは治療の方向に動くことができる。

(2) 共有の場を作る――不安の軽減

子どもが簡単に答えられる質問をすること、子どもが少し努力をすればできそうなことを指示して遂行してもらうことは、子どもの小さな達成感となり自信につながり、不安や緊張を軽減することになる。またそのときに、治療者は呼吸、動きのリズムやスピードを感じながら、適度な距離を保ち、共有の場を作るような意識で子どもに接することが重要である。これは、言葉を交わしながら、子どもを非言語的に受け止めることであり、子ども自身が意識していなくても、安心して表情はよくなることが多い。「どうも自分を認めてくれるところのようだ」「(治療者が)話してくれた内容は理解できる」

などの感覚を子どもにもってもらうことが、治療関係の準備となる。実際には、子どもの思考や興味の範囲は限られているため、それに沿った治療前の準備と治療動機の共有をしていく必要があり、この段階での準備には丁寧な注意を要する。

　問題が複雑になっている場合、子どもの不安、緊張は強く、身体的にも影響があることが多い。このような子どもには、プレイセラピーや身体に働きかけるリラクセーションなど、体験的心理療法の導入が望ましい。

5. 心理療法──トラウマティックな出来事を整理する

　嫌なことは誰にでもあり、心理療法の入り口となりやすい。本人にとって嫌なこと、感覚の断片を含むトラウマティックな出来事を扱っていくことで、治療が進むことも多い。ひとつの言葉の背景には個人的な体験がある。言語の意味内容を治療者と共有できることで治療が成り立つ。治療の動機同様、言葉の内容を一致させていく作業をしながら、話を整理して聴いていくことが、言語による治療の第一歩となる。

　アスペルガー症候群の子どもにとって、理解困難なことがパニックにつながり、トラウマティックな出来事として残る。トラウマティックに甦ってくる理解困難な出来事も、三項関係を作るようにともに同じ対象を見ながら、本人の思考をたどっていき、本人なりの理解が進むと、ふと解消することがある。その思考の流れは独特であり、治療者は思考の流れをともに明らかにすることはできるが、共感は難しいこともある。

　しかしそこに、その出来事を理解するための言葉として、アスペルガー症候群の人の考え方によくある「○○でなければならない」「○○であるはず」という断定的な表現を変えてゆき、「8割は○○だ」「○○であることが多い」「わからないこともある」と広く世の中に通じる具体的、原則的な言葉で思考が整理されると、今後予測不能なことに出会うときにも使うことができる。新しい出来事に対して妙な縛りにならない言葉を用意することが大事である。可能であれば、加えて「例外的なこともある」という言葉も情報とし

て入ってほしい。

　アスペルガー症候群の場合には、世の中を言語的に理解していくことを通して、自分を理解していくようである。思春期以降、成人であっても、人間関係の原則や多くの人が踏まえている一般の常識を言語的に学習する、または人間関係を作っていく方法を学習するということが、アスペルガー症候群の場合の治療の基本となる。

6. 事例から学ぶ

　関係性の枠組みと問題の変化を追うことを目的に、内容にはあまり触れず、細かいところに修正を加え、変化の流れを中心に事例を紹介する。
　家族と治療関係を維持していくのが難しく、治療者の力が及ばず継続的な心理療法につなぐことができなかったケースである。しかし、初診の混乱状態からは予想のつかない変化をした家族で、全体の流れは示唆に富んでいた。変化の起こり方に、本人と家族がもつ潜在的な力を感じることができ、治療の構造や方向を示してくれる事例であった。

(1) 事例
【対象児】Eくん　中学1年生
【主訴】両親：夜になるとパニックになって暴れる。学校に行こうとしない
　　　　本人：暴れてしまう。学校に行けない
　来院時、本人は怒りをためたうつ状態であり、ほぼ引きこもりの状態であった。
　家族は両親と姉が3人、父方両親の同居する3世代8人家族で、両親はEくんの混乱に巻き込まれて疲弊状態であった。
　姉3人は運動能力や学業に優れており、弟であるEくんは常に姉たちと比べられてきた。母親は、Eくんが小さいときから、姉たちとは異なる育てにくさを感じていた。就学前も就学後にも地域の相談室などに相談には行っていたが、発達の偏りは指摘されず、問題が大きくなった状態での来院となった。家族とEくんの話から、広汎性発達障害であろうと考えられたケー

スである。後に、心理検査を施行してアスペルガー症候群と診断した。

　まず、本人のうつに対しては薬物療法を行い、家族には本人がゆっくり安心して過ごすことができるような接し方を心がけていただいた。そして、本人のうつ状態は改善し、外出や登校が少しずつできるようになっていった。しかし、1年余りが経過したところで潜在していた家族の問題が表面化し、家族全体が余裕のない状態となった。本人はまた引きこもり、距離的に遠い当院には来院もできなくなった。本人との心理的な関わりを継続していくため、自宅近くの医療機関と連携し、可能なときに当外来を受診してもらうこととした。一方、父親も体調を崩し他の医療機関に通院することになり、当院への通院が困難になったため、母親のみが1カ月に一度くらいの割合で来院することになった。

　この間に、両親は本人を理解しようという姿勢で接し、受け止めることも可能となっていた。本人は両親、特に母親に小学校時代に体験した嫌なことについて、話をするようになっていた。それでも、本人のこだわりは強く、小学校の先生に謝ってもらうなどの手続きが必要であった。周囲の人が理解できないほどの着古したものへのこだわり、応援している野球チームが負けたときのコントロール困難な不機嫌など、家族の日常生活は本人の対応に追われる状態が続いた。父親の体調不良のなか、本人は通信制の高校に行くことを決心して、一歩を踏み出すことになった。高校入学のときには、父親の体調も回復していた。

　高校には、先生が家庭に訪問して学習を援助するシステムがあり、2人の先生がきてくれることになった。この2人の先生との出会いが、Eくんの引きこもり状態を変化させるきっかけとなる。Eくんが鉄道や武器に興味があることに理解を示し、その世界を広げてくれた先生と、社会について解説し、一緒に出て行くことを強く推し進めてくれた先生だった。この2人の先生に出会って、Eくんの生活は変わっていった。時間はかかったが、2人の先生の理解ある関わりとともに、不登校の子どもたちの多い高校に毎日のように出席するようになり、運動クラブでもリーダー役として先生から信頼され、友達ともトラブルはありながらも、適度な距離をもって付き合うようになった。

精神的に不調だった時に目立っていたこだわりは減っている。人間関係については悩むことは多いが、母親や先生に相談をして乗り越えていくようになった。できないこと、困難なことはあるが、徐々に自尊心と自信を得て、できないことにこだわることは少なくなっていった。

(2) 考察

　この家族は、3世代の家族で家族の成員が多く、潜在的な問題もあって子どもの問題が複雑になったが、家族全体が回復していくときには、家族の成員が多かったことは、様々な援助や力を得ることにもつながったと考えられる。両親の力は大きく、先が見えないながら本人を理解し受け止めようとし続けた。近医でのサポートも家族を援助することになり、家族関係の再構築によって、本人は少しずつ自尊心を回復していった。

　大きな転換点は2人の理解者との出会いであった。Eくんはこの2人から力を得て登校することになった。そして、登校は続いた。集団のなかでリーダーという役割をもらい、悩みつつも周囲の大人から指導的な援助を受けながら役割を果たしていった。その力を急速につけていったことに驚かされた。全体の流れは4年余りで長かったが、本人のもつ力を発揮する場を得て、家族や周囲の人にも理解され認められるようになると、変化は速い、と感じられた事例であった。

　この事例は、本人の内的世界で経過した内容も、さらに本人の偏りのある認知の修正と発達という観点からも、細かく検討をすることが必要であり、アスペルガー症候群の理解につながると考えられるが、ここでは大きな流れのなかで枠組みの変化のみに注目して、整理してみたい。

1. 家族関係の再構築を体験し、本人は居場所と自尊心を得た
2. 本人の好む世界の理解者と出会うことにより、自分の世界を共有する体験が得られた
3. 社会に出て行くための具体的な援助を受けた
4. 相談できる相手がいて、アドバイスを受けながら自分なりの理解をしながら進んでいくことができると実感した

などが挙げられると思う。

7. 治療の目指す方向

　心理療法は非日常的な限られた時間空間でのアプローチであり内容は限定される。主として家族の力で経過した上記の事例から学ぶことができることも含めて、心理療法の流れをまとめてみる。
　アスペルガー症候群の治療の内容は
〈関係を作る(非言語的アプローチ)〉
 1. 子どもの不安を軽減していく(プレイ、身体的なアプローチも含めて)
 2. 場を作る(共有の場)
〈言語による整理〉
 3. 言葉のもつ具体的な内容を一致させていく
 4. 治療の動機を言語的に設定する
 5. 本人との関わりのなかで、三項関係を作るように体験の理解を広げていく
 6. 社会の7～8割を補う常識を言葉にして、本人の理解を援助する
 7. 「ルールには例外がある」こと、「理解できないこともある」という理解をする方向に導くこと

と考えている〔図表1〕。

　心理療法を考えるとき、就学時にアスペルガー症候群の診断がついている場合にはSST、RDIなどで、体験的に社会性を身につけていくことが、基本になる。アスペルガー症候群の認知の偏りに沿って社会性を獲得していくために必要な教育・指導からのアプローチが必要である。
　症状が見られ、問題が焦点化されているときに、治療動機が明確な場合は、年齢によっては応用行動分析や認知行動療法が有効になると思われる。
　問題が複雑である場合や焦点化されにくい場合には、非言語的アプローチであるプレイセラピーやリラクセーションから導入して、言語によって体験の整理をし、問題や症状の構造を明らかにして対処法を見つけていくことによって、治療を進めていくことができると考えられる。

図表1 ■ 一般的な心理療法とアスペルガー症候群の治療比較

	一般的な心理療法 （ICD では主に F4）	アスペルガー症候群 （F8）
治療の考え方	対人関係のパターンの変更 二者関係　　　　三者関係 ◎ ⇄ ○　　　　　　● 　　　　　　　　↗ ↖ 　　　　　　　◎ ⇄ ○ （場は非言語的コミュニケーションを含む相互作用により作られていく） 治療者との関係に過去の人間関係を投影する 転移・逆転移を用いての治療 相互関係のなかで考えていく	対人関係を構築する方法の学習 治療的な三項関係 ■ ← ◎ 　　↖ 　　○ （適度な距離で共有できる場を用意する。治療者はコーチや通訳のような役） 相手（治療者）は自分と同じように考える人と、思っている 治療者側の逆転移に注意 （人との関係のとり方がわからないため、意図的ではなく治療者が傷つくことを言ったり無反応であったりすることがある）
治療の動機	葛藤が苦しい 症状に違和感をもち、軽減したい治療の動機をもつ	自分のなかで起こっていること、周囲の人の言動の理解が難しい 具体的な治療の目標と治療枠を共通した言語により形づくり、本人の理解を得ることから治療が始まる
治療の内容	言葉になりにくい感覚や体験を言語化、意識化する 　　言葉の世界 　　　↑↑ 　意識化されない体験、感覚 認知レベルで整理しておくことで応用できる	整理できない、また収まりきれない体験や感覚を、言葉を使って理解する 　　言葉の世界 　　　↓↓ 　整理されない感覚や感情 社会への適応的な行動を適切な言葉で学習する 言葉で自分と人を理解していく

◎：クライエント　　○：治療者　　●：第三者　　■：出来事

心理療法の場で得られた方法や言葉を実際の生活の場に適応させていくが、家族や学校、地域の方々の理解と援助が必要になる。

8. 診断と心理療法（ICD-10と関連して）

　子どもの症状は、神経症性障害（ICD-10[★1]の診断分類でいうとF4）と、小児期および青年期に通常発症行動および情緒の障害および特定の精神障害（F9）に当てはまるケースが多い。例えば、強迫性障害やトラウマ関連、身体化症状はF4に分類され、多動性障害やチックはF9に分類される。そのような症状の背景に、心理的発達の障害（F8）に分類されるアスペルガー症候群様の認知の偏り、社会性の問題が明らかになってくる場合があり、心理療法を行う際の治療者の姿勢は異なる〔注：F8. 心的発達障害は、(a)発症は常に乳幼児期あるいは小児期であること、(b)中枢神経系の生物学的成熟に深く関係した機能発達の障害あるいは遅滞であること、(c)精神障害の多くを特徴づけている、寛解や再発がみられない安定した経過であること〕。

　F4に含まれる神経症圏内の症状の多くは抑うつと不安であり、心理的要因によって発症すると考えられる疾患である。神経症圏内の症状を呈する子どもは、非言語的メッセージを過剰に受け取り、感情を巻き込んだ葛藤がうかがわれる場合が多い。外来では、言語的にも非言語的にも家族の密な相互関係が展開する。一見相互の関係が乏しい場合に、人との関係に期待をもてなくなった受動的で攻撃的なうつ状態の場合があるが、その場合には精神病圏内の病理も考慮しながら、注意深く話を聞いていく必要がある。

　アスペルガー症候群の場合も、心理的要因がきっかけで似たような症状が起こることはあるが、その要因となった出来事に対する葛藤は少なく、受け止め方、整理の仕方が異なる。相互の関係という同じ舞台にいるというより、舞台の観客であるように出来事を理解しようとして他人事のような共感性の乏しい対応となり、うまく対応できなかったための混乱が見えてくる。舞台を一緒に見るような姿勢が治療的な三項関係につながる。三項関係は外界や外界との関係を学ぶ基本的な構造であると考える。

　アスペルガー症候群の日常臨床から、治療に関しての考え方をまとめてみ

た〔図表1〕。アスペルガー症候群の臨床に参考になれば幸いである。

(中野三津子)

〈注〉
★1 ─ ICD-10: WHO (World Health Organization) の精神および行動の障害──臨床記述と診断ガイドライン (The ICD-10 Classification of Mental and Behavioural Disorders: Clinical description and diagnostic guidelines)

ICD-10 では、以下のように、大きく10分類されている。
F0 症状性を含む気質性精神障害
F1 精神作用物質使用による精神および行動の障害
F2 統合失調症、統合失調型障害および妄想性障害
F3 気分(感情)障害
F4 神経症性障害、ストレス関連障害および身体表現性障害
F5 生理的障害および身体的要因に関連した行動症候群
F6 成人の人格および行動の障害
F7 精神遅滞
F8 心理的発達の障害
F9 小児期および青年期に通常発症する行動および情緒の障害および特定不能の精神障害

第2章 応用行動分析

1. はじめに

応用行動分析(applied behavior analysis)とは、行動分析(behavior analysis)を臨床活動に活用したものである。つまり、行動分析の理論がわかっていなければ、それを臨床的に応用することはできない。本章では、まず、行動分析の理論について紹介し、それをどのように臨床活動に応用するのかについて述べていきたい。

2. 行動分析とは

行動分析とは、スキナー（Skinner, B. F.）が精神分析(psychoanalysis)を意識して命名した造語である(久保田, 2003 他)。行動分析の対象となるのは、その名の通り「行動(behavior)」である。ここでいう「行動」とは、「個体と環境との相互作用」と定義する(久野, 1993)。つまり、行動分析とは、「個体と環境との相互作用を明らかにする学問」ということになる(大河内, 2007)。

3. 応用行動分析とは

　前述した通り、応用行動分析とは、実験心理学的手法を用いて行動の法則を明らかにする実験的行動分析で明確になった行動の法則を、ヒトに適用するための実践（研究を含む）である。そのため、アスペルガー症候群に限らず、その家族や教師、誰に対しても同じように適用することができる。そういう意味では、対象者だけでなく、対象者と関わるすべての人に「応用」することも含めて、「応用」行動分析であることを念頭に置いておきたい。
　アスペルガー症候群または自閉症に対して応用行動分析を適用することに関しては、多くの研究が行われ、その効果が示されてきている。

4. 応用行動分析の対象となる「行動」の定義

　前述した「行動」の定義から考えて、実際に、応用行動分析の対象となる「行動」にはどんなものが挙げられるだろうか？　食べたり、飲んだり、歌ったり、踊ったり……という具体的な「活動（action）」を思い浮かべる人がほとんどだと思われる。しかし、この「行動」とは、実際の活動のほかに、言語行動、思考、感情など様々なものが含まれる。ここでは、行動を以下の通りに定義する。

① 測定可能なもの：何らかの方法を用いて数量化できるもの。例えば、言葉でいえば「発声頻度」、不安でいえば「心拍数」「心理検査の結果」など、目に見えないものでも、測定可能なものであれば、応用行動分析の対象となる。
② 制御可能なもの：測定可能なものは、介入の対象としても制御できる。例えば、「〇〇しない」ということを対象としてしまうと、そこに現物がないので制御できない。
③ 習慣化されているもの：パフォーマンス（行為）や反応（レスポンス）ではなく、再現性があるものを対象とする。特に、不適応行動は、たった1回の出来事では定義できないし、繰り返されるからこそターゲットと

して行動を形成・修正する必要性が認識される。

　いずれにしても、「行動」とは、「過去の学習により習得されたもの」であり、だからこそ、その行動を修正したり、消去したり、新しい行動を学習したりすることが可能なのである。

5. 応用行動分析を行うために必要な知識

　応用行動分析は、学習理論に基づいて確立された理論であるので、実験心理学、なかでも学習理論の基礎知識を有することが必須となる。ここで、簡単に基礎知識について説明をしたい。

　条件づけ（conditioning）：人間の行動は、遺伝的にプログラムされている行動と、過去の経験によって学習された行動がある。これらは、突然、行動を起こすというよりは、その前に何らかの刺激があり、それに対して反応し、その経験から、その反応が習慣化されるか、または、消去されるかが決まる。これらの過程を「条件づけ」という。条件づけにはレスポンデント条件づけとオペラント条件づけの2種類がある。

レスポンデント条件づけ（respondent conditioning）

　特定の刺激によって誘発される反応を「レスポンデント反応」という。例えば、まぶしい時に瞳孔が収縮するとか、ご飯を食べると唾液が出るとか、遺伝的にプログラムされた行動がそれにあたる。この反応を別の刺激によっても引き起こせるようになるプロセスがパブロフの犬に代表されるレスポンデント条件づけである。パブロフの犬では、犬が「肉を見ると唾液が出る」というレスポンデント反応に対して、肉という先行刺激に対し、ベルを随伴させることによって、ベルの音を聞いただけで唾液が出るように条件づけを行っていった。一見、私たちの生活には何も関係がないように思われるが、日常生活には結構レスポンデント条件づけされた事象がある。例えば、高所恐怖症などは「高いところで気分が悪くなり、吐き気がした」という経験から、「高所→吐き気」というレスポンデント条件づけが生じた場合がほとんどである。

図表1 ■ 行動を形成する上で重要な4つの因子

	強化子の種類	強化子が…	結果
行動の直後に	好子	出現	強化
	嫌子	消失	強化
	好子	消失	弱化
	嫌子	出現	弱化

強化：行動を増やす環境の変化
①その個人にとって望ましいことがらが与えられて行動が増える場合
②その個人にとって望ましくないことがらがなくなって行動が増える場合
弱化：行動を減らす環境の変化
①その個人にとって望ましいことがなくなって行動が減る場合
②その個人にとって望ましくないことが与えられて行動が減る場合

　レスポンデント条件づけされた行動に対して介入したい場合、方法としては、「馴化と消去」の手続きをとることになる。「馴化」とは、その状況や刺激に対する馴れのことを指す。また、「消去」とは、レスポンデント条件づけされた「刺激」に対して、その「刺激」だけを経験することで、レスポンデント反応を生じさせない（生じないことを確認する）ことを指す。例えば、高所恐怖症の人が高いところにずっといた場合、だんだん、その状況に馴れが生じ、吐き気を生じずにすむようになる。アスペルガー症候群の子どもがある刺激のなかでパニック状態に陥った場合、言葉で指示しても理解できる余裕がないような時はぎゅっと抱えてじっとしていると、次第に子どもがその状況に馴れてきて落ち着き、パニック状態が消失する。このように、対応する時にその状況と子どもの状態で対応の仕方を判断することも重要である。

オペラント条件づけ（operant conditioning）
　オペラント条件づけとは、ある状況で自発的に生じた反応（オペラント反応）がその後の結果によって強化（弱化）され、条件づけされた過程を指す。この一連の流れを行動の随伴性（behavioral contingency）と呼ぶ。行動に与えられる結果のことを「強化子（reinforcer）」といい、行為者にとって有利なこと（嬉しいことなど）を「好子」、逆に不利なことを「嫌子」と呼

ぶ。また、行動の後に伴う結果のなかで、その行動が維持される過程を「強化（reinforcement）」、その行動が生じにくくなる過程を「弱化（または罰、punishment）」という。その行動に対し、どの種類の強化子がどのように与えられたかによって、その行動が強化されるのか、弱化されるのかが決定される〔図表1〕。

　行動を増やすメカニズムとしては、その個人にとって好子が与えられる（出現する）場合と、その個人にとって嫌子がなくなる（消失する）場合とがある。例えば、ある子どもが課題を全部終えたら先生にすごくほめられ、もっと課題に取り組むようになった場合が前者、いつも課題をやらずに怒られていた子が課題を全部やって怒られなかった経験をし、それ以後もっと課題に取り組むようになった場合が後者である。このように、同じ「課題に取り組む行動」が増えていても、その増え方は異なる。

　また、行動を減らすメカニズムとしては、その個人にとって好子がなくなる（消失する）場合と、その個人にとって嫌子が与えられる（出現する）場合とがある。一生懸命頑張ったことを誰からも認められず、二度としなくなった場合が前者、いたずらをしたらとても怒られたので二度としなくなった場合が後者である。

　このように、行動は必ずこの4つの種類のどれかによって形成・維持・消去されていることがわかっているので、介入の際に用いる方法として、このどれかを応用することが求められる。

6. 応用行動分析で行うこと

　ターゲットとなる「行動」が決まったら、次は、実際にどのように介入（トリートメント）していくのかを考慮していく段階となる。その際、まずは、ターゲットとなる行動のアセスメント（査定）を行い、その結果を受けて介入の方法を考えることになる。

(1) アセスメント（査定）

　アセスメントとは、ターゲットとなる行動に対する記述のことを指す。こ

れを機能分析（functional analysis）という。機能分析とは、ターゲット行動がどうして生じるのか、また、ターゲット行動を行った後はどんな結果があるのかを分析することである。ここで重要となることが、行動観察と三項随伴性（ABC機能分析とも表現される）である。

　行動観察は、簡単にできるようで、実は、とても複雑で難しいことである。「ただ、観察していればよい」わけではなく、ターゲット行動が生じる前にどんな状況があったのかを詳細に記述し、そのなかから、行動発生の引き金となる刺激（先行刺激）を見つけ出さなければならない。また、ターゲット行動が生じた後、たくさん起こる事象のなかから、対象児にとって有利になることが存在するのか、また、それは何なのかを具体的かつ明確に記述することが求められる。従って、行動観察がきちんとなされていなければ、その後に続く三項随伴性を用いての機能分析、さらには介入……と応用行動分析の一連の作業ができないことになる。そのくらい重要なステップであることを念頭に置いておきたい。

　行動観察から得られた情報をもとに、機能分析を行っていくが、その際に重要となるのが、「行動」と「その行動が生じる状況（先行刺激）」と「その行動が生じた後に起こる結果（後続刺激）」の関係性である。これが三項随伴性という。

〈例〉

　Aちゃんは、おもちゃ屋さんに行くと大泣きするので、母親はひとつだけおもちゃを買ってあげるようにしている。このケースの場合、先行刺激は「おもちゃ屋さん」、行動は「大泣きする」、後続刺激は「おもちゃを買ってもらえる」となる。大泣きすればおもちゃという好子がもらえるので、当然、次におもちゃ屋さんに出掛けた時も大泣きし、また、おもちゃを買ってもらう……と、どんどん「おもちゃ屋さんに行くと大泣きする」という行動が強化されていく。こうして、「大泣きする」という困った行動が維持されていくのである。

　ターゲットとなる行動、先行刺激、後続刺激が具体的に記述されていればいるほど、介入方針が立てやすくなり、対処がしやすくなる。

（2）トリートメント（介入）

　さて、アセスメントが終わったら、次は、介入の方針を立てる段階に進んでいくことになる。介入方針を立てる際に、いくつかのポイントがある。
- 先行刺激に対して介入する
- 後続刺激に対して介入する
- 新しい行動をつくる

それぞれについて説明をする。

1）先行刺激への介入

　先行刺激に対して介入を行うということは、ターゲット行動が生じる原因となる状況や環境を変えるということである。例えば、おもちゃ屋さんに行くと大泣きする場合、「おもちゃ屋さんに連れて行かない（自宅で留守番をしている）」など、ターゲット行動が生じる環境を与えないように工夫をすることがそれに当たる。

　しかし、環境を変えるだけでは、どうしても避けられない状況となった場合に、すべての問題が解決するわけではない。また、別の場所でも同じような行動が生じる場合も考えられる（般化）。例えば、おもちゃ屋さんに連れて行かないために自宅で留守番させていたら、自宅で「おもちゃ屋さんに連れて行け!!」と大泣きし、結局連れて行くはめになる……といったようなことである。従って、先行刺激が同じであっても、適応的な行動をしている時には強化し、不適応な行動を呈した場合には強化しないという「分化強化」を行う必要がある。例えば、おもちゃ屋さんに入ってからすぐに大泣きするわけではなく、欲しいおもちゃを見つけたけれど買ってもらえないとわかると大泣きする場合、お利口さんにしている時はほめてあげたりして強化し、泣き始めたら相手にしないなど、子どもにとって適応的な行動をしている時のほうが強化されるようにメリハリをつけて対応することが効果的である。

　また、自分の要求をきちんと言葉で伝えられる場合、「欲しいおもちゃが見つかったら、泣かずにちゃんとお母さんに言ってね」と約束するとか、スケジュールがきちんと把握できる場合は、「おもちゃ屋に着いて、○○を買ったら帰るよ」など、先の見通しを立ててあげることが望ましい。また、この時、できるだけ視覚的刺激を用いて提示してあげることにより、子ども

自身、自分が次に何をしなければならないのかを具体的に把握することになり、不安にならずに済むため、不適応行動が生じにくく、スケジュールに沿った適応的な行動ができる場合が多い。そういった良い経験の積み重ねによって、学習が進み、以前は不適応行動を生じた「おもちゃ屋さん」という先行刺激が提示されても、「大泣きする」という不適応行動ではなく、「必要なものだけ購入して帰る」という適応的な行動がスケジュールなどの援助なしに行えるようになる。

2）後続刺激への介入

後続刺激に対して介入を行うということは、ターゲット行動に対して本人に有利となる結果を与えないということである。つまり、ターゲット行動に対して好子を与えてその行動を強化したり、その行動を行うことで嫌子を回避できるような結果を与えて行動を強化するようなことをしないということ（消去）である。例えば、おもちゃ屋さんに行って大泣きしたらおもちゃが買ってもらえるという場合は、「おもちゃ」が好子であり、それを随伴させずに「おもちゃ屋さんに行って大泣きしてもおもちゃが買ってもらえなかった」という随伴性に変化させるわけである。そうすると、子どもにとって好子が与えられず、泣いても自分の要求が通らないことが理解できるため、おもちゃ屋さんに行っても大泣きしなくなるのである。

他にも、大泣きしている時に「あっちも見てみよう」などと気をそらしたり、サッと抱えて別の場所に連れて行ったり、目隠しをしたりして、新しい状況を与えるなど方法はいくつか存在する。対象児に適した方法で対応することが望ましい。

また、後続刺激への介入を行う場合、一時的に問題行動が悪化する場合がある。これは、通常、この行動を行えば自分にとって有利な結果が与えられていたためである。ここで我慢ができずに強化してしまうと、次の時にはもっと激しい問題行動が生じる場合が多い。従って、後続刺激への介入を行う場合は、他の行動を形成したり、一時的に激しい行動が生じても支障がないような場合に行うことが望ましい。

3）新しい行動を形成する

行動は、過去の経験によって形成・維持される。その行動をしたほうが自

分にとって有利な結果が得られる場合、より強固に行動を形成・維持することができる。つまり、適切な行動に対しては、好子を与えたり、嫌子を回避できたりする結果が与えられることで新しい行動を形成したり、不適応行動が生じるような状況において、適切な行動を形成・維持することが可能となる。

この時、もともとその子どもが行うことができる行動を随伴させる場合は

> **コラム**
>
> ## 性格って生まれつき？
>
> 　よく「この子は生まれつきこういう性格だから……」ということを耳にすることがある。しかし、性格は本当に生まれつきであろうか？
> 　例えば、双子のA君とB君は生まれてからほとんど同じ環境で育ってきている。その子たちが、注射をするとき、A君は我慢できるのに、B君は大泣きをする。そうすると、周囲の大人たちは、「A君は強い子だから我慢できるんだね。それに引き換えB君は弱い子だから大泣きしてしまう」と表現するだろう。ところが、母親によく思い出してもらうと、A君とB君には、注射にまつわる過去の経験にこんな違いがあった。A君は、注射を泣かずに受けた時に周囲の人たちからとてもほめられた。それが自信につながっている。しかし、B君は、注射に大泣きし、医者が「危ないから、今日はやめておこう」と受けずにすんだが、その時、母親は怒りながらも、また来院するのは手間なので、「ちゃんと注射を受けられたら、おもちゃを買ってあげる」とほうびでつって、注射を受けさせたことがあった。この時、B君は、注射の時に大泣きすれば、注射されないことを学習した。また、注射は受けても、おもちゃを買ってもらえるかもしれないということを学習した。このような経験の違いから、A君は注射を泣かずに受けることでほめられるという強化子を得、B君は、泣くことで注射を回避する、またはおもちゃという強化子を得るため、行動に違いがでるのである。
> 　このように、生まれつきもっている能力（過敏さや運動神経など）の影響を受けることはあるものの、ある程度、性格は後天的にその人が経験したことから学習されたもので作られていることがある。
> 　子どもに直してあげたい性格があるとするならば、三項随伴性を基本とした分析を行い、どういう経験を子どもにさせてあげるのかを考えてみてもよいかもしれない。

問題ないが、その子が習得していない行動を随伴させようとする場合、習得させたい行動の「課題分析 (task analysis)」を行う必要がある。課題分析とは、その行動がどのような一連の動作で形成されているかを細分化し、ひとつずつスモールステップで形成していくための分析である。例えば、ノートに名前を書く場合、①ノートを準備する、②筆箱を準備する、③筆箱から鉛筆を取り出す、④ノートの名前を書く欄を確認する、⑤自分の名前を苗字から書く、といった具合に一連の動作を段階ごとに分け、ひとつずつ、対象児に教えていく方法である。日常生活においては、適応的な行動ができない場合に、まずチャレンジさせて、どこまでができていてどこからできないのかを確認していくほうが多い。

このように応用行動分析は、詳細なアセスメントとそのアセスメントに基づいた介入の手順で行っていく。

7. 応用行動分析の手順

まずは、ターゲットとなる「行動」の設定が第１ステップである。この時、よく相談を受けるのは、「○○ができなくて困っているんです」「△△をしてしまうので問題だと指摘を受けました」など、「問題行動」に対する行動修正・行動形成である。

「問題行動」とは、誰にとって「困った行動」なのか、この観点を忘れてはいけない。心理相談のほとんどが、その行動を行う本人にとっては「心地よい状態」にあり、周囲の人たちにとっては「とても迷惑な状況」にある。つまり、「問題行動」とは、本人にとっては「やめさせられたくない行動」であり、周囲の人たちにとっては「やめさせたい行動」であるという、矛盾した状態である。従って、その行動を消去・修正するということは、現行の行動よりも、本人にとってより「有利なこと」が新しい随伴性として確立されなければならない（倫理的配慮）。「有利なこと」とは、決して、「わざと勝たせる」とか「周囲を我慢させる」のではなく、本人にとっても、周囲の人たちにとっても有意義であり、かつ、本人が将来にわたって生活がしやすくなるような行動を形成することである。応用行動分析の対象となる行動とは、このよう

図表2　A君の問題行動

先行刺激	行動	結果
「初めての場所に行く」	「走り回る」	「どんなところかが確認できる」（不安が下がる）

な倫理的配慮がなされた行動でなければならない。

〈例〉

A君は、「初めての場所に行くと走り回る」という行動があった。行動観察の結果、対象児にとって、その場所に何があるのかがわからず、確認をしていることが予測された。三項随伴性で考えると〔図表2〕となる。

A君のことを考えれば、保護者としてはこのままにしてあげたいと思うが、その場所にいる子どもにぶつかったり、バタバタと音が激しいので他の人たちに迷惑をかけてしまい、管理者に怒られることが続いたため、「走り回る」行動について介入したいと考えた。そこで、「走ってはいけない」という約束を前もってしてから、初めての場所に連れて行ったが、やはり、また走り回り、その場にいた人たちに迷惑をかけてしまった。

さて、何が悪かったのか？

まず、介入のポイントについて考えてみよう。今回の場合、「初めての場所」という状況は変更できないので、「状況」について介入することはできない。また、「走り回った後に場所の確認ができる（不安が下がる）」という結果についても変更することができないので、介入することはできない。そうすると、その状況になった時に、「走り回る」とは別の行動を形成・随伴させることで、同じ結果が得られるようにする、という介入方針になる。その点では、この保護者の行ったことは間違いではないことになる。

では、実際に行動をどう修正したほうが良かったのか？

まず、保護者は「走ってはいけない」ということを「走り回る」行動の代替

行動として随伴させようとしている。「走ってはいけない」というのは、具体的な「行動」なのか？「〜してはいけない」「〜はダメ」など、日常生活ではよく使う言葉ではあるが、実は、具体的な行動を示すわけではないため、子どもたちにとっては「やってはいけない」ことは理解できても、では、同じ状況に置かれた時にどうしたらいいのか？ ということがわからず、結局、同じことを繰り返してしまうことになる。そうすると、周囲から見て「この子は何度言っても言うことを聞かない」「ダメな子だ」というレッテルを貼られてしまう結果になるのだが、実は、適切な指示がなされていないだけのことが多い。この場合では、例えば、「入り口から壁伝いに歩くこと」「ひとつのターゲットを決めて、それを確認したら歩いて戻ってくること」など、具体的に子どもができることを提示していくことがポイントとなる。また、ちゃんとできた時には「よくできたね」とほめるなど、好子の提示を行うことで、行動が強化でき、また、別の場所に行った時にもできるようになる（般化）。

このように実際の介入において、対象児・者が呈する行動に対して、なぜその行動が生じ、なぜその行動が維持されるのか、という観点に立ち、まずは、対象となる行動の機能分析を行う。対象となる行動をよく観察し、その行動が生じる「状況」およびその行動が生じた後に伴う「結果」について、行動との随伴性を分析する（三項随伴性の説明を参照）。

その結果、どこに介入すると無理なく容易に行動が修正・形成できそうかを具体的に考え、実行することになる。

8. 事例

今回紹介する事例は、小学校に入学した対象児が学校でなかなか適応できずに困った時に、筆者と担任の先生が協力して介入したケースである。

【対象児】A君　男児　6歳　小学校1年生　普通学級在籍
【診断名】自閉症（3歳7カ月のとき診断を受ける）
【生育歴】通常分娩にて出生。発達上、特に問題なく経過。1歳4カ月時、母親が呼んでも、振り向かないことに気づき、耳鼻科を受診した。耳鼻科で

は、特に異常が認められず、小児科にて発達検査を行い、遅れを指摘された。その後、様々な病院を巡り、3歳7カ月時に自閉症と診断を受ける。3歳8カ月から大学の心理相談室に来室。行動療法的療育を行い、入学時点では、ひらがな、数字、数概念、2桁までの計算（足し算、引き算）、カテゴリー学習などは習得できていた。コミュニケーションは、2語文程度であり、自分から働きかける時は、発語はなく、クレーン現象がほとんどであった。療育中も、就学に向けて着席練習などを行ったが、45分間、着席状態で課題学習を行うまでに成長した。6歳2カ月の時、知能検査（WISC-III）を実施し、全IQ=64（言語性IQ=48、動作性IQ=90）であった。

【介入までの経緯】1学期は、母親が補助で付き、A君の行動を援助していたため、それほど混乱もなく経過することができた。2学期になり、学校と家庭の話し合いのなかで、母親の補助を少しずつ外していく方針となり、登下校支援のみ母親が行うことになった。その頃から、A君の不適応行動が目立ち始め、悪化する一方であったため、担任のほうから相談室に相談があった。

【主訴（担任の記述）】突然、騒ぎ出したり、奇声を上げたりするので困っている。他のクラスメートが驚いてしまう。どんなに落ち着かせようとしても落ち着かないし、指示に従えない。ある程度予測がつけば対応も可能だが、いつも突然で予測ができないので対応もできない。他のクラスメートに迷惑がかかるので、自分（担任）ひとりのときにはA君に合わせてあげることはできない。

【ターゲット行動の決定】担任の主訴から、「とにかく困っている」という状況は明確であるが、具体的に「何が困っているのか」という行動レベルで記述されていなかったため、ターゲット行動が不明瞭であった。まずは、担任との面談を通してターゲット行動の決定を行った。

担任に、「A君の行動で困っているものを具体的に列挙してください」とお願いしたところ、「教室を走り回る」「担任の指示を無視する」などたくさんのA君の不適応行動が列挙された。このように列挙しているなかで、担任に困っている順に順位をつけてもらったところ、「奇声を上げる」行動が一番負担になっていることが明らかとなった。これらのことから、ターゲッ

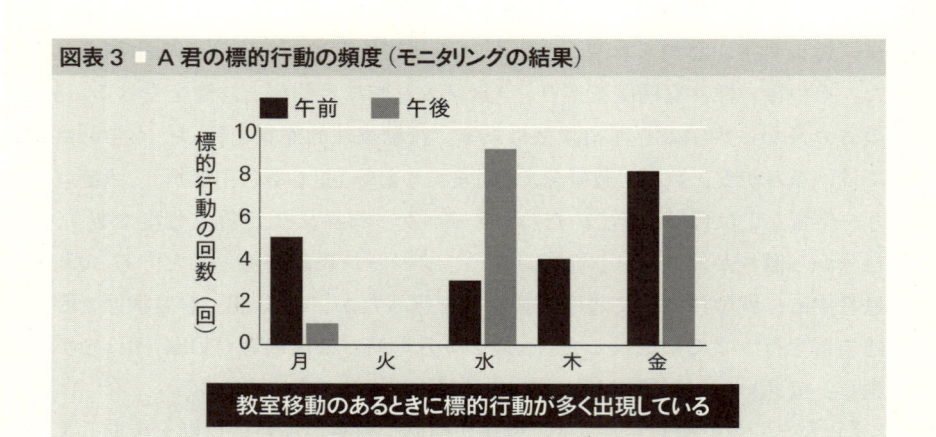

図表3 ■ A君の標的行動の頻度(モニタリングの結果)

凡例: 午前 / 午後

標的行動の回数(回)
- 月: 午前5, 午後1
- 火: 0, 0
- 水: 午前3, 午後9
- 木: 午前4, 午後0
- 金: 午前8, 午後6

教室移動のあるときに標的行動が多く出現している

ト行動を「奇声を上げる」行動とした。

【機能分析】ターゲット行動が決定したので、機能分析を行ってもらうこととした。しかし、担任は、「機能なんてない。突然、奇声を上げ始めるからわからない」と言うので、1週間、行動観察を行ってもらうこととした。この時、観察のポイントとして、①奇声を上げた時間・場所・状況、②奇声の回数を記録し、1週間後に再度面談を行った。

1週間のモニタリングの結果を上に示した〔図表3〕。担任によると、教室移動のあるときに多く奇声を上げていることが明確となった。

この結果を受けて、担任に「奇声を上げた後はどのように対応していますか?」と聞いたところ、教室を移動するように担任が促したり、友達が連れて行ったりしていることが明らかとなった。その上、移動した先では特に問題行動があるわけではなく、授業を受けていることがわかった。

このことを機能分析した結果、A君は、教室移動があるときに奇声を上げることが多く、また移動後は、特に問題行動を起こしていないことを考えると、A君の奇声を上げる行動は、次の時間にどこへ移動するのか、何を持って行くのかなど、A君にとって具体的な情報提供がなされていないため、A君が不安定になることが予測された。そして、奇声を上げた結果、担任や友達がA君に注目をし、声をかけたり移動の援助をしたりしていることがあり、このことがA君にとって好子であったと考えられる〔図表4〕。

図表4　A君の問題行動に対する機能分析（三項随伴性）

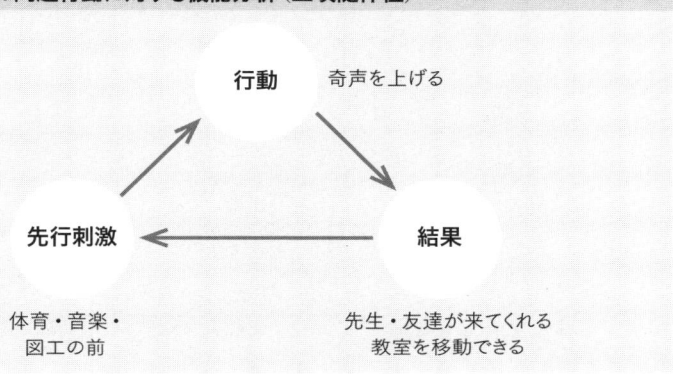

```
                    行動　　奇声を上げる
                    ／↑　　＼↓
                   ／　　　　　＼
              先行刺激 ←──── 結果

    体育・音楽・          先生・友達が来てくれる
     図工の前             教室を移動できる
```

【介入方針】機能分析の結果から、以下のような介入計画を立案した。
〈先行刺激への介入〉

　教室移動がある授業（体育・音楽・図工）の前の休み時間に、A君に移動先の教室の写真カードを呈示する。そして、A君に写真を示しながら「次は、ここに行くよ」と声をかける。移動前に、クラス全員で持ち物確認をし、それを終えた生徒から教室移動を始める。

　こうすることで、A君が次の行動を予測できるようになり、また、持ち物を確認できることから移動後も確実に授業を受けられるようになる。その上、みんなで確認を行うことにより、「A君だけ特別な配慮がなされている」環境から「クラス全体の活動」となり、A君以外の生徒も移動先での忘れ物をせずに授業を受けられるようになる。

〈後続刺激への介入〉

　A君が奇声を上げたとき、担任も友達もA君に接近せずに見守るようにした。奇声を上げずに落ち着いた時にA君に接近し声をかけ、一緒に教室へ行くようにした。これにより、奇声を上げたときの他者からの注目獲得（A君にとっての好子）が消去された。授業の進行もあることから、3分以上奇声が継続する場合は、保健室へ連れて行き、落ち着くまで待機することとした。

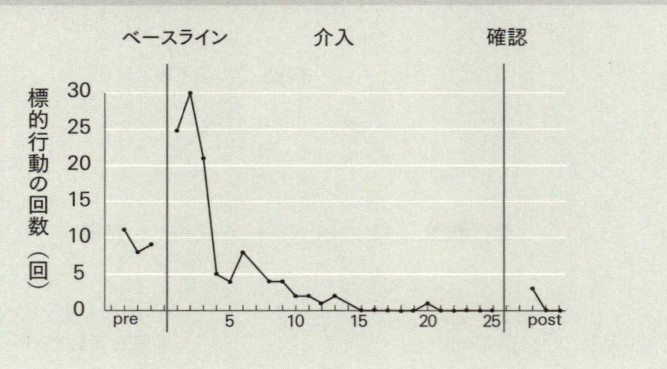

図表5 ■ A君の標的行動の変化（介入の結果）

〈新しい行動の形成〉

　A君は、もともと自発的に他者に声をかける頻度が少なく、行動を起こしたとしてもクレーン現象がほとんどであった。このため、クラスメートからみると突然、手をつかまれたり、引っぱられたりすることが嫌子となり、A君のクレーン現象が消去されていった。その代わり、奇声を上げると担任や友達が寄ってきて止めようとしたり、声をかけたり、移動先の教室へ連れて行ったりしてくれたので、奇声を上げる行動が強化されていったと予測される。そこで、「わからないから教えて」カードを作成し、A君が困ったり、次の行動がわからなくなった場合にこのカードを呈示する行動を形成することとした。そうすることで、他者にA君の状況を伝えることができ、適切なコミュニケーションが成立すると考えた。この新しい行動は、学校で形成するには負担が大きいので、家庭と相談室で導入を行い、それを学校に般化させることを狙った。

　【結果】担任が、1日のなかでA君が奇声を上げた回数をカウントした記録を示す〔図表5〕。介入を始めた頃は、一時的にターゲット行動の頻度が上昇している。これは、A君が「奇声を上げれば好子が来るはず」と思っているにもかかわらず、好子が来ないので一時的に行動が増加したと考えられる。通常、ここで周囲が根負けをしてしまい、行動が変化しない場合が多いが、今回は、担任にも「1週間は徹底して頑張ってください」とお願いをし

たところ、徹底して方針を貫いていただいたことから、1週間のうちにターゲット行動の頻度は減少傾向となった。

新しい行動「わからないから教えてカード」が教室で機能するようになるまでは、奇声を上げることもあったが、教室でも機能するようになると問題行動は消失した。

【フォローアップ】今回の件を通して、担任は、「A君の奇声には必ず意味があり、何かのサインであるに違いない」と考えるようになり、たとえ不適応行動が生じても機能分析を行い、介入を試みるようになった。「わからないから教えてカード」は、その後、種類が増え、A君の学校生活を助けた。

このようにして、A君は1年生を特に大きな問題なく経過することができた。

9. 応用行動分析を成功させるコツ

事例を通して、実際の応用行動分析を用いた介入を見ていただいたが、今回、なぜ、うまくいったのかを考えてみると、やはり、具体的な機能分析とそれに基づいた介入方針があってこそだと思われる。

また、よく「応用行動分析をやってもうまくいかない」という話を耳にするが、その状況を整理してみると、大抵の場合、「確立操作（establishing operation）」と「徹底した介入」がなされていない場合がほとんどである。

確立操作とは、行動を修正・形成するために必要な強化子の効果を最大限に引き出すことである。例えば、おなかいっぱいの状態でご褒美にお菓子をあげてもあまり好子として効力はなかったり、いつも怒られてばかりいる子にとって「怒られる」ことはあまり嫌子としては効果がなかったりすることが挙げられる。このように、強化子を時には遮断したり飽和させたりすることで、強化子をより効果的に機能させるような作業が必要となるのである。

さらに、具体的な機能分析に基づいて介入方針を立案したとしても、それを徹底して行わなければ、効果がないどころか、余計に望ましくない行動を増幅させることがある。徹底して介入ができない理由として、「理想的な介入方針」を立てていて、現実に則していない場合が多く見られる。怒らずに

ほめて子どもを伸ばしていく……これはとても理想的であるが、危険な言動や他者への影響を配慮した場面においては、消去手続きを踏まえた介入方針も立てておく必要がある。また、今回の事例のように、ひとつの行動が別の状況にも応用できたり、発達に応じて変容させることができるような介入方針を立てることも必要である。

応用行動分析に限らず、人と人との関わりのなかで相手の行動を変容させるためには、倫理的配慮と真剣勝負が必要となる。中途半端な介入にならないように、立てた計画は自分が納得できているか、相手のためになっているのか、今の自分に徹底して介入を行えるだけの余裕があるのかなど、自分自身のアセスメントをきちんと行うことが成功のコツである。

10. アスペルガー症候群に対する応用行動分析の限界

アスペルガー症候群に対して応用行動分析を適用する際に、一番気をつけなければならないことは、「言葉に振り回されないこと」である。アスペルガー症候群の思考パターンはとても緻密で繊細で巧妙である。そのため、介入者がいつのまにかアスペルガー症候群の人たちの言葉や思考パターン（こだわり）にはまってしまうか、反対に、「絶対に振り回されないように」との思いが強くなりすぎて、うまく介入が進んでいかないことが多い。

しかし、障害の有無にかかわらず、介入が必要な場合は、必ず「本人は困っている／いないにかかわらず、環境に適応できていない行動がある」わけで、アスペルガー症候群に限ったことではない。おまけに、往々にして困っているのは周囲であって、本人はまったく困っていないことがあり得ることも考慮しなければならない。それゆえに、まずは、「どういう不適応があるのか」を行動のレベルでアセスメントすることが重要となる。その際、ターゲット行動が「言葉」「思考」になることも多々ある。思考も「考える」行動であり、ターゲットとなることを念頭に置いておきたい。

また、アセスメントに基づいて介入方針を立てていく際に、SST、認知行動療法、リラクセーションなど、様々な介入方法があるなかで、何が一番対象者にとって効果的なのかを検討し、それぞれの介入のポイントとなる行動

の基礎があるのかどうかを検討する上でも応用行動分析は重要となる。どの介入方法を選択したとしても、基本として「うまくできたときに強化される」ことが望ましい行動の習得につながっている。その強化子の見つけ方、強化の仕方、行動の評価の仕方が対象者に適していないことには、より効果的な介入にならない。

事例
【対象児】B君　男児　14歳　中学3年生　普通学級在籍
【診断名】アスペルガー症候群
【主訴】不登校、友人ができない
【生育歴】通常分娩にて出生。発達上、特に問題なく経過していた。小学校ではひとりで行動することが多く、「大人しい子」だと評価を受けてきた。勉強熱心で読書家だった。中学1年生になり、制服が嫌だと言い出して登校を渋るようになるが、かろうじて登校していた。中間テストの時、隣の席の子が「自分の解答を見た」とテスト中に先生に訴え、教室でパニック状態になった。それから、授業中、休憩時間に友達と目が合うと「俺の文句を言っているに違いない」と思い込み、突然、友達を殴ってしまう行動が出始めた。夏休みを契機に不登校となった。

担任の先生の勧めで教育相談センターを受診、そこでアスペルガー症候群と診断を受けた。

【機能分析】他者と目が合うと「あいつは俺のことを嫌っているに違いない」という思考パターンをもっているために、人とコミュニケーションがとれず、嫌悪感を「殴る」という行動で解消している状態だと考えられる。問題行動を思考パターンとして考えると、三項随伴性から「先行刺激：他者と目が合う」→「行動：嫌っているに違いないという考えが浮かぶ」→「後続刺激：他者を殴る」と分析できる。

【介入方法の立案】
〈後続刺激に対する介入〉

不適応な思考が浮かんだ後に「他者を殴る」のではなく、別の行動ができるようにする必要がある。その場合、「他者を殴る」という問題行動に対し、

再度、機能分析を行った。その結果、「先行刺激：不適切な思考が浮かぶ」→「行動：他者を殴る」→「後続刺激：気分がスッキリする」ということが明確となったので、「殴る」以外の行動を形成することにした。

　方法としては、「リラクセーション」を習得することと「相手に確認する行動」を習得する（SST）ことが考えられた。

　行動観察の結果、B君が自発的に他者に話しかける場面はまったくなく、SSTを導入するためには「人との関わりが好子になるようにシェイピングが必要」と考えられた。そのため、短期的に効果を得るために、ひとりでできるリラクセーション方法の習得を行い、並行して、SSTへの導入のためのコミュニケーション・スキルの習得を計画した。具体的には、リラクセーションには、その場で簡単にできる筋弛緩法と呼吸法を練習し、少しでも気分が不快になったら、まず、リラクセーションをやってみるようにロールプレイを繰り返した。また、コミュニケーション・スキルの習得のために、自発的に問いかけをしないとB君がやりたいことができない環境を設定し、「他者に確認する行動」を強化するようにトレーニングを行った。

　その結果、事務的なことを自発的に他者に問いかけられる行動が頻回に見られるようになり、それがトレーニング場面以外のところでも行われるようになった。それを確認したうえで、SSTへの導入を行った。

（小嶋なみ子）

〈参考文献〉
久保田新「行動のプロセス」久保田新・桐谷佳恵・鎌倉やよい・江藤真紀・岡西哲夫『臨床行動心理学の基礎―医と心を考える　人はなぜ心を求めるのか』丸善, 2003, pp. 212–274.
久野能弘『行動療法』ミネルヴァ書房, 1993.
大河内浩人・武藤崇編『行動分析』ミネルヴァ書房, 2007.
シーラ・リッチマン『自閉症へのABA入門―親と教師のためのガイド』井上雅彦・奥田健次監訳, テーラー幸恵訳, 東京書籍, 2003.

第3章

プレイセラピー

1. はじめに

　子どもへの直接的な心理介入のひとつにプレイセラピーが挙げられる。プレイと名のつく通り、遊びを入り口または、媒体として子どもの心理的な問題や発達に働きかける子どものための心理療法をプレイセラピーと呼び、ここでいうプレイセラピーは、発達に課題をもつ就学前の子どもを対象とした「療育＝治療教育」とは異なるものとして定義する。

　プレイセラピーが発展してきた歴史のなかで、発達障害の子どもへの非指示的な働きかけが有益であったことは知られている（田中, 2008; 浦崎, 2004; 倉光, 2000）。アスペルガー障害の治療として、我々もプレイセラピーを行っている。アスペルガー障害の子どもたちの多くは、発達的課題を抱えながら成長していくのであるが、その過程でどうしても自然に乗り越えるのが困難な出来事に遭遇しやすい。このことに気づく、あるいは気づかされることで二次障害を生じる。我々が行っているプレイセラピーは、アスペルガー障害の子どもの一次障害へのアプローチというよりは、その状態に付随する二次障害、あるいは三次障害に対するニーズが高いことが多い。

　アスペルガー障害における特徴的な症状として「対人関係（社会性）の問題」「コミュニケーションの障害」「想像力の障害」が挙げられる。様々な体験

を成長の糧としていく子ども時代に、この部分がうまく機能していないとしたら、子どもから見た世界はとても居心地の悪い、生きにくい空間であろう。アクスライン（Axline, V.）は著書（1972, 小林治夫訳）のなかで、適応と不適応について次のように記述している。

　適応している人とは、自分の道であまり沢山の障害に出会わない人のことであり、自らの権利で自由になり独立する機会があたえられている人のことだと思います。不適応の人とは、闘争せずにこの状態に達する権利があの手この手で否定されている人のことだと思います。

　アクスラインが出会った子どもたちの多くは、様々な理由で成長していくことを阻まれていたのであろう。しかし彼らのための空間と、今までとは違う視点で認めてくれる人との出会いがあれば、子どもは自らの力で成長していけると言いたいのではないだろうか。
　発達に課題をもち不適応状態の子どもとの出会いを重ねる度に、あの手この手で否定されてきた子どもの思いや傷つきに触れる。彼らが、自らの権利で自由になり独立する機会をどうやって得ていけばいいのか、そのための支援をどのようにすればいいのか適切にアドバイスしてくれる人の少なさを、子どもとの出会いの度に考える。
　実際にプレイセラピー場面で出会うアスペルガー障害の子どもたちの多くは、すでにひどく傷ついた状態の場合が多く、子どもだけでなくその家族も、どこにぶつけていいのかわからないような感情とともに現れることが多い。このような子どもと家族に対し、有効的なプレイセラピーとは何であろうか。子どもへの心理的アプローチとして様々な機関でプレイセラピーが行われているが、安易に評価も目標もきちんと設定されないで行われていることも多い。
　この章では、我々が行っているアスペルガー障害の子どもに対するプレイセラピーに関して、アスペルガー障害の特徴とプレイセラピーの適応について述べた後、プレイセラピーの歴史的背景に触れ、その後、事例を用いて実践現場ベースのより具体的な考察を行う。

2. アスペルガー障害の子どもたちとトラウマについて

　治療の重要なキーとなるアスペルガー障害の子どもと、トラウマとの関係についてここで触れる。本来健全な認知発達をしていた子どもでも、トラウマティックな体験により認知全体がその影響を受けアンバランスな発達状態（J. G. アレン, 2005）になることは多い。

　一方、アスペルガー障害の特徴としては、もともとの認知能力に隔たりがあること（村上, 2008; 田中, 2008; 宮尾, 2007; 杉山, 2007; 内山・吉田・水野, 2002; 次郎丸・五十嵐, 2002）が挙げられ、トラウマティックな体験に対する精神的な脆弱性があることは、すでに多くの臨床家たちの研究で明らかとなっている。また、アスペルガー障害の子どもの多くは、過去のトラウマティックな出来事が日常生活のなかで想起される苦しみを抱えている。その記憶一つ一つが視覚的に鮮明な状態で保存され、まるで過去の出来事が積み木のような状態で積み上がっているようなもので、治療はトラウマティックな記憶のだるま落としをうまく行うことにも例えられる。すなわち彼らのなかでは、ひとつの嫌な記憶と他の嫌な記憶同士はあまり関連せず、それぞれに独自の状態を保っていると推測されている。

　例えば、プレイセラピーのなかで、子どもが抱える一つ一つの嫌な過去の出来事の記憶を処理していくことは重要で、そのトラウマの原因となった出来事の直面化は必要であるのだが、問題はそのやり方である。

　長尾（2007）は、アスペルガーの子どもには、トラウマの原因となった出来事の再想起の刺激を与える暴露法のひとつである「緊急事態によるストレスに対するディブリーフィング」（critical incident stress debriefing: CISD）は、かえって記憶強化と結びついたと報告している。これは物事や出来事を受け止める際の認知の切り替えがうまくいかないことに起因していると思われる。従ってトラウマの原因となった出来事に安全にアクセスしていくには、子どものなかから出てくるエピソード的な解釈が必要になってくる。

　例えば「お話作り」あるいは、「なりきり遊び」（アスペルガーの子どもの多くは、テレビアニメのキャラクターになりきったり、自分の世界の住人にな

りきることによって心理的に安全な空間を確保する傾向にある。その特徴を十分に踏まえた上で介入するとして）によって子どもが、現実と空想の狭間を自由に行き来することは、トラウマを抱えた子どもにとって心理的な安心感となる。そのため、子どもが安全でいられる距離を本人が選びながら、遊びのなかに子どもの視点のエッセンスを入れ込み外在化する。そしてセラピストが「子どものお話や、世界」の聞き手であり、内容を掘り下げるもうひとりの共同体として存在することは、心理的な安心感と安全感を担保するのである。

3. プレイセラピーについて

プレイセラピーは、日本では遊戯療法と呼ばれ、アクスラインが開発した「子ども中心療法（Child-Centered Play Therapy）」がよく知られている。ここでは、現在行われているプレイセラピーの歴史的背景について触れ、その後、現代のプレイセラピー理論について考察してみたい。

(1) プレイセラピーの歴史的背景

かつて精神分析の概念を築き上げたフロイト（Freud, S.）の理論をアンナ・フロイト（Freud, A.）とメラニー・クライン（Klein, M.）は、子どもの心理治療に応用することを試みた。それまで子どもの遊びの研究は行われていたが、彼女たちは大人の理論を応用して子どもの臨床を展開した。

アンナ・フロイトは、子どもの治療動機のもちにくさに着目し、導入技法の必要性とその開発、そして何より子どもを取り巻く環境として家庭への働きかけを重視した治療方法を展開した。

一方、メラニー・クラインは、子どもの遊びは大人でいうところの「自由連想」と同じであると定義し、子どもの遊びに中立的な立場で解釈することが可能だと説いた。また、クラインは、乳児期の母子関係がその後の子どもの発達に影響を与えるという理論を展開し、その概念は後の臨床家たちに大きな影響を与えた。

その後、プレイセラピー理論を明確に打ち出したのが米国の臨床家アク

スラインである。彼女は、カール・ロジャーズが提唱する、来談者中心療法（Client-Centered Therapy）の影響を受けて、ロジャーズが展開した理論を子どもの心理治療に応用した。それが先に述べた「子ども中心療法」である。

そして、プレイセラピーに関する様々な学派や理論が発展しつつある昨今、近代プレイセラピーの主な理論背景は、非指示的アプローチ（Non-directive Approach）、指示的アプローチ（Directive Approach）と共同作業的アプローチ（Collaborative Approach）等、おおむね3タイプに分けられる。

非指示的アプローチ（Non-directive Approach）

アクスラインが提唱した子ども中心療法は、その手法が子どもに対して非指示的であることから、非指示的アプローチとも呼ばれている。アクスライン（1947）がプレイセラピーを行う際に、セラピーが機能するための8項目からなる原則を提唱した。その後ランドレス（Landreth, G.）によって、セラピストに対する臨床目的がより明確になった8原則が再考された。ここで子ども中心療法を行うセラピストたちの、理論的な立場が明確になったといえる。

非指示的アプローチのセラピストは、子どもに対し非指示的な存在として関わり、その時間内で何をするか、どう時間を過ごすかは、子どもの判断に委ねること。そしてそれは、子どもが治療過程において自らの行為の選択権を得ることであり、それは子どもに自信を与え、そのことが子どものなかに自分で物事を判断し、コントロールする意識を芽生えさせると示唆している。そして、セラピストは、子どもの語りに対して受容的かつ情緒的反射（Emotional reflection）で対応し、それが子どもの問題意識を刺激し、問題解決へ導くと定義している。

また、非指示的アプローチでは、子どもをほめる、賞賛することに関しても予め子どもがそれを望んだ場合にのみ実施するという規定がある。それは、セラピーの流れのなかで子どもの意思や意図を尊重するためであり、セラピスト側からの指示や刺激が、子どもが自ら成長しようとする力を妨げないようにするためでもある。

この技法のベースは、セラピストが鏡となって子どもを映し出し、セラピストと子どもの関係がうまくとれることである。その関係を軸にして治療が機能していくとなると、「人との関係がうまくとれない」または、「関係をとること自体に問題を抱えている」アスペルガー障害の子どもたちにとっては、セラピストと関係が作れるようになること自体が初期ゴールのようなものかもしれない。

　終結においても、続けていたことがなくなることによって新しい不安に苛まれる状態に陥るアスペルガー障害の子どもの場合には、終結の決定権を子どもだけに委ねることはとても難しい。

指示的アプローチ（Directive Approach）

　指示的アプローチは、子どもに到達すべき課題を与え、治療目標を掲げる等のタスクベースと呼ばれる技法に分類される。最近では、認知行動療法の理論を子どもの心理治療用に再開発した認知行動遊戯療法（Cognitive Behavioral Play Therapy、以下 CBPT と略す）があり、スーザン・ネル（Knell, M.S.）がその分野の著書をいくつか発表している。

　カドゥソンとシェーファーの『短期遊戯療法の実際』（Kaduson, H. G., and Schaefer, C. E., 2004; 倉光修監訳）のなかでネルは、CBPT では子どもの症状に関連する不適切な思考を明確にし、修正し、子ども自身が行動の変化をコントロールし、達成し、責任をもつことを目標とすると示唆している。治療は、行動療法的アプローチと、読書療法を含めた認知療法的アプローチ、そして親のセラピーの３つで構成される。治療構成要素は、大人のものと類似しているが、決定的な違いはそこに「遊び」が介在することである。ネルによると、子どもにとって遊ぶこと＝リラクセーションであり、それと不安は共存しない。ネルの CBPT の対象は、就学前と小学校低学年の子どもたちであり、この頃の子どもたちは、ある出来事や刺激をきっかけに不適応的な信念を自分のなかに取り込んでしまうと、そこからの修正切り替えを自分だけで行う能力がまだ備わっていないために、日常生活がその不適応的な信念の影響を強く受けてしまう。そのため、セラピーではその不適応的な信念を特定し、破壊し、新しく了解可能な信念を得て、新しいスキル

を試すまでを組み立てていく。

　この技法は、理論的に行動や思考を構造化していき、いくつものステップを経過して新しいスキルの獲得を目指し、子ども自身がセラピストの提案に沿って課題をこなしていく。時に、子どもが自発的に素材をもち込むことはあっても、基本的にはセラピストの段取りでセラピーの流れは進められる。子どもに対する賞賛も強化因子のひとつとして導入され、また、親との相互作用を貴重な人的資源として活用する部分は、親子間の関係改善だけにとどまらず、もともとの愛着形成がうまくいかなかった母子関係に新たな愛着再構築の機会を与えることになるだろう。

　例えば、単回性トラウマなどによる不安反応の除去には非常に効果的であり、子どもにとって出来事を乗り越えた達成感は、その後大きな成功体験として残るはずである。子どもとの作業プロセスが明確で、保護者との情報共有においても理解されやすい指示的プレイセラピーは、ある特定の対象群に有益である可能性は高い。

　しかし、一過性の不安症状を示すのとは別に、恒常的に不安状態を取り込むようなアスペルガー障害を含むPDDの子どもの場合、あるひとつの不安が解消されたら、また新たな不安を見つけることが多く、作業の繰り返しを生みやすい。先述したように、メカニズムとして嫌な記憶や、トラウマティックな経験が彼らのなかに連結しておらず、個別の事象として存在するからである。ひとつの問題に対する「子どもの対処行動」に焦点を当てて行動様式・思考変換をひとつのパッケージで取り扱うと、応用の範囲が予め限定されてしまう。結果的に次の問題の対処には別枠の認知・行動ガイドが必要となる。

　従って我々が実践するアスペルガー障害対応のプレイセラピーの場合には、あるひとつの問題行動を軸にしながらも、遊びのなかで可能な限りその子どもが陥りそうな不安材料と連結させ、遊びのなかで練習や応用をする。この「構造化しながら脱構造化する」相反する作業を同時に進行させ、可能な限りの一般的な概念と行動様式の獲得を目指す。

共同作業的アプローチ (Collaborative Approach)

　前述の2つのアプローチは、どちらかというとセラピストと子どもが向かい合う場合に、どちらかがオーソリティーとして機能する傾向が強い。この共同作業的アプローチの前提は、セラピストと子どもは「同等な存在」としてそこにいて、それぞれの視点を共同作業的に扱い、子どもがその出来事に対して自分なりに make sense「理解すること」を最終目的としている。このアプローチは、社会構成主義 (Social Constructionism) におけるナラティブアプローチを理論背景としており、それに Ecological Human Development 理論 (Bronfenbrenner, 1979) も構成要素として取り入れている。

　この技法の提唱者、英国のドラマセラピストでもあり、プレイセラピストのアン・カタナック (Cattanach, A., 2003) は、「子どもとセラピストが治療空間と関係をともに築き、子どもが自分と自分のいる世界についてストーリーを見つけながら話すことは、人として、社会の一員としてのアイデンティティを発達させる」と述べている。子どもの視点や、子どもから見た世界を扱う部分で前述の CBPT と類似している点が多いが、決定的な違いは「同等性」と「お話作り」を基盤にしてセラピーが展開していくところである。主に、お話作りや、象徴的な遊びのなかで子どもがその出来事を納得いくまで扱い、セラピストと子どもがお互いにそれぞれの着地点を見出し、子どもなりの出来事理解へとつなげていくのである。

　また、この技法には教育的要素もある。セラピストは、ある出来事や刺激によって歪められた状態の子どもの認識を、一般的な（カタナックは、この部分はその子どもが居住する文化の影響を受けると述べている）物事の価値観を使って明確化し、子どもが理解できるような形で伝える役目もある。セラピストが子どもに質問することによって、子どもの考えが言葉となって認識され、遊びのなかで再現することによって前回体験したこととは別の視点での体験をし、その結果出来事に対する「その子なりの了解可能な視点」が獲得される。

　この技法の中核概念は、子どもによる「象徴的な遊びでの意味理解再獲得プロセス」である。子どもだけでは言葉で十分に説明できないけれども、遊

びのなかで子どもが抱える問題を含んだ要素を象徴的に扱うことによって意味理解が促進される。この技法をアスペルガー障害の子どもたちに適応することをカタナックは想定していなかったと思われるが、この技法の「Equal opportunity（同等性）」の概念は、実際に大人の視点で「何かをやらされる」ことに非常に強い抵抗感をもつアスペルガー障害の子どもたちに、同年代の友人を作るためのリハーサルとして重要な役割を担っている。

　ここでは、プレイセラピー自体がいまだ発展的な状況であることを前提に、その歴史的背景と主なメジャー理論について触れてみた。今後、各々の特徴に合わせたオーダーメードプレイセラピーのニーズは高まると思われる。ひとつの理論に特化して子どもと臨床を重ねていても、なかなか効果的とは言い切れないことは、現場で直接子どもと関わっている臨床家たちが一番理解しているのではないかと思う次第である。

　次の節では、プレイセラピーが実際にどのように組み立てられているのか、我々が現場で行っていることをあるひとつの臨床モデルとして紹介する。その後いくつか事例を用いて、より実践的な内容について掘り下げる。

4. プレイセラピーの実際

(1) アセスメント

　セッションは、子どもの状態にもよるが1クール30–45分、10–12回で主治医との見直し作業を行う。初回面接から3回目までは、「見立て」としてアセスメントを行う。初回では、来院経緯や家族歴、既往歴などを細かく聞き取り、現在の症状の構成要素が何によるものなのか識別していく。この初回アセスメントでは、多くの場合本人よりも子どもを連れてきた保護者の説明のほうが長くなる傾向がある。そして、保護者の今までの経緯についての説明は、ほとんどの場合「事実」と「個人的な意見」が交じり合っている場合が多い。このFactとOpinionの識別を誤らないことが、その後のプレイセラピーの展開には重要である。なぜならば、関係性から生じる不適切な学習の積み重ねの影響を受けやすいのが、他でもないアスペルガー障害の子どもたちだからである。彼らにとって、一度入ってしまった情報の上に、新た

な要素をもつ情報を上書きするということが難しい。それは、今まで出会いを重ねてきたご家族との関わりのなかから、子どもだけの問題ではないと思うことが多い。

　初回面接は、子どもとの最初の出会いの場であるが、それと同時に保護者の発言の妥当性や客観性をアセスメントする場でもある。子どもとの出会いを重ねていくことは、セラピストが子どもと保護者間の代弁者になることであり、保護者に子どもの思いや、願いをタイミングよく効果的に伝えるためには、保護者の人となりを理解しておくことはとても大切なことである。

　次のアセスメントは、遊びでの行動観察や遊びの質を見極めていくプレイアセスメントである。この際、プレイアセスメントのEPRというメジャーを使用している(Cattanach, 1992, 1994, 1997, 2003)。このEPRは、子どもの遊びの質を具体的レベル(Embodiment play)、投影的レベル(Projective play)、ロールプレイレベル(Role-play)に分類し、その状態によってその子どもの遊びの発達状況を見極めるというものである。どんな遊びに興味を示し、その遊びの質は定型発達でいうところの何歳レベルの水準なのか、遊びの際に身体運動能力（微細、粗大運動など）も見極める。クレヨンや鉛筆を持つ際の持ち方、筆圧等。

　例えば、アスペルガー障害と診断されている子どもの場合、年齢にもよるが幼児〜学童初期ならば、トランポリンなど身体全体を使う遊具も使って身体運動能力も観察する。トランポリンを飛ぶ際の姿勢、着地の際の身体の動きなど、遊びのなかに含まれるありとあらゆる子どもの情報を観察し、全体的にどのようなクオリティーをもっているのか把握する。

　また、生活場面での情報入手もかなり重要であり、保護者には日常生活で困っていること、困っていることが起きた際にどんな対処方法でその場を乗り切っているかなどを報告していただくようにしている。プレイセラピーを行っている1時間弱の時間で、その子どもを取り巻く状況すべてを把握することは不可能であり、家庭や学校で起こる様々なトラブルを「限られた場所」から理解するためには、様々な視点からの情報が必要になる。

　主治医からのリファー根拠と、子どものもともとの発達にまつわるBiologicalな視点に基づく見立てと、子どもの家族背景を含むSociologicalな

視点に基づく見立てにより、子どもを取り巻く平面的な情報が立体的になったところで本人を含む家族に方針を説明し、そこで治療同盟および、プレイセラピーの方向性に対する意見の交換を行う。

(2) アスペルガー障害の子どもとのプレイセラピーの中核概念

　アスペルガー障害を含む発達に課題をもつ子どもとのプレイセラピーで最も重要なのは、「見立て」である。保護者も子どもも、すでに言語化できるだけの問題を抱えていたからこそ、プレイセラピーにつながっている。
　問われていることは、治療チームと本人を含む家族が「問題」にどう対処していくかである。臨床的視点から見て、今まで保護者と子どもが行ってきた問題解決方法では解決できなかったという事実があり、何かしらのより効果的な解決方法を家族間と治療者チームで開発し、実践していくことが課題である。そのため、問題がどう構成されたのかをこちら側はある程度推測しながらも、「保護者と子どもと共に学んでいく」という姿勢を、「見立て」の時期に情報として保護者にインプットしておく必要がある。
　プレイセラピーが始まるということは、保護者と子どもそれぞれが新たに問題対処のための学習を開始することである。まず、関連文献などから子どもの特徴を保護者が理解することが初期段階。その後、保護者が子どもへの効果的な関わりを学習および実践し、お互いが共存していくための必要な情報を循環させていく、それが中期段階。そのプロセスを経て、最終的には保護者を、プレイセラピストのような親として子どもを支える、子どものための重要なキーパーソンとして機能できるようサポートしていく。
　一方、子どもは、セラピストとの遊びを通して適切なコミュニケーションというものを学習し、遊びを介した交流を通じて新しい対人パターンを体得していく。そのなかで、本人の過去の問題対処方法を振り返り、新たにいくつかの要素を織り込み、問題解決方法のレパートリーを広げていく。
　この保護者と子どものパラレル作業が同時に進行していくのが、現時点で我々が考えるアスペルガー障害の子どもに対するプレイセラピーの中核概念である。ここで、あるいくつかの事例を用いてプレイセラピーの実際の流れを紹介する。

(3) 事例1　アセスメントでの場面
【対象児】Aちゃん　女児　初診時5歳　保育園年長組

プレイセラピーを始めるまでの経緯
　Aちゃんは、3歳以前にアスペルガー障害との診断を受けており、地域資源も活用しながら成長してきた。家族構成は、海外出張の多い父と母とAちゃんの3人家族。時々父方の祖母が通院に付き添っている。高熱を出して保育園を長期欠席したことがきっかけで、半年以上保育園を休んでおり、その頃療育にも通っていたが、「枯れ木が怖い」ことをきっかけとして外出もままならなくなってしまった。アスペルガー障害に加え、睡眠障害、不安障害との診断を受け、主治医の紹介でプレイセラピーを実施することに。医師による薬物治療も同時進行で行われた。

導入期：アセスメント時のやりとり
• 初回面接時、まずは母子一緒に来院理由、経緯等の説明を受けるため、面接室で時間を過ごす。
セラピスト　今日はどうしてここに来ることになったのか知っていますか？
Aちゃん　予約が入っていたから、ここに来るように言われました。

• この後、母が今までの事情を説明する。その際、本人は落ち着かない様子で、室内をうろうろする。この部分に時間を割くと関係がうまく作れなくなる可能性があるため、ある程度の情報の一致が見られたところで、プレイルーム（場面切り替え）で母子一緒に話を聞くことにする。

臨床的ポイント
　アスペルガー障害の子どもとのプレイセラピーの場合、この初回面接は重要である。この時、子どもとの出会いの入り口を間違えてしまうと、子どものなかにセラピストに対する不信感が芽生えてしまう。子どもがその空間に対して適応困難のシグナルを発している時は、場面を切り替えて仕切り直しをするのもひとつの方法である。

主訴に対して本人に尋ねてみる

セラピスト　さっき、枯れ木が怖いって言ってから、あんまり外に出られなくなってしまったってお母さんから聞いたんだけど、何か理由があったのかな？

Ａちゃん　家の前にスーパーがあって、そこに行く途中「あっ裸の木だってわかっちゃった」。それは、梅雨に雨が降らなかったから。

• その話の直後にＡちゃんが「怖い木」というタイトルで絵を何枚か描き出す。本人なりに木が怖い理由をもっているのだが、それがどこからどうつながってその結果になっているかは、まだ判断しかねる状態。

セラピスト　例えばね、このスーパーに行く途中の木だけが怖かったりするのかな？

Ａちゃん　あの〜枯れ木が怖いんです。

セラピスト　あ〜そこの通りの木が枯れたのが、何だか怖い気持ちにさせるのかな？

Ａちゃん　シュロが怖いんです、あと柳も怖いんです。

セラピスト　そのシュロと柳のどこが怖かったんだろうね。

Ａちゃん　（両手を頭の上にあげ、手で木が尖っている様子を表現する）こうなってて怖いんです。

セラピスト　そうか、手でやってるみたいに、こんなふうになっていたんだ。（彼女と同じ仕草をする）

Ａちゃん　はい、シュロはトゲがあって怖い。

セラピスト　トゲトゲしているのを歩きながら見るのは、確かに怖いね。

• 彼女の話から、自宅付近の道にシュロの木があって、それがトゲトゲしく彼女に視覚的不安と恐怖を与えていたということがわかる。この情報に対して、トゲトゲしたのを見るのは確かに怖いというその場全員の意見が一致し、彼女の怖い感情は般化された。その後、二度とその話は出てこなかった。

母に話を聞いてみる

　保育園に行けなくなってしまった理由は、細菌による高熱で長期間保育園を休んだことと、お気に入りの先生が違うクラスの担任になってしまったからではないかと説明。具体的な困難としては、2カ月ほど前から「枯れ木が怖い」ため、外出不可能になっているとのこと。
　母は、Aちゃんの状況を次のように説明する。

> 本人は、あるひとつの怖いものにしばらく執着し、それに飽きると、次なる怖いものを自分で見つけてくる。それが毎回のようになっているんです。
> 　あの子は、自分以外の人を自分の所有物だと思っているんじゃないかと思うんです。家では、自分の思うように行動し、それを周りにも要求します。そして気に入らない時は、パニックになり大騒ぎをするんです。

　母の説明によって、Aちゃんを取り巻く環境に何が起こっているのか見えてきた。「〜なんです、はい」という特徴ある話し方をするAちゃん。自由気ままに振る舞っているように見えるが、実はかなり周囲の反応をうかがっていた。初回のため、視線はなかなか合わない。非常にデリケートで、ナイーブな印象。「ひとり話しが好きなんです」とあっさり自分のことを説明する。対人距離感に違和感があり、離れたかと思うと、急に右背後にいたりする。
　一方、初回面接時に母から得た情報は非常に重要だった。
　再び母のコメント。

> トークンエコノミーもやったし、シールを貼ったりしていろいろやってきましたが、すべてすぐに飽きてしまい長続きしなかった。あの子は世の大人たちが言うようなことはすべて拒否するんです。今までやったことすべてが効かなかった。

　親子の関係と情報を統合して考えると、枠が保てない状況でAちゃんが過ごしていることが予測された。おそらく何度となく母は、Aちゃんに枠

を提示してきたかもしれないが、ことごとく通用しなかったのであろう。親の枠の作り方と、その子どもが必要としている枠のミスマッチが起こっていたのだと推測される。それがＡちゃんの不安を一層強化してしまっていた。Ａちゃんが不安にならずに生活するためには、親が子どもの行動特徴をまずよく理解し、その活動範囲に見合った「枠」を作ってあげることが必要である。しかし、この場面でいきなりそれを告げることは、急に答えを差し出されるようなものであり、急に答えを出されても、受け取る側に基盤ができていなければ生きた情報にはならない。ここで重要なのは「一緒に学習していくこと」なので、学習を促すための宿題を、母にお願いした。

提案

睡眠バランスを崩しているという事前情報を用いて、１日の生活の記録を取ることを母に提案した。起床、食事、就寝、その他の活動内容、そして、パニック等の問題行動観察など次回までに可能な限りの記録を依頼。その際、応用行動分析的アイディアを引用しＡＢＣ概念で記述してもらうようお願いした。

その後

母は、大変几帳面に何カ月もＡちゃんの生活記録を報告した。その過程で一時的に、母の精神的な負担が増加したが、その後、見事にＡちゃんの良き理解者として、そしてＡちゃんの母親としてパワーアップされている。何よりもＡちゃんの行動の根拠を理解して生活を組み立てる母の工夫が、Ａちゃんの精神的な安定感につながっている。

母がＡちゃんの行動パターンを学習している間、Ａちゃんは、セラピストと一緒に遊びを通して様々な場面をリハーサルするようになった。Ａちゃんは、自分の頭のなかにある世界やその時の遊びのテーマを言語化すると、不安材料であったはずの情報が処理されるという特徴をもっていた。セラピストが段取りを踏んで、認知で落としていく作業はほとんど必要なかった。しかし、彼女の遊びにとことんついていくという作業が伴った。何度も似たようなテーマで、違う場面設定での遊びを展開した。自分で遊びのテーマを

テレビ番組のタイトルのようにつけたりして、そこに喜びを見出しているようだった。それが彼女の情報処理システムだったのであろう。
　母とAちゃんの関係が安定してくると、Aちゃんの遊びの質も向上し、今では自分の周りでどんなことが起こっているのか客観視できるようになり、誰がどんな気持ちでいるのか、自分が何をしなければならないのか彼女なりに理解するようになった。

(4) 事例2　箱庭を使って
【対象児】B君　男児　初診時7歳　小学校2年

プレイセラピーを始めるまでの経緯
　特定の食べ物しか口にしないことによる食事摂取不良ということで、過去に入院歴あり。家族構成は、出張の多い製作会社勤務の父と専業主婦の母の3人家族で、本人は全般的に不安が強い。幼稚園、小学校でも給食が食べられない。不安障害・特定不能の摂食障害と診断されており、PDDも認められている。入院中担当医師とプレイセラピーを行っており、医師の異動に伴い、セラピストが交代、薬物治療も継続中。

遊びの切り口の探し方
　引き継ぎケースであったため、B君はここでセラピストと何をするのかは、わかっていた。しかし新しい人との関わりや、今まで続けていたことに新しい要素が加わることに対する不安緊張が高いため、まずはプレイルームでクッションの上に寝転びながら時間を過ごすという段取りでプレイセラピーを開始。B君の得意な分野を探しつつ、到達したのが箱庭というツールを用いてのプレイセラピーであった。
　箱庭は、本人が作った世界に視覚的な説明を箱庭そのものがしてくれること、本人とセラピストとの間に箱庭という中間的な媒体が存在し、緊張の高い子どもにとって心理的な安全距離を保ちながら、セラピストとのやりとりを行うことができるツールである。
　箱庭を導入したばかりの頃のB君は、いくつかのミニカーを箱庭の砂の

上で走らせるという遊びを展開していた。「置くこと」より「その空間で動かして遊ぶこと」に意味があったようである。

その後、初めて「物を置いて構成される世界」を作り出したのが箱庭①である。

箱庭① ■ 物で構成された初めての箱庭　タイトル：町っぽい感じ

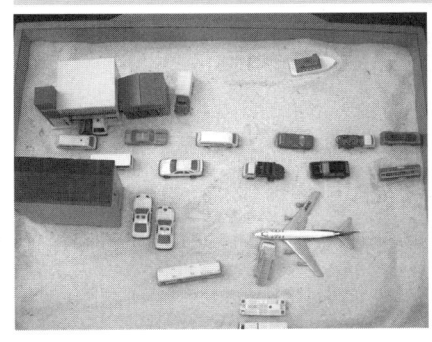

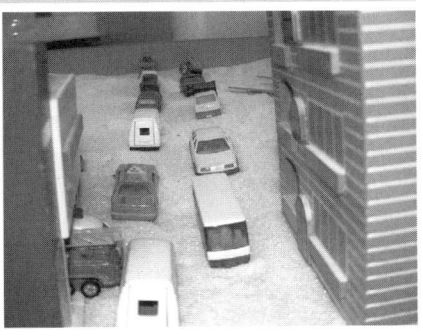

本人の説明

車がたくさんいる街。この街には人があんまりいない。船の郵便、飛行機は自動車から乗り換えたりするためにいる。パトカーは警察署の横にいる。消防署があって、その横に建物。

前、そこに人が住んでいたけど、だんだん人がいないようになった。

箱庭② ■ 空間を分け始める　タイトル：空港の駐車場

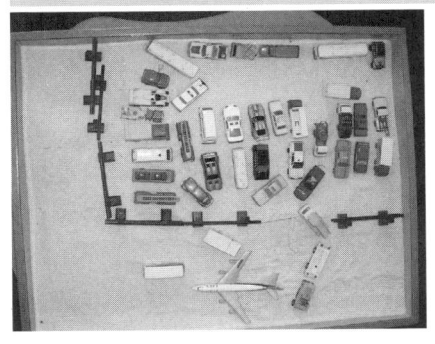

セラピストが見た箱庭作業

飛行機を取り出すところから始まり、そこから世界が広がりをみせていく。囲いを多用し、駐車場に見立てた枠内に、パトカー、救急車、リムジンなど想像しうる限りの車を収め、車の流れも作っておく。迷うことなく世界を二分し、その明確な住み分けは今まで混沌としていた彼の箱庭とは別のものになっている。

箱庭③ ■ 立体感が出て、ストーリー性のある箱庭になってくる　タイトルなし

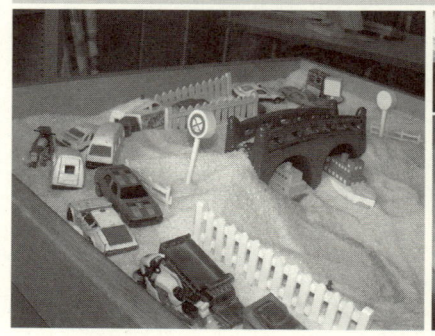

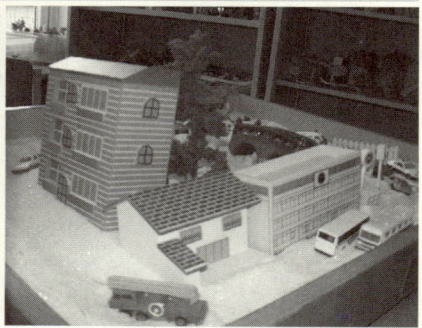

本人の説明

冬は冬だけどよくわからない。

真ん中の橋は、雪が積もっていて通行止めになっちゃった。

スリップするから。(橋に砂をかけて、雪に見立てる)

道路の渋滞は昨日から続いている、狭い道だからね。

狭いから通りにくくて渋滞になっている。

気をつけないとね。(建物はマンション、一軒家と学校)

マンションより高い木が、マンションの横にあるの(関係性は不明だが、意図的に配置)。

写真④ ■ 母子箱庭：シンメトリックな空間になってくる　タイトル：箱庭君

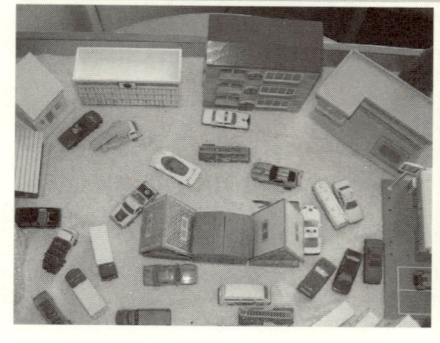

本人の説明

　箱庭を取り囲むように家が並び、真ん中に三軒の家。それを道路が取り囲んでいる。

　僕の車は、ごみ収集車。お母さんの車は赤い車。

　街の中が大渋滞。

箱庭⑤ ■ 家族箱庭：父、母、子どもそれぞれの世界の融合　タイトル：田舎

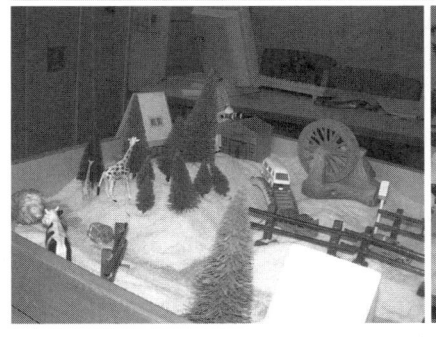

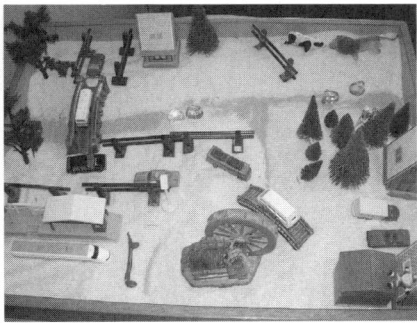

セラピストが見た箱庭作業

　家族で出掛けた旅行の思い出が、そのまま投影された様子。父、母、本人のそれぞれの世界を橋でつなげている。

　箱庭の写真のほとんどは、本人撮影によるものなので、どこに注目しているか、どの視点で見ているかはわかるが、一般的な視点としての全体像が写っていないものもある。①〜⑤まで追って見ていくと、本人の視点やテリトリー意識に変化が生じていることが見てとれる。

　箱庭に関しては、こちら側が提案しても本人が作りたいものを作るというスタンスで作成されている。従って、正統派箱庭の流儀を応用したものではなく、箱庭という枠をプレイセラピーでツールとして使用した。中盤から母との共同制作や、父も一緒に来院した際は、父にも箱庭制作に協力をお願いした。

　車も、飛行機も船も同列で平面的に配置していたところから、空間を区切り始め、陸と海を分ける立体的な概念が生まれ、街が生まれ、車が街を循環するようなコンセプトが生まれ、ストーリー性のある空間が出現するようになった。

　箱庭制作を通して、B君は自分の意思を人に伝えることが、以前よりうまくできるようになった。もともと身体が小さいため、クラスの男子などからからかいを受けやすく、そのことが本人の緊張をさらに高めるという悪循環を起こす傾向にあったが、箱庭制作にまつわるやりとりのなかで、自由に自

己表現をし、彼の世界に興味をもつ第三者がいて、その人から受け入れられるという体験がＢ君にとっては、実践場面での人との関わりの練習場として機能したと思われる。

　親子箱庭を行うようになって、家族機能の向上がみられた。母と本人のみの母子箱庭を行うようになってから、家でも母と遊ぶようになった。また、父が休みの際は、家族全員でプレイセラピーに来るほど支援的な家庭環境のなかで、Ｂ君も徐々に学校での自分と、家での自分という住み分けができるようになってきた。食に関しては、課題が残るものの身長もゆっくりではあるが伸びてきており、何よりも食べ物に関して家族全員がピリピリするということがなくなった。

　セッションの回数が減少し、最近は箱庭の作業から会話をしながら話している内容について絵を描いたり、視覚化しながら言語化する作業段階に入ってきている。例えば、今、ほかの誰かが自分と同じような状況で困っているとしたら、自分なら何と声をかけるのか？　という視点で問題を掘り下げられるまでになっている。

(5) 事例3　言葉と絵を用いて
【対象児】Ｃ君　男児　初診時10歳　小学校4年

プレイセラピーを始めるまでの経緯
　当院の主治医が、4歳の頃から関わっており、アスペルガー障害と診断。発達に伴って自分の認識が人と違い、辛い、早く死にたい等、強迫的な心理状態になった。衝動性が強く、情動コントロールが難しいため、心理処方が主治医から出てプレイセラピーの適用となった。広告製作会社に勤務する父と、専業主婦の母と本人の3人家族。初回の段階からとても遊べるような状況ではないと判断し、通常のプレイセラピーではなく「言語化」を中心軸に、絵などを用いて創造的な作業と、循環的な家族マネージメントに的を絞りセラピーを展開。

初回面接時

　C君のそれまでの状況から、初回面接場面で初対面の人と1対1で会話をすることがどれほど心理的な負担をかけるかと心配をしたが、その日彼は自分の苦しさを話す意欲をもって来ていた。すなわち、本人の心の準備が整った状態であった。

C君　今日、明日、学芸会なんですけど、出ないことにしました。学芸会は今日と明日で終わるけれど、自分の心のなかでは、終わっていない。それに関して、いろいろなことが自分の心を押しつけて自殺したくなる。でも自殺をするのは、いけないことだと思っている。

セラピスト　いつからそんな気持ちになったの？

C君　運動会は、大変だったけど大丈夫だった、たぶん学芸会の準備から。

セラピスト　去年の学芸会は？

C君　去年は、3学期に学芸会があった。その時は、今回ほど辛くなかった。

セラピスト　君は、自分の辛いっていうことがずいぶんわかるようだね。

C君　わかる。

セラピスト　それは、すごいことだね。

（表情変化、緊張した顔つきが和らぐ）

C君　途中、予定が変更されることが嫌。学芸会の時は、最初の予定から変更されたりすることが多い。いきなりの変更が辛い。あと練習の時、「黙ってて」と言われると苦しい。それだけで心が苦しくなる。ないものをあるようにするのが、本当に難しい。自分は、「かさこ地蔵」で餅米屋の役だった。お餅をみんなに配るというところで、目の前にない餅を配るのが辛い。

　初回時C君からは、どんなところが了解できなくて、不安になっているか語られた。セラピストの質問に嫌がることなく答え、会話をしながら自分の考えを確認していく。

　C君が辛かったのは「目の前にないものを、あるように振る舞うことを前提として人と空間を共有する」ということ。具体的に目で見えるものの操作

は巧みでも、目に見えないものをあたかもあるかのごとく表現する「ごっこ感覚＝as if 感覚」、この感覚の獲得に困難を生じるアスペルガー障害の子どもは、多い。

　面接場面では、Ｃ君が抱える問題を本人がより明確に理解するために、視覚化しながら言語化するという作業の提案をした。それは、本人が頭のなかだけで理解していることと、セラピストと一緒にその問題について考えたこと、この２つを用いて問題がどう構成されたか解明するためである。

　面接４回目から「心の辞書」というくくりで自分の思ったことをスケッチブックに描きながら、コメントをつけ、そこに的を絞って本人が抱える問題の言語化と視覚化を通して本人の思考をまとめていくというプロセスが定着化した。また、母とも毎回時間を共有し、Ｃ君を取り巻く環境についてどう理解しているのか、また出来事が起こった時に母がどんな気持ちでいたのか確認し合った。

　他者理解について
　Ｃ君は、通級にも通っていたが在籍クラスでは複数の補助教員からサポートを受けていた。そのなかで、ある女性補助教員とのトラブルが表面化した。Ｃ君もどうしてだかわからないが、その補助教員に体当たりをしてしまうことに苦しんでいた。そしてそれが学内でも問題視され始めていた。その教員が、Ｃ君との関わりに行き詰まり、本人の前で「どうしたらいいのかわからない」と涙したことがあった。その後、Ｃ君の母や学校関係者がその出来事を知り、Ｃ君も改めて自分がその補助教員に酷いことをしたのではないかと思い悩むようになった。

　本人の思いを丁寧に聞いていく
・先生は、大学生で20歳。
・先生の服装は変、体育の格好ではなく普通の家にいるような服装。
・携帯をポケットに入れていて、それをジャラジャラ、それが気になる。
・教師は、普通ジャージかスーツだと思うんです。
・しゃべり方も「〜なくない？」などと言うんです。

情報を整理してみる
セラピスト　君は、もしかするとその先生の服装や、話し方がどうも苦手な様子ですね。
C君　それはどこでそんなふうに思うんですか?
セラピスト　通常こういう状態のことを、苦手だと思うんだよ。
C君　あーじゃあ僕は、先生が苦手なんだ。
セラピスト　そうかもしれない。

　C君のなかでは、すべての情報がひとつの感情に結びついていないことがわかる。彼の「何だかわからない」という感覚は、情報を統合して自分の感情をモニタリングして、それに見合った感情ラベリングまで到達していない。本来は、この部分を少し丁寧に掘り下げて気持ちを言語化していく必要があった。しかしC君の場合、複数情報の書き換えが難しいのと、感情を掘り下げすぎると、本人の力で這い上がれないような印象を受けた。従って、極論にスイッチして般化するという手段を選んだ。

般化していく
　「誰かが、誰かを苦手と思う時どうすればいいか」という提案をC君にしてみる。C君は、「僕としては、逃げるしかない、離れるしかないと今は思っている」とのこと。
セラピスト　問題は、逃げれば解決していくものなの?
C君　あーでも離れれば会わなくてすむ。
セラピスト　例えばその先生に会わなくなっても、もしかしたらまた次に苦手な人は出てくる可能性は高くて、その度に逃げれば問題は解決するのかしら?
C君　あーそうですよね、そこですよね。嫌な人は次から次へと出てくるっていうことですよね。
セラピスト　うん、たぶん、どこにいっても苦手な人は、いるはず。だから苦手な人や、ものをどうクリアするかが、課題だよね。
C君　あーそういうふうにできたら……。

C君は、一通り言いたいことを言えて安心したのか、強張っていた表情が穏やかになった。出来事に対する考えが、腑に落ちるところまでは到達しなかったが、重要な情報のインプットはできたので、その日のセッションを終了した。

　本人の頭のなかだけで考えていることと、セラピー場面で絵にしたり、本人がメモを取るなどして視覚化していくこと、そして問題や出来事を一般的にも本人的にも了解可能な出来事として受け入れられるまで、セラピストと一緒に一つ一つ丁寧に扱っていくこのプロセスが、C君には治療的な枠として機能した。

　その後
　その後C君は、自分の考えが他人と違うという部分で何度も何度も苦しんだ。セラピストも、彼がもち込んだテーマを様々な角度から彼が理解できるよう、事象の解体作業を行ってきた。それは、毎回毎回一緒に登山をしているようなものである。C君の場合、彼自身が抱える問題と彼が他者に対して行動や言動で表してしまう衝動的な感覚の折り合いは、まだついていないが、以前に比べて切り替えは早くなってきている。またC君の衝動的な行動化が始まると、これまでなら、その場で身動きが取れなくなっていた母も、今ではその行動に至った背景を理解し、余裕をもって彼を見ていられるようになった。

5. 考察

　アスペルガー障害の子どもに対するプレイセラピーについて考える時、その子どもの状態がどのように構成されているのかを見極める必要がある。そしてそれが、トラウマティックな出来事によって構成されたのか、環境的な要因で構成されたのか、その他の問題は何かと、あたかも探偵のごとく調べてみる。構成要素がひとつの事象として立体的になってきて、プレイセラピーのフォーミュレーション、すなわち治療計画が見えてくる。アセスメントがきちんと行われて初めて、具体的な作業目標が明確化されるのである。

「すべての答えは、子どものなかにある」ということを臨床の核としている。従って子どものなかにある問題解決のキーとなるかけらを、できるだけ丁寧に一緒に扱いながら本人の意思と一般的な「落としどころ」を見つける作業を、遊びのなかで展開している。
　様々なプレイセラピーのモデルがあり、現代の子どもが抱える問題の複雑さから鑑みると、どれかひとつだけで対応しきれるような状況ではない。従って、プレイセラピーを行う側の人間も、自分の行っていることの意味と意義について客観的な視点を常にもちながら、子どもとの出会いを重ねていく必要はあるだろう。
　幸いにも、私たちの所属する環境は、医師を始め、専門性の高い心理療法士、また外部の専門家ブレインがひとつのチームとなって、子どもに対する効果的な支援についての学習を日々続けている。
　自分の行っていることを完全に客観視することは不可能なことである。しかし、子どもとの関わりのなかでセラピストが一般的で健康的な人間であり続けるためには、自分の行っていることをモニタリングすることが必要である。アスペルガー障害の子どもとの関わりにおいて、子ども・セラピストのみならずセラピーの内と外（家庭・社会）で起こることへの評価が重要である。彼らに一番不足しているスキルは、彼らが感覚的にスルーしてしまう「今ここで何が起こっているのか全体像の把握」をともに理解することであり、その難しさが傷つきやすさの根源であることを、セラピストは忘れてはならない。
　プレイセラピーという枠組みのなかでの作業であるが、内容や目標は完全に個人個人のニーズに合わせている。この一人ひとりのために毎回新しいプログラムを作成していくこと、そしてそれを、子どもだけでなく、家族、主治医、治療者がひとつのチームとして作り上げていくことが、治療的なプロセスであり、子どもの発達を促進させるのだと筆者は考えている。

6. おわりに

　ここに書き記したことは、先達の臨床家たちの発見と知恵と、今まで出会った子どもたちとその家族たちが教えてくれたことである。従って、別の場面で臨床を行っている方から見たら違うように見えることもあるだろう。

　それぞれの場面で個人が経験したことを、より多くの人たちと共有し、考察し、適切な支援とは何かを模索していくことが、この分野の発展につながると考えている。まだまだ、この分野における質的な臨床研究データが不足しており、専門家たちの間でもアスペルガー障害の子どもへのプレイセラピーにおける確固たる共通認識の構築までは到達していない。そのためにも、我々は子どもとの出会いを多面的に見ながら大切に育み続けたい。

（水島 栄）

〈参考文献〉
Allen, J. G., *Coping With Trauma: A Guide to Self-Understanding*. Washington, DC, American Psychiatric Press, 1995.（アレン『トラウマへの対処―トラウマを受けた人の自己理解のための手引き』一丸藤太郎訳, 誠信書房, 2005）
Axline, V. M., *Play Therapy*. London, Churchill Livingstone, 1947.（アクスライン『遊戯療法』（心身障害双書6）小林治夫訳, 岩崎学術出版社, 1972）
Bronfenbrenner, U., *The Ecology of Human Development: Experiments by Nature and Design*. Cambridge, MA, Harvard University Press, 1979.
Cattanach, A., *Narrative Approaches in Play with Children*. London, Jessica Kingsley Publishers, 2008.
Cattanach, A., *Introduction to Play Therapy*. East Sussex, Brunner-Routledge, 2003.
Cattanach, A., ed., *Process in the Arts Therapies*. London, Jessica Kingsley Publishers, 1999.
Cattanach, A., *Children's Stories in Play Therapy*. London, Jessica Kingsley Publishers, 1997.
Cattanach, A., *Play Therapy: Where the Sky Meets the Underworld*. London, Jessica Kingsley Publishers, 1994.
Cattanach, A., *Play Therapy with Abused Children*. London, Jessica Kingsley Publishers, 1992.
Gergen, K. J., *An Invitation to Social Construction*. London, Sage Publications, 2002.
東山紘久・伊藤良子編『遊戯療法と子どもの今』（京大心理臨床シリーズ3）創元社, 2005.
次郎丸睦子・五十嵐一枝『発達障害の臨床心理学』北大路書房, 2002.

Knell, S. M., "Cognitive-Behavioral Play Therapy," C. E. Schaefer, ed., *Foundations of Play Therapy*. New Jersey, John Wiley & Sons, 2003.

Knell, S. M., "Cognitive-Behavioral Play Therapy," H. G. Kaduson and C. E. Schaefer, eds., *Short-Term Play Therapy for Children.* London, The Guilford Press, 2000.（ネル『恐怖症の子ども―認知行動遊戯療法』倉光修監訳, 創元社, 2004）

倉光修「自閉症にプレイセラピーは無効か」日本遊戯療法研究会編『遊戯療法の研究』誠信書房, 2000.

Landreth, G. L., *Play Therapy: The Art of the Relationship.* London, Brunner-Routledge, 2002.（ランドレス『プレイセラピー関係性の営み』山中康裕監訳, 日本評論社, 2007）

宮尾益知編『ADHD・LD・高機能PDDの見方と対応』医学書院, 2007.

宮尾益知『発達障害をもっと知る本―「生きにくさ」から「その人らしさ」に』教育出版, 2007.

村上靖彦『自閉症の現象学』勁草書房, 2008.

Rogers, C. R., *Client-Centered Therapy.* London, Constable, 1951.

杉山登志郎『発達障害の子どもたち』(現代新書)講談社, 2007.

辻井正次『広汎性発達障害の子どもたち―高機能自閉症・アスペルガー症候群を知るために』ブレーン出版, 2004.

内山登紀夫・水野薫・吉田友子編『高機能自閉症アスペルガー症候群入門―正しい理解と対応のために』中央法規出版, 2002.

〈雑誌・ジャーナル・大学紀要等〉

傳田健三「遊戯療法」『臨床精神医学』30, 2001, pp. 185–189.

東誠・浅井朋子「アスペルガー障害の治療と援助―学童期から思春期」『臨床精神医学』36 (5), 2007, pp. 577–582.

石井哲夫・山崎晃資・白瀧貞昭・須田初枝「高機能広汎性発達障害に見られる反社会的行動の成因の解明と社会支援システムの構築に関する研究」平成17年度厚生労働科学研究費補助金(こころの健康科学研究事業)統括研究報告書, 2006.

森則夫・杉山登志郎・内田志保・田村立・中村昭範「高機能広汎性発達障害における認知機能の研究」平成18年度厚生労働科学研究費補助金(こころの健康科学研究事業)統括分担研究報告書, 2007.

森則夫・野邑健二・辻井正次「アスペルガー症候群児の母親の精神的健康状態について」平成18年度厚生労働科学研究費補助金(こころの健康科学研究事業)統括分担研究報告書, 2007.

森則夫・辻井正次・宮地泰士・吉橋由香・神谷美里「高機能広汎性発達障害児の感情のコントロールプログラムの作成と検討」平成18年度厚生労働科学研究費補助金(こころの健康科学研究事業)統括分担研究報告書, 2007.

長尾圭造「青年期の課題と対応」『日本臨牀』65 (3), 2007.

小尾央桂・金生由紀子・加藤進「広汎性発達障害―アスペルガー障害―」『臨床精神医学』35, 2006, pp. 216–222.

田中千穂子「心理臨床の専門性:関係性という視点から」『コミュニケーション障害学』25 (1), 2008, pp. 33–37.

田中千穂子「多様性の喪失の危機―『発達障碍』からみえてくるもの」『東京大学大学院臨床心理学コース紀要』31, 2008, pp. 81–90.

浦崎武「広汎性発達障碍者の身体としての枠に焦点を当てた遊戯療法―身体の枠作りによる関

係性の成立と発達的変容」『岐阜大学医学部紀要』52, 2004.
山下洋「子どもの不安障害」『臨床精神医学』36 (5), 2007, pp. 629–635.

第4章

SST（社会技能訓練）

アスペルガー障害児における社会性の問題については、様々な観点からアプローチが行われている。本章では、筆者らが行っている学童期のアスペルガー障害児に対する、小集団によるSST（Social Skills Training）を中心とした治療法略と彼らの認知機能改善のための試みについて述べていく。

1. SSTについて

(1) 社会性の認知発達

高機能広汎性発達障害児（以下HFPDD児）は一般的に「認知に歪みあるいは停滞が生じている」（宮尾, 2007）といわれている。認知とは、人が自分と社会とをどう認識し、理解し、意味づけていくかの過程であり、様々な情報の取り込みを必要とする複雑な情報処理過程であるといえる。五十嵐（2007）は「自閉症児者は、顔の認識や弁別のしかた、他者の意図や状況と結びついた表情理解、視覚的協同注意などに関しての困難がみとめられる」としている。

また、社会性とは、人と人との関係に対して用いられる広い概念と定義されている。人は社会のなかで生きていく必要のある生き物であることはいうまでもない。特に現代の日本のなかで生きていくには、ある程度の社会性は必要となってくるのは仕方がないことである。その「社会性」を育てていく

> **図表1 ■ 最近の社会的スキルの諸定義（堀毛，1990 より抜粋）**
>
> **Combs & Slaby（1977）**
> 所与の社会的文脈のなかで、社会的に受容され評価されるとともに、個人にとって、あるいはお互いのために、あるいはまた相手の利益を優先するようなやりかたで、他者との相互作用を行う能力
>
> **Phillips（1978）**
> 他者の権利・要請・満足・義務に損失を与えずに、自己の権利・要請・満足・義務を充足するやりかたで、そしてまた、できればこれらの権利を自由かつ開かれた形で他者と分けもてるように、他者とコミュニケーションできる能力
>
> **Argyle（1981）**
> 相互作用をする人びとの目的を実現するために効果のある社会的行動
>
> **Trower（1982）**
> ①通常人々が社会的相互作用の中で用いるような、規則によって統制された、目に見える基準となる行動・行為の要素（skills）
> ②目標に向けてスキル行動をつくりだしていく過程（skill）

ために必要な営みとして挙げられるのはいわゆる「社会的相互性」であって、人は社会的相互作用のなかから数え切れないほど多くのことを学んでいく。特に五十嵐が述べている、HFPDD 児が「表情や状況を相互に関連づけて事態を理解することができない」ことによって、本来であれば社会的相互作用のなかから学びうる事柄の多くの部分が学びにくいことが想像に難くない。つまり、情報の取り込み過程である認知に歪みあるいは停滞が生じていると、関係性から形成されていく社会性に問題が生じるのはいうまでもない事実であると思われる。

HFPDD 児らが社会性を獲得していく過程においては、個々人の認知の特徴をつかみ、どういった時点あるいはレベルの「社会性の問題」がその個人に起こっているのかを見極める必要があり、またスキルの獲得に際しては、彼らの認知特徴に合わせたプログラムが必要である。

(2) ソーシャル・スキルおよび SST とは

庄司（1994）は社会的スキルの概念を「用いられる領域によって重視される行動レベルが異なっている」と述べている。精神遅滞児や精神障害者は生活技能訓練や自立のための社会生活訓練が重視され、臨床心理学分野では他

者との関係の形成・維持、集団適応の側面が重視されるといったように、研究者の間でもいまだ明確に捉えられていない現状がある、としている。堀毛（1994）もまた、社会的スキルの諸定義には様々なものがあり、研究の方法や認知的なものをどう扱うかによっても違いが出てくるとしている〔図表1〕。

　筆者らはソーシャル・スキルをCombs & Slaby（1977）の「自己および他者に有益な方法で他者に相互作用する能力」と考え、社会的相互作用の発達段階において不可欠な機能であり、訓練によって獲得可能なスキルとして位置づけ、ソーシャル・スキルを獲得することを目的とした、小グループによるSSTプログラムの開発を進めてきた。

　当センターで行っているSSTのプロジェクトは、白百合女子大学との連携で行っており、五十嵐（2005）はそのプログラムを以下のように定義している。SSTとは、「遊びや制作や発表場面において交友関係を円滑にする4つの側面、①参加、②協力、③コミュニケーション、④適切な援助、を重視した指導プログラムを組み、小グループのなかで仲間や指導者とのやりとりの訓練を行い、状況に合った言葉や行動を獲得し、日常の交友関係に応用できるようにするものである」。

　SSTのような意図的に構造化された場面において、実際のやりとりを通し、社会的相互作用のスキルを獲得するプログラムは、発達障害児が社会性を獲得するに際して有益であると筆者らの日々の経験からも感じているところである。人と関わることに対して興味がないわけでは決してないHFPDD児にとって、「こうすればうまく伝わる」「こうすれば一緒に遊べる」という感覚を実際に体験しながら学んでいく場、しかも「トレーニングの場であるから失敗してもいいよ」という安心感をもちながら参加できる場は、あるレベルの発達段階にあるHFPDD児らにとっては必要なものであると考えている。

(3) 学童期における発達課題について──自律的な社会性の獲得

　筆者らが行っているSSTは、個々の発達段階に合わせ、いわゆるオーダーメードでプログラムを作成していくトレーニング方法であるため、特に適応年齢といったものは定めていない。実際に幼児グループや中高生グループ、

青年期のグループを発足した経験はあるが、本節では主に学童期の発達課題について考えていきたい。

Furfey (1928) は日本における小学校高学年頃の年代を指し、ギャングエイジ (gang age) と表現し、友人同士で形成する小グループでの経験を通じて心理社会的に発達していく重要な時期であるとした。

学童期は同年代の仲間関係を通して、その相互作用から様々な「社会に出ていくための準備」を始める大事な時期であるといえる。しかも、自分と他人との違いに気づき、相互のやりとりを通して自ら学び取っていく過程を経て成長していく。

(4) HFPDD児の学童期の問題

「社会性の獲得」にとって重要な時期である学童期において、HFPDD児はどのような問題をもつのであろうか。以下、学童期のHFPDD児らが来院したときに主訴として挙げることが多い問題点を列挙する。

- 落ち着きがない・多動
- 友達とのトラブル
- 同年代の仲間ができない
- パニック
- 情緒不安定
- 自尊感情の低下
- 学習困難

行動上の問題から、人間関係、学習の問題など、児らが所属する社会が拡大するにつれ、問題の範囲も広がっていく傾向にあることがうかがわれる。また、中根 (1999) は発達障害児の学童期の課題として、「集団行動のレパートリーの拡大と仲間意識を育てる様々なアプローチ、将来の自立した行動とつながる地域のボランティアグループの活動、思春期以降の自立のための趣味の獲得と余暇の過ごし方の習得」を挙げている。

児らは幼児期と違い、学校における課題や友人との間に生じる課題に焦点が当てられていく傾向にある。特に高学年になると、様々な経験により行動・社会的相互作用・言語の使用などの各側面での問題が個人個人の特性に

より、より複雑化した形であらわれてくることが多くなっていく。問題が複雑化する前に対応することが肝要であることはいうまでもない。

2. 当センターにおける SST の実際

(1) SST の主な特徴
筆者らが行っている SST の主な特徴として以下の点が挙げられる。

① 4、5 人からなる小グループを構成し、児同士の相互作用に着目した指導を展開。指導者の介入は児らの発達段階に合わせたものを事後の話し合いにより、スタッフ間で統一して行っている。
② 発達臨床心理学を専門とする指導者によって計画・統制された各場面のなかで、仲間との関係性を大切にしながら児らの社会的行動を指導・強化することに焦点を置く。
③ 当プロジェクトは白百合女子大学との提携により行っている。より多くの客観的指標を得ることを目的としていくつかの機関における SST とプログラムを共有している。

コラム

なぜソーシャル・スキルを獲得するには
グループ活動がよいのか？
同年代とはうまくいかない HFPDD 児ら

ときおり HFPDD 児のなかに「家庭では問題がないいい子」「学校では友達はいないけど、トラブルなどは起こさないんです」という事前の説明があるものの、ふたを開けてみると SST では問題行動ばかりという児がいることが少なくない。また、大人との 1 対 1 場面では問題がない児は知的レベルの高い児に多くみられる。そういった場合に小グループによる SST は有効となってくる。同年代であると、大人と違い、譲ってくれることも、彼らの特性に合わせた対応もしてくれない。そこではじめて葛藤を覚える児も少なくない。

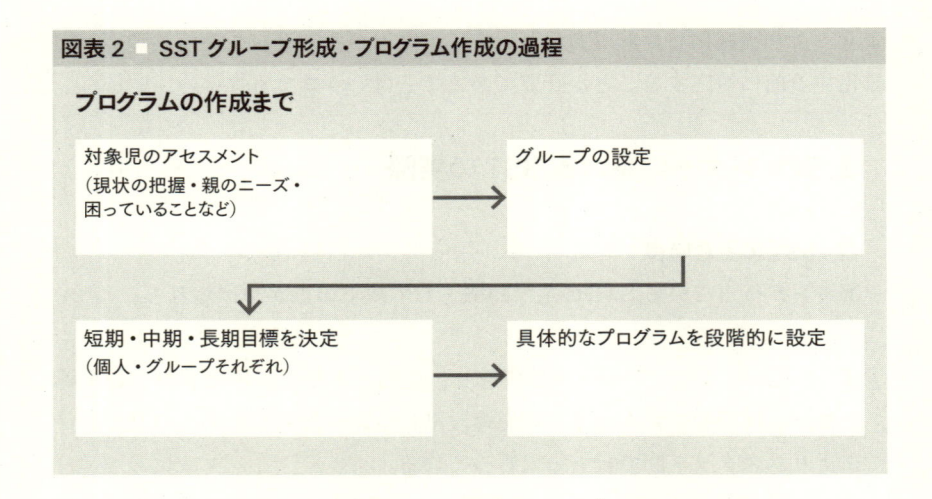

図表2 ■ SSTグループ形成・プログラム作成の過程

プログラムの作成まで

```
対象児のアセスメント              →   グループの設定
（現状の把握・親のニーズ・
困っていることなど）
        ↓
短期・中期・長期目標を決定        →   具体的なプログラムを段階的に設定
（個人・グループそれぞれ）
```

　筆者らは白百合女子大学との提携により、高機能自閉性障害およびアスペルガー障害の児童4、5人からなる小グループを構成し、このような子どもたちに特有な困難である自己統制や対人関係の発達を促すことを目的として、月2回1時間のSSTを行ってきた。当プログラムでは、発達臨床心理学を専門とする指導者によって計画・統制された制作・ゲーム・発表場面のなかで、仲間との関係性を大切にしながら子どもたちの社会的行動を指導・強化することに焦点が当てられている。

（2）SSTのグループ形成の過程

　グループの形成・プログラムの作成までには概ね上に示したような過程を経て〔図表2〕、グループによるSSTが開始される。

　当センターでは、1グループ1年間という限定で行っており、毎年グループを設定している。医師の通常の外来診察のなかで特に「学校でトラブルが多い」「同年代の友達をつくることができない」などの主訴を訴えたHFPDD児を中心に候補者リストを作成する。その後、担当スタッフと主治医との間で、カルテの記載や各種心理検査の結果を考慮し4、5人のグループを設定する。

　次に個人・グループそれぞれの短期・中期・長期目標を設定する。そのと

きに個人目標としては具体的な行動の改善、例えば「スタッフの話を黙って聞く」「友達を叩かない」「友達に話しかける」といった具体的かつすぐに取り組めるものを掲げ、スタッフはその目標をその児が達成できるように、統一した関わりをしていくように留意する。グループの目標はそのグループの知的レベル・発達レベルに合わせ、主に認知レベルのステップアップ、例えば「仲良く同じことに取り組む」「違う意見の他人に気づく」「他の意見を総合し、グループの総意を確認する」などの目標が設定される。

> コラム
SSTグループをつくるときのポイント

　グループを設定するときのポイントとして、年齢・知的レベル・性別などが挙げられる。当センターでは年齢としては、縦割りグループや同年齢グループなどいくつかのグループを経験したが、1年という短期間であると1～3学年の間で設定するいわゆる同年齢グループが効果的ではないかと考えている。

　縦割りグループのよいところとしては、様々な立場の児が集まるがゆえに、お互いに良いモデル・悪いモデルとして認識しながら相互の交流がなされるところが挙げられる。特に長期にグループが継続する場合、縦割りグループは効果を発揮する印象がある。「いつかはリーダーになろう」「〇歳になったら△くんと同じ役割になろう」「僕もこんなときがあったな」と児らがそれぞれ考え、変化していくのである。しかし、短期でかつ縦割りグループであると、プログラムの終了までに成長が追いつかず、それぞれの役割が固定してしまう傾向がある。また、短期において同年齢グループであると、比較的主訴が似ており、プログラムも設定しやすいという利点もある。

　また当センターでは知的レベルについても考慮している。現在のプログラムでは言語による一斉指示によりプログラムを進めていくため、どうしても知的レベル、特に言語理解と言語表出の高さが要求されている。それに加え、言語レベルが高い児であると「こんなにおしゃべりできるのになんでこんなにトラブルが多いの?」と言語レベルの高さから誤解され、周囲の要求レベルも高くなるため、SSTにつながってくることも多いということも現実として起こっている。

　最後にポイントとして「社会性の発達段階」である。行動レベル・知的レベルとは違う、社会性のレベルから児らをアセスメントできるようになるのがこれからの課題であろう。

図表3　SSTプログラム

SSTプログラム

1. はじまりの挨拶
着席し、一斉に挨拶する
2. 出席
係の人は全員の名前を読み上げ、皆はそれに応える
3. 今日の説明
話を聞き、理解する
4. 制作〈あじさい、かたつむり作り〉
個人で見本を見て解読し、折り紙を折る
5. 発表〈僕の好きな本〉
自分の考えを発表する。他の人はしっかり聞く
6. 次回の説明・シール貼り
話を聞き、理解する
7. 終わりの挨拶
着席し、一斉に挨拶する

X年5月18日のプログラムより

> グループによって、制作プログラム・ゲームプログラムが交互に行われる。実践の場

> HFPDD児の特性を考慮したプログラム。グループによって作文リレー・話し合いなどに変更

　最後にプログラムの検討であるが、通常は初回のオリエンテーション後のスタッフ・ミーティング後にグループの様子を見ながらなされることが多い。年齢・知的レベルを考慮し募集していても、「多動・特に衝動性のあるグループ」「衝動性はみられず、言語表出も少ないグループ」などの違いはどうしても出てきてしまう。男女が混合されているかどうかも違いとなることが多いようだ。グループのレベルにより、「はじめは個人作業のプログラムを増やし、他児の存在に気づくことから始めよう」「競争するゲームを取り入れ、感情コントロールに挑戦しながら、協力について考えてもらおう」などとグループの目標とリンクさせながら、実際のプログラムを計画していく。

(3) SSTのプログラム

　各回のプログラムは7つのプロセス（はじめの挨拶→出席確認→課題説明→制作やゲーム→発表などのHFPDDの特徴に特化したプログラム→次回の説明→終わりの挨拶）によって構成されている〔図表3〕。この7つのプロセスは低学年・高学年など年齢によって変更することはなく、プログラム4・

5の内容をグループの発達段階や獲得目標によって計画して行っている。プログラム4では制作プログラム・ゲームプログラムが交互に行われ、主に実践の場となっている。プログラム5は広汎性発達障害児の特性に対して特化して組まれるプログラムを意識的に入れている。現在では言語に関する課題を入れることが多く、発表や作文リレー・話し合い・ディベートなどがグループの達成度に合わせて計画されている。

1) プログラム作成上の留意点

プログラムを作成するにあたっては、個人が注目される場面、競争する場面、協力する場面、説明を聞く場面などを意識的に盛り込んでいる。プログラム4・5の内容は、グループの学年構成やメンバー間の関係性、グループ構成メンバーのソーシャル・スキルの獲得度によって適宜変更していることは前節で述べたとおりである。つまり、4の制作プログラムを例にとると、個々人で取り組み、道具の貸し借りなどに注目して取り組む段階、ひとつの大きな紙を共有して絵を描く段階、また完成予想を皆で相談しながら役割を割りふり作品に取り組む段階など、いくつかの段階が考えられる。このように制作のプログラムひとつを取り上げても、その段階における獲得目標によって様々な取り組み方・課題などが考えられる。

5のゲームのプログラムなども同様の考え方で課題が検討されている。例

コラム

係について

係を毎回児らに割りふり、セッションに積極的に参加してもらうようにしている。係を設定している理由としては、枠組みがはっきりとしており、周囲から期待される行動を彼らが認識しやすいためである。係の役割は、文脈をおしはかって自らの行動を選択し遂行していくことが苦手である彼らにとって、比較的取り組みやすいプログラムのひとつであることが言える。枠がしっかりと決められているため、指導者からの評価を子どもたち側が納得して受け取りやすいようでもある。

また、SSTに参加する子どもたちは、比較的学級などで主役になる場面や肯定的に評価される場面の経験が乏しい子どもが少なくない。そういった子どもたちにとって、主役になれる場面はとても重要ではないかと考えている。

えば、小学校低学年の児童で構成されたグループでは、はじめ「なんでもバスケット」などの個人での参加が求められるものに取り組み、次に伝言ゲームといった言葉のやりとりが必要不可欠となるゲームへと段階を進めていっている。

2) セッション実施上の留意点

毎回実施前後に、スーパーバイザーを含めてカンファレンスを行い、SSTにおける目標の獲得度や個人別の問題を話し合っている。以下の3点がセッションを行う上での留意点として、スタッフ間で常に確認されている事項である。①具体的な行動や行動の結果をほめることで、社会的に望ましい行動の強化をはかる。②発表や係など、個人が注目される場面をつくることで、毎回のセッションに挑戦の場や主役になれる場を設定する。③自己統制や協調性の面からも、個人の課題の達成よりもグループの秩序を優先させる。例えば、制作に時間がかかり時間内に終わらないことがあっても、皆が片付けているので持ち帰ってやろう、と指導した。

このほかにも、グループの特徴によっては留意点を追加する必要が生じる。グループの特徴をスタッフ・ミーティングのなかで捉えていき、適宜対応していくことが成長期の子どもたちに対応する上で非常に大切なことであると筆者らは考えている。

3) その他

通常のプログラムのほか、スーパーバイザーである白百合女子大学の五十嵐一枝による親面接を年に数回行っており、親御さんとの連絡用として個人ノートを作成し、各個人のSSTでの様子をこのノートにより報告している。

3. SST事例

本節では、当センターで行ったSSTの実際について報告していく。

(1) 事例1 特性および知的レベルが似通った低学年グループ

期間：X年5月～X＋1年3月

メンバー

	学年	Sex	IQ		
A	小2	F	WISC-III	VIQ129	PIQ124
B	小2	M	WISC-III	VIQ97	PIQ92
C	小3	F	WISC-III	VIQ124	PIQ105
D	小3	M	田中ビネー	125	

場面1　X年7月

　Aさんが座っていた席を立ち上がったとき、BくんがAさんの席に座る。スタッフは「そこはAさんの席だよ」とBくんに伝えるが、Bくんは、ゲームだと思っていたので席を移ったと言い、AさんはBくんが自分の席をとったとスタッフに訴える。

Aさん　（突然）いじわる。（とても大声で）もういいよ。
（Aさん、Bくんの隣の席に座り、泣く）
Bくん　（Aさんに向かってとりなすように）ぜったい、Aさんのほう見ないから。
Cさん　（Bくんの方へ足を踏み出し、大声で）ちょっと、Bくん。
スタッフ　Aさんが、席を返してって言ったら返してくれるかもよ？
Aさん　（大声で）返して。
Bくん　やだ。
Cさん　（大声で）そんなことすると、皆に嫌われるよ。
Aさん　そうだ。
スタッフ　（Cさんに向かって）ちょっと静かにしてよう。（児らに向かって）こうなってしまった流れを少し整理してみましょう。

　この事態が始まったときに、スタッフはBくんに対して「Aさんの席である」事実を伝え、AさんにもBくんに対してアプローチするように促す介入

をしている。しかし、その時点では自分たちから「どうしてこういう事態になったのか」ということはわからなかったようで、従ってそれぞれが自分の主張をするのみにとどまり、児らのみで解決に至る道筋をたどるのは困難であることがわかる。また、Ｃさんは後述の場面２にも登場し、彼女なりに事態の解決に向けてアプローチするのだが、結果として不成功に終わっている。

　最後にスタッフはＡさん、Ｂくんの行動を流れにそって説明し、その後Ａさん、Ｂくん、Ｃさんの発言の意図を解説してこの事態を収束させた。またＡさん、Ｂくんそれぞれには「こういうふうに言うとトラブルにならなかった」という声かけの例を伝えた。

　Ｃさんはグループが発足した当時は他児にまったく興味がない様子で、外の景色を見ていることが多かったのだが、このセッションのあたりから他児の行動に対して積極的にアプローチする様子が頻繁に見られるようになる。次の場面でもその傾向が顕著に出ている。それぞれの児の発言にも注目していただくのはもちろん、Ｃさんの気持ちの流れも興味深いものとなっている。

場面２　Ｘ年 12 月

　プログラムを始める前にＡさんとＢくんの間にけんかが始まり、30 分が経過してしまった。きっかけはＡさんからＢくんへのちょっかいだったが、Ｂくんが手を出してしまったため大きなトラブルへと発展してしまった。

スタッフ　じゃあ、これは（ホワイトボードに書かれたプログラム一覧のゲームの記述を指さしながら）なしです。
（ホワイトボードの前に立ち線を引く）
Ｄくん　（下を向きながら誰に言うともなく小声で）楽しみだったのに。
Ｃさん　（Ｂくんに向かって）もう、来年、来年、アメリカに留学しなさい。もう、謝ってよ。引っ越した方がいいんじゃない。
Ａさん　（Ｃさんに向かって）もうやめて。
Ｂくん　あっ、そ。

スタッフ　今日は、ゲームなしです。
Bくん　いえーい。
スタッフ　ゲームやだったの？（Bくんに対して）わざとだったの？
Bくん　だって、俺のせいだし。
Aさん　Bくんのせいでないよ。
Dくん　誰のせいってわけでもないと思うけどな。
Bくん　（Aさんを見ながら）ごめん。
スタッフ　Dくん、いいこと言ったから、もう1回言ってよ。
Dくん　（早口で）えー、はずかしい。
Cさん　Bくんには心の障害ってものがあるんじゃない？
（一瞬シーンとなる）
Bくん　（Cさんに向かって。まじめな口調で、声も大きい）心の傷は、心の傷は決して一生消えないんだよ。
スタッフ　お互いにいやなことを言い合うのはやめにしようって、はじめの約束で言いましたよね。心のこととか、言うのはやめにしましょう。
Dくん　それは俺が言ったことだ。
スタッフ　（Dくんへ向かって）さっき言っていたのをみんなに言ってください。
Dくん　やっぱはずかしいよ。
スタッフ　Dくんはね、今日こうなったのは誰のせいでもないんじゃないかって。それぞれちょっとずつ迷惑を掛け合って、それでこういう結果になったんじゃないのってDくんは言っています。だから今度からどうしたらいいかっていうことに対する先生の提案を話しますね。
Cさん　（突然叫ぶように）教室の友達がいじめっこだったらいいのに。
スタッフ　前も言ったけどさ、お互いのことを悪く言うのをやめようよ。じゃあさ、それぞれ今度までにどんなふうにしたらこのSSTがうまくいくか考えてこようか。今度のプログラムを送るときに、宿題を一緒に送ります。ちょっと考えてきてね。

　同日、直後のプログラム。

Ｃさんはあいさつ係のために前に出てきたところ、泣き出してしまう。

スタッフ　（泣いているＣさんに対して）Ｃさんはどうしたらここがうまくいくか、考えてくれているんだね。それは先生に伝わってきてるよ。（みんなに）Ｃさんは……。
Ｃさん　（叫ぶように）友達がいない子はいいなー、友達がいない子はいじめられないし、ここは全員女子ばっかだったらいいなあ。（泣きながらドア寄りの部屋の隅に立つ）
Ｄくん　男の子だっていいとこあるよ。
（Ｂくん、Ｃさんを見つめる）
Ａさん　いいとこあるよー、一生懸命探せばあるよー。
Ｃさん　（大声で）Ｂくん、大きらーい。
Ｄくん　俺はどーなる。
Ｃさん　もう、謝って。（その場でジャンプ）Ｂくん、嫌い。

　Ａさん、Ｂくん間でトラブルが起こったものの、場面１に比べ児らが事態の収拾に動いていることがそれぞれの発言からわかる。Ｂくんは自分がトラブルの原因のひとつであることはわかっているものの、自分なりの理由もあり、すぐには折れることができないようであった。Ａさんは以前であれば相手に助け舟を出すことなく泣いてしまうことが多かったのだが、このセッションでは落ち着いて対処できている。Ｄくんは、このセッションまでは傍観者としてのスタンスでいたのだが、ここではじめて自分の意見を積極的に発表する姿勢を見せている。プログラムのなかでは発言はしなかったものの、Ｄくんは家庭において「ＳＳＴでみんながけんかしているのを見ると、昔の僕を思い出す。ああいうのはほうっておくほうがいいんだ」と言っていたようである。
　Ｃさんは前述したとおり、彼女なりに事態を収拾しようと積極的に動いている。しかし、経緯などをしっかり把握しているわけではなく、「ＢくんがＡさんを攻撃している」という点に注目し、「Ｂくんに謝ってもらう」ことに心を砕いている。自分のなかの価値基準と照らし合わせれば、「Ｂくんは謝

らなくてはならない」のであるが、なかなかそこにつながらないために徐々にイライラし興奮してしまっている。

　スタッフの基本的な姿勢としては、あくまでもSSTはグループ活動であるため、ある程度の和解やお互いに謝罪することを促すものの、「自分の気持ちを抑えてグループ活動にのる」ことを優先させるように介入する。Cさんの気持ちは大切にしたいものの、「グループ活動を遂行する」ことが中心となるため、こういった場合「後で話をしようね」という対応になることが多い。「友達がいない子は……」と発言したCさんの思いに触れ、彼らの「心」についての配慮を常に怠るべきではない、と改めて感じさせられたエピソードであった。

　場面3　X＋1年2月
　ヒントゲームで考え込んでしまったDくんに対して。
Aさん　Dくん！　考えればできるって。
Cさん　Dくん、がんばれ。Dくん、がんばれ。
Bくん　考えればわかるー。

コラム
「先生は困ったときにいつも近くにいてくれた」

　スタッフ間の役割分担として、リーダーとなって常に司会を行うスタッフを1名置いている。いろいろな事態に対応し、判断を下すのはそのリーダーということになる。そのほか、児ら一人ひとりに担当スタッフを配置している。

　担当スタッフの役割としては、プログラムの最中に対応するなどはもちろん、トラブル時に適切に介入する役割をも担う。またプログラムから外れてもらう場合や終了時に、セッションについてのフィードバックや言い分を聞いてもらったりする。

　「先生は僕が困ったときにいつも近くにいてくれた」という感想は、1年間のプログラムが終わったときにBくんが保護者の方に語ったことである。最後の3カ月は確かに何か困ったことがあると、担当の先生のほうを見ることが多かった。こういった安心感とともに、児に対する一貫した対応のために担当スタッフを決めて、その児を見守ることとしている。

Dくん　うーん。ちょっと待ってて。

　シール貼りの場面
スタッフ　これ人気あるからみんなで見てね。
Bくん　一緒にみよーぜ。
Bくん、Dくん　これすごいぜ！　うわー。
Dくん　実はぼく恋してるやついるんだよね。
Bくん　えー、うそ！
Dくん　（シールを指さし）「私、好きなんです」だって。
Bくん　（別のシールを見ながら）ほらほら、見て。キモイよこれ。

　この2つの場面は特に筆者の解説は要らないであろう。トラブルの多いグループではあったが、グループとしてのまとまりができてきている。知的レベルとしては非常に高いグループで、かつ言語レベルも高い児が集まったグループであったが、初期は「自分の思い」を主張することにとどまっていた。しかし、グループのなかで「自分とは違う見方がある」「思い通りに人

コラム
本当の自分って？

　あるグループのメンバーのひとりは学級や習いごと、SSTでのそれぞれのキャラを使い分けているということであった。それぞれの様子を知っているのはその子のお母様のみで、本人は「しゃべらないでね」と口止めしているらしい。それぞれの場面の意味を自分なりに考え、自分なりに役割を振り分けているのか？　こちら側で設定している「枠組み」を彼らがそれぞれどう認識しているのか、確かめてみたいものだ。またそれは意識的に行っている児と無意識に行っている児の違いもあるのではないだろうか。

　「SSTでは自分を出せる」と言っていた児もいた。ここでは自分を出してもOKという感覚をもってもらえたのは成功といっていいであろう。児の行動を怒るときも「ここまでは良かったけど、この行動はだめだよ」と整理することが功を奏したのではないか、と考えている。

は動いてくれない」ことにまず気づき、少しずつアプローチ方法をそれぞれ探っていった。まだまだ、妥協をしたり、自ら解決方法を出すことはできないものの、「相手の意見を聞く」ことはできるようになって卒業していった。特に、この年代において「自分たちの障害」「自分と他人」についての発言が児らから聞かれたことは、筆者にとって驚きであった。

(2) 事例2　縦割りグループ

期間：Y年4月～Y+1年3月

メンバー

	学年	Sex	IQ
E	小1	M	WISC-III　VIQ100　PIQ108
F	小2	M	WISC-III　VIQ104　PIQ89
G	小4	M	WISC-III　VIQ130　PIQ111
H	小4	M	WISC-III　VIQ94　PIQ86
I	小5	M	WISC-III　VIQ101　PIQ92

場面1　Y年6月

最後のプログラムで次回の係を決めている場面。

スタッフ　発表係やりたい人？

Gくん　はい。

スタッフ　発表、Gくんでいい？

Eくん　はい。僕がいい。

スタッフ　でもGくんが先に手をあげてました。どうする？　どうやって決める？

Iくん　あみだくじ。

Eくん　そんなのやるかー、みんな。

Iくん　ちょっと待ってね。(と、くじを作り始める)

スタッフ　待って。それはしない。決め方は先生が決めるね。

スタッフ　じゃ、じゃんけんで決めよう。勝ったほうが発表係ね。

Iくん　ちょっと待ってください、先生。考えました、手のひらに……。

スタッフ　ううん。今は先生が決める時間。じゃ、じゃんけんしよう。
Eくん、Gくん　じゃんけんぽい。（Gがじゃんけんに勝つ）
Eくん　ああーん。
Iくん　はい、Gが発表係だね。これプリントだよ。
Eくん　ねー、ぼーく！！
（Eは叫びながら、目の前の机を押してしまう。ちょうど机のはじっこに座っていたGの足に机が当たってしまう）
（Iはちょうど目の前に来たEの頭をぽかりと殴る。Eは誰に殴られたかわからず、きょろきょろ辺りを見回す）
スタッフ　大丈夫？（と、Gに聞く）
スタッフ　IくんとEくん、それぞれ謝らないといけないね。
Iくん　ごめんなさい。（と、スタッフに向かって）
スタッフ　Iくん、私にじゃないよ。Eくんに謝るんだよ。そして、EくんはIくんに謝るんだよ。
Eくん　僕はちがう。

　Eくんは小1、Iくんは小5と年齢差は大きいが、ともに年齢差を気にすることなく同レベルで争うことが多かったというのがこのグループの特徴である。このセッションでは、ルールを無視して自分の主張をするEくんに対して、Iくんはルールを守らせようとすることが多く、不適切なアプローチではあったが「殴る」ことによって制裁を加えたようだ。ここでスタッフはそれぞれの立場と考えを説明すべきであったが、謝罪のみで終わらせてしまっている。「Eくんはルールをまだ理解していない」ことを介入のポイントとしてまず取り上げるべきであった。

　　場面2　Y＋1年2月
　場面1と同様、最後のプログラムで次回の係を決めている場面。
スタッフ　じゃあ、発表は誰がやってくれるかな。
（FはHを指さす。GはHを見る。Iは折り紙を並べている）
スタッフ　今日はGくんやったから……。

Hくん　でも、僕発表とかそういうの苦手なんです。
スタッフ　でもさ、Hくんは苦手と言いながら、みんなちゃんとやってると思わない？　苦手ってよく聞くけど、ちゃんとみんなの前でお話しできてるよね。
Gくん　それでさ、やってみればいいじゃん。
Fくん　めんどくさくてもちゃんとやろう。
スタッフ　そっか。Fくんはめんどくさくてもちゃんとやってるんだ。
Hくん　やだ。
スタッフ　やってみようよ。みんなHくんの発表聞きたいよね。
Gくん　好きなものあるの？
Hくん　うーん。うーん。でも、やだ。
Iくん　怒ってるなあ。
スタッフ　誰と誰が残ってるの？
Gくん　はい。
スタッフ　でもさ、Gくんは今日やったんだよ。
Hくん　どうしよっかな。
Iくん　（ばんと机を叩き、Hを見る）がんばれ。

　傍観者を決め込んでいた印象のIくんは最後にぱっとHくんの目を見て「がんばれ」と言ったことで、Hくんはすっと次回の発表係に挑戦すること

> **コラム**
> ## 家や学校でも使えるスキルを求めて
>
> 　SSTといったプログラムの場合、最後に問題になってくるのが「般化」の問題である。たくさんの手間や時間をかけたものの、HFPDD児らの実際の生活に生かせないスキルであるというのは問題である。筆者らのプログラムでは実践の場を意識的に作成し、問題行動の軽減のみでなく、認知のステージの変化を大目標として掲げているため、そういった問題もクリアできているのでは、と思うのは言いすぎであろうが、そこは念頭に置いてこれからも進めていくつもりである。

を決めたエピソードである。以前のグループではあまりなかった児同士の関わりが増えている。以前であったらイライラとしていた周りの児らがHくんの気持ちの変化を待つことができているのがわかる。

　このグループは縦割りでかつ男子のみの構成となっていたため、はじめはお互いに主張し合い、最後には机をけったり、叩いたりという事態となることが多かった。このグループは当センターにおけるSSTプロジェクトの初期の事例である。「それぞれの児の考えの違いを整理する」ことで、「自分とは違う意見や課題をもっている他人の存在に気づく」という取り組みを始めた初期の頃である。彼らの社会的認知レベルの把握をし、そこにアプローチすることがひいては問題行動の軽減にもなっていくと感じられたグループでもあった。

4. まとめ

　当センターにおけるSSTのプロジェクトは、2003年に開始され、現在6年目を迎えようとしている。その間構成されたグループは9グループを数え、たくさんのHFPDD児が参加したことになる。
　専門家により構造化された場面において、構造化されない課題に取り組むことは、ある知的発達レベルに達したHFPDD児にとって必要であり、認知レベルの変化に対しても有効であると考えている。まだまだ発展途中のプロジェクトでもあり、本章のなかでも「ここが課題である」という点は努めて言及したつもりである。社会性の発達レベルやSSTの適応など、プロジェクト自体がクリアすべき目標は、短期・長期にかかわらず目の前に山積みとなっている。しかし、それが重荷と感じられないのは、SSTという場所で悩み苦しむことにより彼らが成長している場に立ち会えているからではないかと思う。
　彼らに苦手なことをあえてぶつけているこのSSTという場所は、決して心地よいだけの場所ではない。しかし、それでも彼らは通ってきてくれており、「SSTは楽しい」「SSTでは自分を出せる」と言ってくれる児も少なくない。厳しいことを要求したり、伝えたりすることも多いが、その児にとって

必要なスキルを段階的に適切な形で提供できる場づくりをこれからも心がけてSSTを進化させていきたい。

（鈴木繭子）

〈引用文献〉

Furfey, Paul Hanley, "Developmental Age," *Am J Psychiatry* 85, 1928, pp. 149–157.

堀毛一也「社会的スキルの習得」斎藤耕二・菊池章夫編『社会化の心理学ハンドブック』川島書店, 1990.

五十嵐一枝「発達心理学からみた発達障害」宮尾益知編『ADHD・LD・高機能PDDのみかたと対応』医学書院, 2007.

五十嵐一枝編著『軽度発達障害児のためのSST事例集』北大路書房, 2005.

菊池章夫・堀毛一也編『社会的スキルの心理学』川島書店, 1994.

宮尾益知編『ADHD・LD・高機能PDDのみかたと対応』医学書院, 2007.

中根晃『発達障害の臨床』金剛出版, 1999.

庄司一子「子どもの社会的スキル」菊池章夫・堀毛一也編『社会的スキルの心理学』川島書店, 1994.

〈参考文献〉

フランシス・ハッペ『自閉症の心の世界』石坂好樹・神尾陽子・田中浩一郎・幸田有史訳, 星和書店, 1997.

渡辺弥生『ソーシャル・スキル・トレーニング（SST）』日本文化科学社, 1996.

第5章
ペアレントトレーニング
子どもの困った行動に対する関わり方

1. はじめに

　本章で紹介するペアレントトレーニングは、発達障害をもつ子どもの親や養育者が子どもの困った行動を正しく理解し、子どもと上手に関わっていけるようにすることを目的としている。また、子どもと上手に関わることで、子どもの困った行動（かんしゃくを起こす、指示に従わないなど）を減少させ、良い行動を増やすことを目的としている。

　後にも説明をするが、本章のペアレントトレーニングは応用行動分析の考えをベースとしており、子ども自身に行動を変えさせるのではなく、行動を起こす前のきっかけや行動の後に続く結果を周囲の大人が変えることで、子どもの良い行動を引き出し、行動を変容していくことを目指している。

　本章では、この応用行動分析をベースとしたペアレントトレーニングの理論を紹介するとともに、親や養育者が日常場面ですぐに実践できるようなテクニックをいくつか紹介していきたいと思う。

2. 応用行動分析の理論

　本章で紹介するペアレントトレーニングは応用行動分析（Applied Be-

図表1 ■ 行動を強化

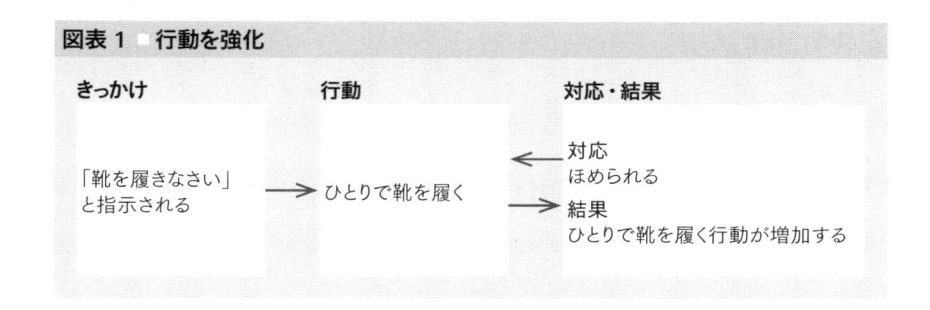

きっかけ	行動	対応・結果
「靴を履きなさい」と指示される	→ ひとりで靴を履く	← 対応 ほめられる → 結果 ひとりで靴を履く行動が増加する

havior Analysis, 以下 ABA と記す）の考え方が基礎にある。ABA では、すべての行動には、「行動を起こすためのきっかけ」があると考える。またその行動が増加するか減少するかは、「行動を起こした後にどのような対応をし、子どもがどのような結果を得たかによって決まる」と考えるのである。

このようにひとつの行動を、

「行動を起こすきっかけ」─「行動」─「対応・結果」

という3つの枠組みから捉え、行動の機能（どのような目的のもとに行動をしているのか、行動を起こしたことによりどのような結果を得ているのか）を分析することを機能分析という。

例えば、母親が「靴を履きなさい」という指示を出すと、その指示をきっかけに、子どもは「ひとりで靴を履く」という行動を起こす。次に、ひとりで靴を履いた後、すかさず母親が「上手に履けたね。すごいねー」と子どもが行った行動に対して肯定的な注目を与える（ほめる）と、子どもはほめられたことを嬉しく感じ、ひとりで靴を履く行動が増えていくのである。このように、ある行動を起こした後、その行動主にとってプラス対応やプラスの結果が得られると、その行動は維持・増加していくのである。行動主にとってプラスの対応やプラスの結果を与え、行動を維持・増加させることを、ABA では「行動を強化する」という〔図表1〕。

それとは逆に、ひとりで靴を履いた後、何もほめられず、何も肯定的な注目が与えられないでいると、ひとりで靴を履く行動は減少していく。つまり、ある行動を起こした後、その行動主にとってプラスの対応や結果が得られなかったり、逆に叱責などマイナスの結果が得られると、その行動は減

図表2 ■ 行動を消去

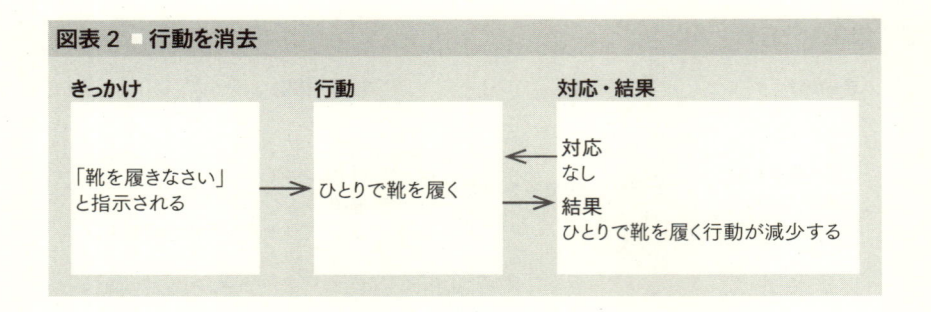

きっかけ	行動	対応・結果
「靴を履きなさい」と指示される	→ ひとりで靴を履く	← 対応 なし → 結果 ひとりで靴を履く行動が減少する

少・消失していくのである。このように、行動を起こした後、その行動に対して何も反応せずに行動を減少・消失させることを、ABAでは「行動を消去する」といい、叱責など、マイナスの結果を与えて行動を減少・消失させることを「罰を与える」という〔図表2〕。

このように、行動は何らかの「きっかけ」によって起こり、その行動が増加あるいは減少していくかは、行動を取った後の対応と結果によって決まるのである。また、行動を起こす前のきっかけや、行動を起こした後の対応・結果を変えることによって、行動は変容しやすくなるのである。

親や養育者が子どもの問題行動にどう対処していくかを学ぶペアレントトレーニングでは、ABAの考え方をベースに、まず子どもの行動を、[行動を起こすきっかけ―行動―対応・結果]の枠組みで捉え機能分析をし、子どもの困った行動がどのように機能しているのかを理解することから始まる。そして、行動を起こす「きっかけ」や起こした後の「対応・結果」を巧みに操作することで、子どもの適応行動を引き出し、子どもの行動を変容させていくのである。

この機能分析は慣れるまでは少し難しいかもしれないが、練習をすれば誰でも簡単に行うことができるものである。また、機能分析を行うことで、行動を起こしたきっかけ（原因）や、行動を起こした後の親の対応や子どもが得ている結果がわかれば、子どもの行動を変容させるための効果的な関わり方やきっかけの与え方がわかってくるであろう。

3. 周囲を困らせる行動は子どもの伝達手段

　さて、子どもの困った行動に対処するための方法を紹介する前に、子どもの困った行動について少し説明をしていきたいと思う。

　奇声を上げる、泣きわめく、人を叩くなどの行動は、周囲の人や親の側から見るととても困った行動である。しかし子どもの側から見れば、自分の要求や伝えたいことを伝えるための伝達手段でもあるのである。それでは、子どもは何を目的に何を伝えるために困った行動を取っているのだろうか。周囲の人を困らせる行動には、主に以下の4つの目的（メッセージ）があると考えられている。

① 自分の要求を伝えるため（要求）
② 他者からの注目を得るため（注目獲得）
③ 難しい課題や嫌なことから逃れるため（回避）
④ 感覚刺激を得るため（自己刺激）

　これらの目的をもった行動を目的別に具体例を挙げながら、行動を起こすきっかけ―行動―対応・結果というように機能分析の視点からみてみよう。

例1）自分の要求を伝えるための行動（要求）

　タカヒロは、缶の中に入っているクッキーを食べようとしていたが、ひとりではその缶が開けられずに、足をバタバタさせながら大泣きをした。母親

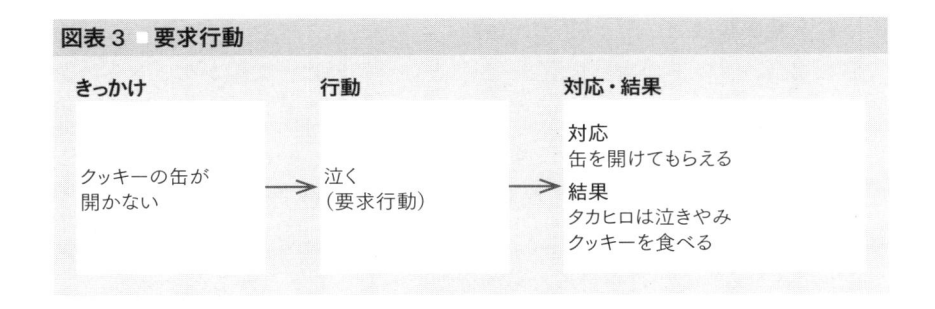

図表3　要求行動

きっかけ	行動	対応・結果
クッキーの缶が開かない	泣く（要求行動）	対応 缶を開けてもらえる 結果 タカヒロは泣きやみクッキーを食べる

図表4　注目獲得行動

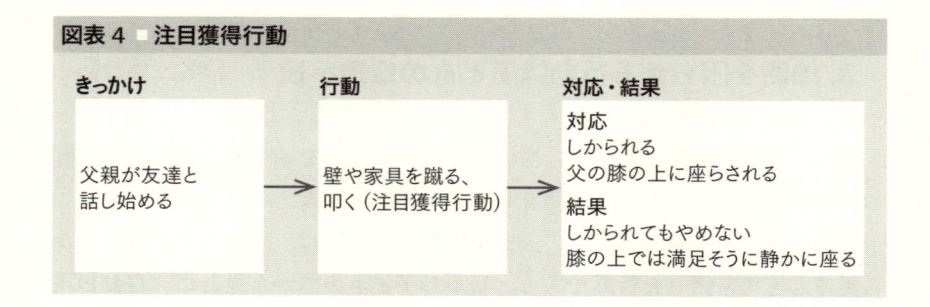

きっかけ	行動	対応・結果
父親が友達と話し始める	→ 壁や家具を蹴る、叩く（注目獲得行動） →	対応 しかられる 父の膝の上に座らされる 結果 しかられてもやめない 膝の上では満足そうに静かに座る

が缶のフタを開け、タカヒロにクッキーをあげると泣きやんだ〔図表3〕。

　機能分析をして一連の流れを見ると、タカヒロの大泣きをするという行動は、「ひとりでクッキーの缶が開けられない」という状況（きっかけ）によって引き起こされている。また、「母親が缶を開けてクッキーをあげると、タカヒロは泣きやんだ」という結果から、タカヒロの「泣く」という行動は、「クッキーの缶を開けて！」という要求を伝えるための行動だったということがわかるのである。

例2）他者からの注目を得るための行動（注目獲得）

　ケイトは日頃滅多に遊ぶことができない父親と家でレンジャーごっこをして遊んでいた。そこに、父親の友人が遊びに来て、父親はケイトとの遊びをやめて、友人とリビングで話を始めた。ケイトは父親と友人のそばで、レンジャーごっこの続きと称し、家の壁や家具を壊れるほど叩いたり蹴ったりした。そこで父親はケイトに向かって「やめなさい！」と何度も強くしかったが、それでもケイトは父親を笑いながらチラチラと見て、壁などを叩き続けたので、父親はケイトを抱き上げそのまま膝の上に座らせた。ケイトは満足そうに父親の膝の上に座っていた〔図表4〕。

　この場合、ケイトの家具を蹴る・叩くという行動は、父親がケイトとの遊びをやめて友人と話をするという状況（きっかけ）によって引き起こされている。そして、父親がケイトに強く注意をしてもケイトは行動を続けたこと、また、膝の上に座らせると満足そうに父親の膝の上に座っていたという結果から、ケイトの蹴る・叩くという行動は「私に注目をして！　私にかまって！」という父親の注目を得るための行動だったことがわかるのである。

図表5 ■ 回避行動

きっかけ	行動	対応・結果
算数の問題がわからなくなる	→ プリントをぐしゃぐしゃにする（回避行動）	対応 漢字のプリントに変える 結果 静かにプリントに取り組む

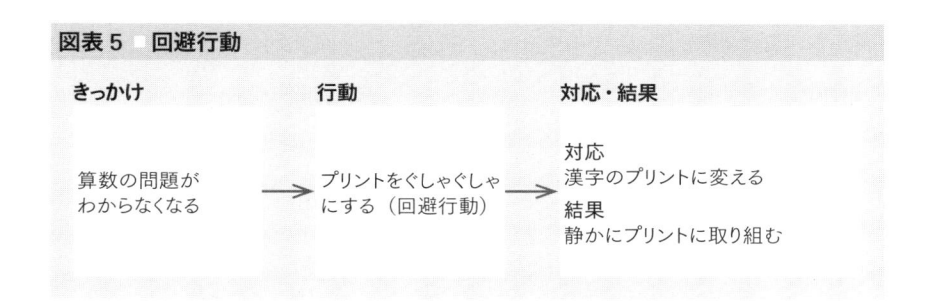

さて、この例の場合、客観的に見ると父親はケイトの行動をやめさせるために何度も「やめなさい！」と強くしかり、言葉による叱責（＝マイナスの結果）を与えているように見える。しかしながら、他者からの注目を獲得するという目的のもとに、困った行動を起こしている子どもの場合は、叱責されることも大人の注目を獲得することになる場合がある。つまり、大人はマイナスの結果を与えているつもりでも、子どもにとってはプラスの結果を得ていることになるのである。ケイトが父親に何度も強くしかられても、叩く・蹴るなどの行動を続けたのは、父親に注意をされることでケイトが父親の注目を得ていたからである。

例3）難しい課題や嫌なことから逃れるための行動（回避）

ユミは授業中に算数のプリントを手渡され、先生から問題を解くように言われた。はじめの何問かは机に向かって静かに問題を解いていたが、ユミには解くことが難しい問題になった途端、算数のプリントをぐしゃぐしゃに丸めてしまった。先生は、ユミがいつも落ち着いて取り組める漢字のプリントを渡し、そのプリントをやるように指示した。するとユミは他の生徒がプリントを終了するまで静かに漢字のプリントに取り組んでいた〔図表5〕。

この場合、ユミのプリントをぐしゃぐしゃにして丸めるという行動は、算数の問題がわからなくなるという状況（きっかけ）によって引き起こされ、また、先生が別の課題を与えると、ユミは落ち着いてプリントに取り組み始めたことから、ユミの行動は難しい課題、あるいはユミにとって不快な状況から逃れるための回避行動だったことがわかるのである。

図表6 ■ 自己刺激行動

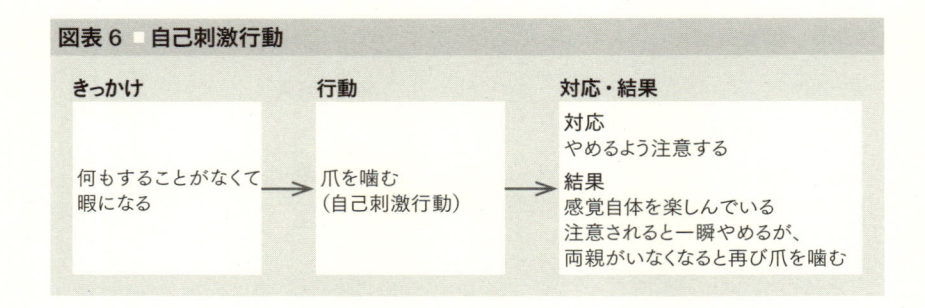

きっかけ	行動	対応・結果
何もすることがなくて暇になる	爪を噛む（自己刺激行動）	対応 やめるよう注意する 結果 感覚自体を楽しんでいる 注意されると一瞬やめるが、両親がいなくなると再び爪を噛む

例4) 感覚刺激を得るための行動（自己刺激）

　サクラは何もすることがなくて暇になると、いつも爪を噛み始める。歯で爪が削れていく感覚を楽しみ、サクラの爪は爪切りを使わなくてよいほどいつも短いままである。両親はサクラが爪を噛むのを見つけると「やめなさい」としかり、しかられると一瞬爪噛みをやめるが、両親が目を離したり、ひとりになったりすると、再びサクラは爪を噛む行動を始めるのである〔図表6〕。

　この場合、サクラの爪を噛む行動は、何もすることがない暇な状況（きっかけ）によって引き起こされていることがわかる。また、爪を噛む感覚や歯で爪を削る感覚を楽しんでいる様子から、サクラの爪を噛むという行動は感覚を楽しむための自己刺激行動だということがわかるのである。さらに、両親はサクラの行動をしかり、その叱責によって一瞬爪を噛む行動をやめるが、両親の目が届かなくなると、再びサクラに爪を噛む行動が出現する。両親の叱責はサクラの行動を一瞬制止するためには効果を示しているが、爪を噛む行動を減少させるまでには効果を示していないようである。自己刺激行動は、行為の繰り返しによって感覚の刺激が脳に入力されるため、減らすのが最も難しい行動といわれている。

4. 子どもの良い行動を引き出すまでの準備

　子どもの良い行動をどう引き出していくかを考える前に、まず周囲が困る子どもの行動を一通り書き出し、そのなかから減らしたい行動を選び、その行動がどのように機能しているのかを機能分析してみることから始めるとよ

いであろう。そうすることにより、子どもの困った行動に対処しやすくなり、また良い行動を増やすためのきっかけの作り方や、どう対応したらいいのかというアイディアが生まれやすくなるからである。

(1) 子どもの困った行動を書き出してみる
　子どもの困った行動を書き出す際は、以下のようなポイントを押さえて書くとよい。
1) 記述の方法
　行動はできるだけ具体的かつシンプルに記述すること。そうすれば、その行動に対処しやすくなるからである。行動とは「見える」「聞こえる」「数えられる」ものであり、行動の開始と終了が明確にあり、誰が見ても正確にわかるものである。
　例えば、「友達にいじわるをする」という記述はとても曖昧で抽象的なものである。この場合、「友達のおもちゃを何も言わずに取る」「友達を叩く」など、「いじわるをする」の部分を具体的な行動として記述することがポイントとなる。
2) 実際行っている行動を記述する
　もうひとつのポイントは、実際に行っている行動を記述することである。例えば「食事中にご飯を食べない」というのは、厳密に言うと行動の記述ではない。ご飯を食べない代わりに必ず何かほかのことをしているはずである。例えば「食事中にテレビを見ている」かもしれないし、「食事中におもちゃで遊んでいる」のかもしれない。いずれにせよ、「〇〇しない」という記述ではなく、「〇〇している」と実際に行っている行動を具体的に記述するとよい。

(2) 対処する行動を決める
　子どもの困った行動を一通り書き出したら、次はそれらの行動から減らしたい行動（ターゲット行動）をひとつ決める。ターゲット行動を決める時は以下の点を参考に決めるとよいであろう。
① その行動を取ることにより、本人に害を与える（自傷行為など）。

図表7 ■ 行動記録表

ターゲット行動：泣きわめく　大声でわめく

日時	きっかけ（状況）	行動	対応・結果
○月○日○時	スーパーのお菓子売り場で、買いたいお菓子を見つける	「買って」とねだるが、「買わない」と言うと、大声で「買って！」と泣きわめく（要求行動）	対応 「何でも買ってあげるから、泣くのをやめて」と言う 結果 泣きわめくのをやめる（自分の要求が通る）
○月○日○時	母親が電話で話している	母親のそばにきて、大声で叫んだり、泣きわめく（注目獲得行動）	対応 「あと5分で終わるからおもちゃで遊んでいてね。電話が終わったら遊ぼうね」と言う 結果 しばらく大声で叫んでいたが、そのままにしておいたらあきらめておもちゃで遊んだ（注目を得られない→指示に従う） 電話を切った後、一緒に遊んだら嬉しそうにした（母親の言うとおりにしたら注目を獲得できた）
			対応 結果
			対応 結果

② その行動を取ることにより、他人に迷惑や害を与える（攻撃行動や破壊行為など）。
③ その行動を取ることにより、新しいことを学ぶことが阻害される。
④ その行動を取ることにより、社会への参加が制限される。

　どの行動をターゲット行動とするのかは、人それぞれの価値観により判断が異なる場合がある。その場合はひとりだけの判断ではなく、その子どもに関わる人の意見を参考にしながら、ターゲット行動を決めていくとよいであろう。また、複数のターゲット行動が挙がった場合は、行動の変容がすぐに促せそうなものから取り組むのもひとつの方法である。

(3) 記録を取って機能分析をする

　対処していくターゲット行動が決まったら、実際にその行動がいつ、どこで、どのような状況で、どんな目的をもって起きているのか、さらに、その

行動を起こすことでどんな結果を得ているのかを記録を取って分析する。つまり、「行動を起こすきっかけ」─「行動」─「対応・結果」に当てはめて機能分析をするのである。

機能分析をすることで、困った行動が出現するパターンが見えてきたり、困った行動の代わりにどのような適応行動を獲得させればよいのかが理解できるであろう。また、先述したように、困った行動を引き起こさないための指示の出し方（きっかけの与え方）や対応の仕方のアイディアを考えやすくなるのである。

行動記録表は、機能分析をするために用いられるシートの例である。表を作成し、すぐに記入できるように部屋に貼っておくと、記録の整理や機能分析がしやすくなる〔図表7〕。

5. 良い行動を引き出すためのテクニック

さて、ターゲット行動の機能分析が終了したら、いよいよ子どもの良い行動を導き出すための関わり方を考え出していく段階になる。ここでは「適応行動を引き出しやすくするためのきっかけの作り方」と、「適応行動を維持・増加させるための対応方法」について、いくつかのテクニックを紹介していく。また、最後に自己刺激行動に対する対応の仕方について簡単に説明をする。

（1）良い行動を引き出すためのきっかけの作り方

まずは、良い行動を引き出すためのきっかけの作り方について紹介する。良い行動を引き出すためのきっかけを作るということは、図の中の「行動を起こすきっかけ」の部分を操作することである〔図表8〕。

良い行動を引き出すためのきっかけ作りとして、「上手な指示の出し方」と「見通しをもたせる」「ルールを導入する」といったことについて説明をしよう。

1）行動を起こすための上手な指示の出し方

発達障害をもつ子ども（特にADHDの子ども）は指示に従うことが大変苦手である。その苦手さの背景に、音刺激への注意の配分ができなかった

図表8 ■ きっかけを作る

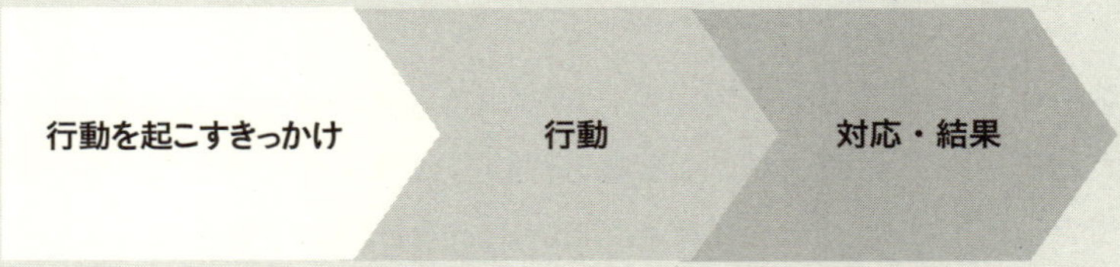

行動を起こすきっかけ　行動　対応・結果

り、今その場でやるべきことより自分の興味が優先されてしまう、すぐに気が散ってしまうなどの特徴があるからである。また、最後までできた、ほめられた、という体験が圧倒的に少ないために、指示に従うという学習が形成されにくいのである。そこで、そのような特徴をもつ子どもに指示を出す時は、以下のことを踏まえ上手に指示を出すと、適応的な行動を起こしやすくなる。

　―指示を出す時―
- 子どものそばに行くか、子どもをそばに呼ぶ。
- 子どもの注意を引き、子どもの目の高さに視線を合わせ、子どもが指示を聞いているか確認する。
- 穏やかに、落ち着いた口調で指示を出す。

指示の出し方は、以下に挙げたテクニックを組み合わせて使うとよい。
　―指示の出し方―
- 短くわかりやすい言葉を使う。
  言葉だけでは理解できない時は、図や表を用いて視覚的にも指示内容が理解しやすいようにする。
- 具体的な行動を指示として伝える。
  例：×「やさしくしてね」→○「おもちゃを貸してあげようね」
- 複雑で、複数のわかりづらい指示は、小分けにして指示を出す。
- 「○○しない」という指示ではなく、「○○しましょう／○○しよう」というように、今取るべき行動を指示する。

例：×「うるさくしないで」→◯「静かに座っていましょう」
- 従わなければいけないことについて、いくつか選択肢を与え子ども自身に選んでもらう。
  例：「歯磨きとパジャマに着替えるのだったらどっちをする？」
- 予告をする。
  例：「あと5分したら出掛ける準備をしましょう」「あとゲームを3回したら、ベッドに行きましょう」
- 「○○したら○○できる」というように、指示に従ったら特典を与える。
  例：「ご飯を食べたら外に遊びに行っていいよ」
※ 特典は適正な品物や機会に限り、子どもも好きで親も喜んで与えられるものがよい。

2）スケジュールを提示し見通しをもたせる

　発達障害をもつ子どもは、見通しがもてない場面になると、不安になったりイライラしやすくなったりし、それだけで周囲を困らせる行動を起こしやすくなる。周囲を困らせる行動を起こすことなく、場面に合った行動をさせるためには、事前に文字や絵で行動の順序を示したスケジュール表を作成し視覚的に提示して見通しをもたせるのである。その際、ただスケジュールを提示するだけでなく、ひとつの行動が終わったら次に取るべき行動を、スケジュールを見ながら一緒に確認をすると、次の行動へ移りやすくなる。常に一緒に確認するといった細かな配慮をすることで、より具体的な見通しがもてるのである。

　また、朝の支度など日常の決まった行動スケジュールでも、やむを得ず変更しなければいけない時は、事前にスケジュールの変更があることを予告しておかなければならない。発達障害をもつ子どもはちょっとしたスケジュールの変更でも、柔軟に対応することが難しく、それだけでパニックになりかねないからである。

　いずれにしても、子どもが安定して行動しやすくするために、まずは視覚的なスケジュールを導入してみることである。視覚的なスケジュールを導入することで子どもが安定できれば、スケジュールを使いながら新しい環境や変更に対して柔軟に対応できるような練習ができるようになる。また、その

ような練習を積み重ね、柔軟に対応できる力が身につくと、周囲を困らせる行動は減少していくのである。

3) ルールを導入する

電車に乗ると興奮して騒いでしまったり、お店に行くと必ず何かを買ってほしいとダダをこねる子どもに対しては、事前に子どもとルールを作っておくと、困った行動が起こりづらくなる。例えば、「電車の中では静かに座ります」「ほしいものがあっても今日は買いません」など、出掛ける前に子どもと一緒にルールを作り、子どもが理解して納得できれば、意識してそのルールを守ろうとし、困った行動も出現しづらくなる。

また、ルールを作っても困った行動を起こしてしまった場合は、ルールを守らなかったことをしかるのではなく、「どんな約束をしたかな？」などと声をかけて、ルールを思い出しやすくするとよいであろう。そうすることで、ルールを思い出したり、ルールを守って行動する力が育っていくと考えられる。ルールを守って行動している時や、ルールを思い出すことができた時は必ずほめることを忘れないでほしい。

(2) 適応行動を維持・増加させるための対応方法

次に適応行動を維持・増加させるための方法を紹介する。適応行動を維持・増加させるための対応をするということは、右図の「対応・結果」の部分を操作することである〔図表9〕。ここでは、「ほめること」と、「子どもの困った行動には反応しない方法」について説明をしていく。

1) 良い行動はとにかくほめること

指示をする、見通しをもたせるなどのきっかけを与え、子どもの良い行動を引き出せたら、その行動を維持・増加させていくために、とにかくほめてプラスの結果をたくさん与えていくことが大切である。

ABAの理論でも説明したように、ある行動に対してプラスの結果が伴えばその行動は増加していくわけだから、この原理と同じように、子どもの良い行動を維持・増加させるためには、良い行動に対してたくさんのほめ言葉や子どもが喜ぶごほうびをあげて、プラスの結果を伴わせていくのである。以下にほめ方のコツ、ほめ方のレパートリーを紹介する。

図表9　対応の方法

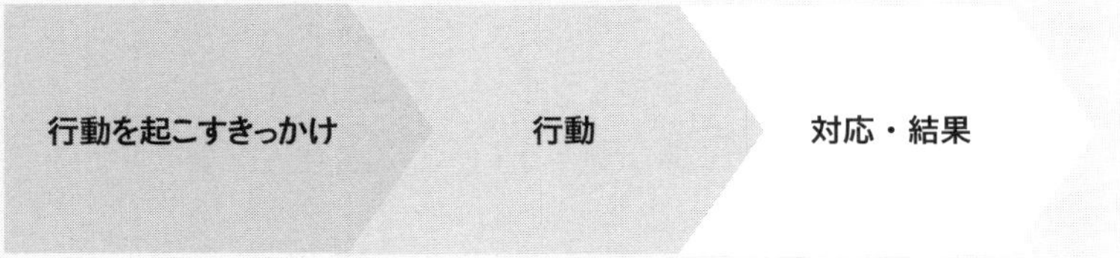

行動を起こすきっかけ　→　行動　→　対応・結果

―ほめ方のコツ―

タイミング

　子どもの良い行動が始まったらすぐにほめ、その行動を行っている最中や行った直後にも必ずほめる。行動がパーフェクトに達成するのを待ってからほめるのではなく、あくまでも良い行動を取り始めたらすぐにほめてあげることが大切である。数時間経ってからほめても、子どもは何をほめられているのかわからない時があるので、すぐにその場でほめてあげることがポイントである。

視線

　子どもをほめる時は、必ず子どもに近づいて子どもの視線に合わせて、こちらの気持ちが確実に伝わっていることを確かめながらほめる。

言葉とボディタッチ

　ほめ言葉は簡単でわかりやすい言葉を使い、短く簡潔にほめると効果的である。また、言葉には必ず感情を込め、軽く抱きしめる、頭をなでる、手を握るなどのボディタッチを入れると、よりほめていることが子どもに伝わりやすくなる。ただ、発達障害をもつ子どものなかには、皮膚刺激に対して過敏性をもっている子もいるため、ボディタッチを行う場合は、その子の反応を見ながら行うとよい。ボディタッチをした結果子どもが嫌がってしまい、ほめていることが伝わらなければ、言葉やグッドサインのようなサイン語だけにした方がよいであろう。

――ほめ方のレパートリー――
言葉を使ったほめ方
- ほめる：「○○してすごいね！」「上手に○○できたね」
- 励ます：「あともう少しで○○できるよ！　がんばれー！」
- 感謝をする：「○○してくれてありがとう」
- 関心を示す：「○○しているんだ。すごいね」

活動を使ったほめ方
　一緒に散歩をする、おいしいものを食べる、一緒にゲームをするなど、良い行動をした後に、子どもの好きな活動を一緒に行う。

好きなものをあげる
　おやつや好きなキャラクターのシール、お小遣いなど、良い行動のごほうびとして子どもの好きなものをあげる。
※　いずれ、ごほうびを毎回あげなくてもすむように、ごほうびをあげる時は、必ずほめ言葉を一緒にかけてあげることが大事なポイントである。そうすることで、いずれ子どもは、ほめ言葉をかけられただけで、嬉しく感じるようになるからである。

　以上、ほめ方のコツとほめ方のレパートリーを紹介したが、子どもの好きなほめ方は子どもによって様々である。日頃からいろいろなほめ方を試してみて、子どもが一番喜ぶほめ方を見つけてあげてほしい。
　また、ほめたりごほうびを多く与えることにより、それがないと何もやらなくなってしまうのではないかという心配があるかもしれないが、今までできなかったことや子どもが苦手なことに挑戦させるのであるから、最初の段階ではほめることは必ず必要である。苦手なことややりたくないことでも、ほめられながら少しずつできるようになり自信がついていけば、周りの大人にほめられなくても、自分からやるようになる力が育っていくのである。

2）困った行動には反応しない
　困った行動に反応しないという方法は、「周りの人の注目を獲得したために困った行動を起こしている子ども」（注目獲得行動）に有効な方法である。また、困った行動を制止させようと注意をしたら、火に油を注いだよう

にその行動が悪化してしまったような場合にも有効な方法である。反応しない方法とは、その行動には何も注目を与えないことである。

　反応しない方法を使う時は、子どもがどんな状態になれば注目されるか、あるいは関わってもらえるのかを予告してから使うとよい。例えば、母親にかまってほしくて騒いでいる子どもに対しては「静かになったらお話をしましょう」と言って、静かになるまでは子どもと目線を合わせず、言葉もかけずに待って（反応しないで）いるのである。

　予告をしてからどんなに反応をしないで待っていても、余計に騒ぎを大きくする子どももいる。これは、反応しない相手の注目を得ようとして、さらにわざと騒ぐのである。しかしどんなに騒ぎが大きくなったとしても、一度反応しないと決めたら徹底的に反応しないことを貫くことが大切である。子どもの行動にイライラしたり根負けをしたりして少しでも反応してしまうと、子どもにとってはそれが絶大なプラスの結果となって、困った行動がさらに増えていってしまうからである。

　ただし、困った行動がエスカレートして自傷行為などの危険な行動に発展した場合は、子どもの安全を確保するために、その行動はすぐにやめさせなければならない。その際は、できるだけ言葉はかけず、目線も合わせずに、子どもの背後から子どもを抱え安全な場所に子どもを移動させてから、子どもが落ち着くのを待ってあげるとよいであろう。

　子どもが落ち着き、適切なコミュニケーションの方法で関わってきたら、その時子どもと関わってあげればよい。また、子ども自身が適切なコミュニケーション方法を習得していない場合は、親や周りの大人がその方法を教えながら、関わってあげることが必要である。適切なコミュニケーションの方法で人と関わる経験が増えると、困った行動を起こして人の注目を得ようとすることが少なくなってくる。

3）罰は使わない

　どんなに困った行動を起こしても、叱責を与えるなどの罰は使わない方がいいであろう。叱責やペナルティーを与えるなどの罰は、困った行動を制止するために役立つように感じるであろうが、その効果は非常に短く、良い行動を維持・増加させるためには作用しないことが多い。また、罰で子どもを

コントロールしようとすると、常に罰を与えなければならず、罰の内容も重くしていかなければならなくなる。そうすると、子どもも大人もストレスがたまる上、子どもと大人の関係が悪化し、子どもをコントロールすることがますます難しくなるのである。

また、罰を与えて子どもの行動をコントロールしようとすると、罰を与える人の前では良い行動が出現するが、その人がいなくなった途端、困った行動を起こすことが少なくない。

困った行動には今まで紹介したテクニックを使いながら、良い行動が出現するまで反応しないで待ってみたり、わかりやすい指示を出して良い行動を引き出したりすることが大切である。また、良い行動が少しでも出現したら、子どもをよくほめてその行動を増やしていくように関わっていくことが何よりも大切である。

(3) 自己刺激行動を減らす

先に説明したように、自己刺激行動は減らすのが最も難しい行動といわれているが、次の対応を行うことで、比較的自己刺激行動を軽減しやすくなる。

まず、自己刺激行動が出現したら、その行動を遮断する。例えば手のひらをひらひらさせる場合は、子どもの手に大人の手をそっと合わせて、手のひらをひらひらさせるという行動を遮断するのである。その際は、できるだけやさしく、さりげなく遮断することが大切である。

行動を遮断できたら、自己刺激がまたすぐに始まらないように、新しい行動へ移し変えなければならない。先の例でいえば、手のひらを合わせたら、そのまま一緒に手遊び歌や工作をして遊んだりするのである。つまり、他の行動へ移すことにより、不適切な自己刺激行動とは同時に行うことができない適切な行動を教えていく。他の活動へ誘う場合は、できるだけ子どもが楽しんで活動できるものを選び、素早く活動へ移行できるよう誘導していくことが必要である。

自己刺激行動は、できれば減らしたいと考える保護者も多いが、子どもによっては感情の安定を図る（不安やイライラ感を減らす）ためにその行為をする場合がある。自傷行為など、危険な行動でないかぎり、多少の自己刺激

は認めてあげることも大事なことである。

6. 最後に──適切なコミュニケーションの力を育てよう!!

　周囲の人を困らせる行動を取る子どものなかには、人の注目を獲得するためにわざとそのような行動をする子どももいるが、多くは適切なコミュニケーションの方法を獲得しておらず、自分の要求や伝えたいことを適切に伝える手段がわからなくて、結果的に周りを困らせる行動を起こしている場合がほとんどである。子どもの困った行動が減るということは、ある意味、子どもが適切なコミュニケーションの力を身につけるということではないかと筆者は考えている。

　繰り返しになるが、子どもの困った行動を減らし、コミュニケーションの力を育てるには、子どもの困った行動を分析し、その行動の目的や行動を通して伝えようとしていることを理解することが、まずはじめの第一歩となる。そして、その困った行動の代わりに、どのようなコミュニケーションの方法を子どもに身につけさせることが可能なのかを、子どもの発達レベルに合わせながら理解していくことが重要である。例えば、まだ言葉を十分に獲得していない子どもであれば、絵カードを使って自分が欲しいものを要求できるようにしたり、ジェスチャーを使って伝えたいことを伝えられるようにするのも、ひとつの方法である。言葉を無理に獲得させるのではなく、その子自身がもっている力を生かしながら、その子どもが利用可能なコミュニケーションの方法を考え、教えていくことが大切なのである。

　人への適切な関わり方や、コミュニケーションの力が育てば、自然と困った行動も減少していくはずである。その子どもに合ったコミュニケーションの育て方については発達障害に詳しい専門家のアドバイスが参考になるであろう。また、発達障害をもつ子どものコミュニケーションの育て方について書かれた本も多く出版されている。ぜひそれらを参考にしながら、それぞれの子どもに合ったコミュニケーションの力を育てていってほしい。

（深田光子・宮尾益知）

〈参考文献〉

リン・カーン・ケーゲル, クレア・ラゼブニック『自閉症を克服する―行動分析で子どもの人生が変わる』中野良顯監修, 八坂ありさ訳, NHK出版, 2005.

シーラ・リッチマン『自閉症へのABA入門―親と教師のためのガイド』井上雅彦・奥田健次監訳, テーラー幸恵訳, 東京書籍, 2003.

高山恵子監修『育てにくい子に悩む保護者サポートブック―保育者にできること』学研, 2007.

シンシア・ウィッタム『読んで学べるADHDのペアレントトレーニング―むずかしい子にやさしい子育て』上林靖子・中田洋二郎・藤井和子・井澗知美・北道子訳, 明石書店, 2002.

第6章

RDI®, DIR®/Floortime™

1. はじめに

　アスペルガー症候群を含めた自閉症スペクトラム（以下 ASD）に対する治療は、心理療法、遊戯療法、言語療法、行動療法、TEACCH、認知行動療法、応用行動分析、薬物療法など様々である。

　しかし、これら「治療」と呼ばれる営みは、症状を軽くしたり、適応を良くしたりするにすぎず、障害の根治にはならない。カナータイプの自閉症と診断しても、特定不能の広汎性発達障害と診断しても、「治療」は症状をターゲットに行われ、対症療法の域を出ない。

　精神科医の神田橋は、人間のもつ内なる「自然治癒力」を生かした治療を強調している[1]。筆者は ASD にもこれが当てはまると考える。根本原因が不明である以上、ASD の特徴を理解し、派生する日常生活の困難を把握し、阻害因子を取り除いて、生まれ持った資質や成長する力を十分に発揮できるようにすることが、現時点での最大限可能な「治療」である[2]。

　近年、発達論的療育とでも言うべき、発達の縦軸に合わせた治療技法が話題になっている。発達論的療育アプローチの共通点として、児童精神科医の十一は以下の5点を指摘している[3]。

1) コミュニケーション能力の習得は、できる限り対人相互的な状況で行う。

子どもの内発的意思伝達欲求を喚起し、子どものコミュニケーションが意味のあるものになるよう、周囲が子どもに合わせることを心がける。
2) 知能や認知機能は情動と一体となって発達する。情動の安定化をあらゆる学習の前提として重視する。
3) 他の子どもたちを媒介とした学習場面を積極的に活用し、少人数の関わりを通じて対人的行動の基本を体得する。
4) 子どものコミュニケーション行為は、基本的に一度はありのままを受け入れ、子どもからの意思伝達を促す。
5) 子ども主導を心がけ、大人からの指示をできるだけ減らす。子どものモティベーションを促す学習により、自発性や能動性を維持しつつ、コミュニケーションのレパートリーを豊かにする。

筆者はこれに加え、
6) ASDの基礎にある認知障害や情報処理障害そのものを標的とする。応用の利かないうわべの技術や、環境に適応するための行動を教えるだけではない。

という点を付け加えたい。

　これらの共通点から、発達論的療育アプローチがASDの子どもたちの内なる発達の力を最大限に生かす治療法であることがわかると思う。
　具体的には、サーツプログラム[4]を始めとするいくつかのモデルが提示されている。この項ではガットステインにより考案されたRDI®と、グリーンスパンによって考案されたDIR®/Floortime™を紹介する。

2. RDI®

(1) RDI®とは

　RDI®はRelationship Development Interventionの略で、「対人関係発達指導法」と訳されている[5]。1996年にスティーブン・ガットステインによりまとめられた技法である。ガットステインはアメリカのヒューストンにあるThe Connections Center for Family and Personal Developmentの所長で、長年自閉症の臨床に従事してきた臨床心理士である。

図表1 ■ 指さしの発達

共同注意	指さし	視線
なし	しない	合わない
一者関係	発見 自分の世界	外界を見ているだけ 外界の探索
二者関係	要求 相手の出現	探索から一方的要求へ 視線が合いだす
三項関係	感情交流 共感	一方通行から相方向へ 共同注意の獲得

　RDI® には厳密な認定コンサルタント資格が規定され、著作権侵害には法的手段をとる旨を表明している。筆者は認定コンサルタントではなく、日々の臨床場面でRDI® を参考にしている程度であり、この項は文献からの引用を主とした「畳の上の水練」に過ぎないことをお断りしておく。

　さて、ASDの特徴のひとつは社会性の障害である。もっとも、社会性の獲得能力が完全に欠如しているわけではない。その子の知的レベルや自閉度にもよるが、社会性の萌芽はどのケースにも内包されている。しかし様々な阻害因子——筆者はその筆頭に感覚のアンバランスさを考えたいが——によって、その萌芽が十分に開花しない場合も多い。ASDでは定型発達とは違うプロセスで社会性を獲得し、獲得度合いも様々である。

　社会的な行動のひとつとして指さしや視線の発達を考えてみる[6]〔図表1〕。赤ちゃんは何かを見つけ、自分でそれを確認するために指さしをする（発見の指さし）。その後、それが欲しくて周囲の人間に取ってもらうために指さしをする（要求の指さし）。そして、美しいものを見つけると、感動を分かち合うために指さしをする（感情共有の指さし）。視線の発達も同様である。

　定型発達の場合、通常の生育環境であれば、自ずと共有の指さしまで到達する。「共同注意」と呼ばれるこの段階までは、殆ど自動的にセットアップされるのである。

　一方、ASDでは自ずとの発達には限界があり、社会的な行動を教えるために様々なソーシャル・スキル・トレーニング法が開発されてきた。これまでの方法は相互作用の手段を教えることが主であった。RDI® は「手段」では

なく「共有」を教えることに力点を置いているのが特徴である。

　RDI®では、ASDの特性に合わせた関わりを周囲がすることで発達を促す。日々の生活で、親が子どもとよりよい関わりをしていくことで発達が促進される。親もまたトレーニングを受ける。その意味で、親プログラムといってもよいが、親だけでなく学校現場でも療育場面でも応用が利くプログラムである。以下、日本語訳の文献からの引用を中心に概要を述べる★5。

(2)「手段のための相互作用」と「経験共有のための相互作用」

　RDI®では、「共有」がキーワードであり、経験共有 experience sharing を重視する。ASDの特徴は「経験共有のための相互作用」の発達が滞っていることだ、とガットステインは言う。

　人間のあらゆる行動は、「手段共有」のためにも「経験共有」のためにもなりうる。指さしという行動でも、使い手によって、また周囲との関わりの質によって、いずれにもなりうる。「手段のための相互作用」と「経験共有のための相互作用」の区別のポイントは以下の5つである。

1) 手段的相互作用の場合は目的がはっきりしていて手に入れたいものが明らかである。経験共有の場合はそうではない。
2) 手段的相互作用の場合はパートナーは目的のための手段でしかない。経験共有の場合はパートナーの存在がひとつの目的である。
3) 手段的相互作用の場合はパートナーが替わっても大丈夫である。経験共有の場合はパートナーが替わるとすべてが変わってしまう。
4) 手段的相互作用の場合は方法をマニュアルにできる。経験共有の場合はそうではない。
5) 手段的相互作用の場合は情緒的コミュニケーションは必ずしも必要としない。経験共有の場合は情緒的コミュニケーションは大きな役割を果たす。

　RDI®では「経験共有のための相互作用」を身につけるため、発達に合わせたトレーニングを積んでいく。

(3) 経験共有の教え方

　RDI® では経験共有の発達段階を6つに分け、さらにそれぞれを4つに分けて、段階に合わせて細かく教えていく。

1) 同調の始まり（6カ月以前）：原始的な親子の情動調律により経験共有の原型が形成される。
2) "ダンス" の練習（6–12カ月）：他人との動作を協調させるための体験を積む。ミラー・ニューロンの発達も深く関わる。
3) 即興と協同創造（1歳–1歳半）：親との遊びのなかで子どもは様々なバリエーションを経験し、自ら遊びに変化をもたらせるようになる。
4) 外部世界の共有（1歳半–2歳半）：共同注意の発達に伴い、外の世界を相手と共有し、自分の発見を周囲の人と分かち合えるようになる。
5) 内部世界の共有（2歳半–4歳）：自分の感情や気持ち、他者の感情と気持ちを共有できるようになる。
6) 他者と自己のつながり（4歳以降）：周囲の人間と親密な関わりを維持できるようになっていく〔図表2〕。

　RDI® を実際に行う場合は、対人関係発達アセスメント RDA™ （Relationship Development Assessment）を用いてその子の経験共有の発達段階を評価する〔図表3〕。評価もプログラムも詳細を極めており、手間と時間がかかる。文献を読んだだけでは、我が国の従来の忙しい療育現場では、そのままでは適用できないかもしれないとも思う。

　しかし、2006年に翻訳書[5] が出版されて以来、日本でも RDI® が知られつつある。日本での実践については森らの報告もある[7]。RDI® 認定コンサルタントは、2009年5月現在、世界中で210人、日本では3名である。プログラムは年々変化し、現在では第5版になっている。2007年には新しいテキストも出版されている[8]。詳細は RDI® の HP: www.rdiconnect.com で知ることができる。

　RDI に限らず、新しい療育技法はアップデートが早い。翻訳を待っていては間に合わず、HPで情報を集めるのが正確であろう。また、TEACCHと同様、文献だけではなく実際の研修とトレーニングが欠かせないことは言うまでもない。

図表 2 ■ 経験共有のレベルと段階

レベル1　同調のはじまり（新生児）

- 情動調律(エモーショナルアチューンメント)——子どもは、大人と顔を合わせて感情を共有することに何よりも興味を示す。「顔と顔を合わせると、私たちは同じ一人の人のように感じられる」
- ソーシャルな参照——承認、安全、安心感を得るために、大人の顔に現れた反応を観察する。「ママとパパの顔を見ると、物事についてどう感じればよいかわかりやすくなる」
- 興奮の共有(エキサイトメント・シェアリング)——親が導入する目新しい刺激が、子どもをもっとも興奮させる。「いろんな人が新しいことをするのを見るのが、一番おもしろい」
- 単純なゲーム——単純な社会的活動の構造を理解して、楽しむ。「ゲームを知っているし、盛り上がるところがはじまる前から、わくわくする」

レベル2　"ダンス"の練習（生後6カ月）

- 経験共有の枠組み——順序に従って進行する「経験共有」活動の、ルールと役割と構造を、喜んで学ぶ。「簡単な"ダンス"ができるように、教えてもらっているところ」
- 変化の楽しさ——社会的活動の中で、大人がもたらす変化にもっとも興味を示す。「パパとママが新しいステップを入れてくれると、"ダンス"はもっとおもしろくなる」
- "ダンス"のレッスン——同時に進行する動作に、パートナーとして参加する。「まずあなたがステップを踏んで、次は私がステップを踏む番」
- 合わせた動き——パートナーと協調し続けられるように、動作を注意深く観察して調整する。「私たちは、同時にリードして、同時についていく」

レベル3　即興と協同創造（満1歳）

- 協同変化(コ・ヴァリエーション)——変化を続けながら協調させていく行為に関わりながら、パートナーと共に目新しいことの導入を楽しむ。「おもしろいのは、私たちが一緒になって、"ダンス"に付け加える新しいステップ」
- 流動的な移行(フルイド・トランジション)——活動を、流れるような順序でつなげていくことを楽しみ、そこにパートナーとして参加する。「私たちは、一つの"ダンス"から次の"ダンス"へと、間をあけずに続けていける」
- 即興(インプロヴィゼーション)——パートナーたちが、共同して協調を維持しながらも、一緒になってルールと役割を変更し続けるような活動を楽しむ。「やり方を知らなくても、私たちは一緒に踊れる。これまでのいろんな"ダンス"から、ステップを取ってきて合わせるだけ」
- 協同創造(コ・クリエーション)——それぞれのパートナーが、同等の立場でルールとテーマを出し合いながら、新しい活動を作りだす。「何か新しいことが、私たちの即興から生まれてきた」

レベル4　外部世界の共有（1歳半）

- 知覚共有(パーセプションシェアリング)——外部の刺激をほかの人と一緒に知覚し、その後、視覚と言語による情緒の共有を楽しむ。「ぼくが見ているものを見て!」
- 視点取得(パースペクティブテイキング)——積極的に、自分たちの知覚を比較対照しようとする。「ぼくたちは違うものを見ているかもしれない。君がここに来なければ、ぼくが見ているものは見えないよ」

- 独自の反応──共同注意(ジョイントアテンション)の経験の中でそれぞれのユニークな反応を共有することが、一番おもしろく感じる。「ぼくには、それはすごく大きく見える。君には大きく見える？」
- 想像力の付加──共同注意(ジョイントアテンション)の経験の中で複雑な知覚上の出来事に、共同して想像的要素を加えることが、一番おもしろく感じる。「あの雲は、私にはお城のように見える。あなたにはどう見える？」

レベル 5　　内面世界の共有（2 歳半）

- アイデアの共有──社会的パートナー同士で、アイデアを出し合って一つにまとめることを楽しむ。「私たちの心だけを使って、一緒に何かを作ることができる」
- 違いの楽しさ──社会的パートナーが、遊びや会話に異なったアイデアとテーマを持ち込むことで、興奮が高まる。「このことについて、考えるやり方が一つだけではないなんて、すてきだ」
- 内面世界と外面世界──内面的な反応は、外面的な反応と違っており、より大切なものだと考える。「人があることを言っても、本当に感じていることは違うかもしれない」
- 心の大切さ──考え、感覚、アイデアが、経験共有の欠かせない要素であると理解する。「大事なことは心の中のこと」

レベル 6　　他者と自己のつながり（4 歳）

- ほかとは違う自己──ほかとは違う自己の感覚をよりよく定義するために、ほかの人と関わりあう。「私の中のある部分はあなたと似ているけれど、ほかの部分は違っている」
- グループへの所属──さまざまなグループのメンバーであることが、アイデンティティの重要な要素となる。「私が何者であるかということの一部は、私がどこに属しているかによって決まる」
- 仲間と遊び友達──関心、活動、これまでの経験の共有に基づいた友達づきあいを大切にする。「ぼくが何をしたら、君はもっとぼくと遊んでくれるかな？ ぼくたちは同じことをするのが好きだ」
- 継続する友情──お互いへの信頼と思いやりの上に築かれた、緊密な友情を大切にする。「私たちは、お互いをつなぎとめる特別な過去と未来をもっている」

『自閉症 / アスペルガー症候群 RDI「対人関係発達指導法」』クリエイツかもがわ 2006 年刊より

図表3 ■ RDA（対人関係発達アセスメント）の項目例

	よくある	時々ある	きざしがある	まだ見られない

レベルⅠ

01. 自分が関わりあっている社会的パートナーと嬉しさや喜びを共有することが、一人遊びよりも多くの喜びを与える
02. ほかの人の興奮と喜びが「感染して」、それを共有する。ほかの人の感情から容易に「感染」を受ける
03. 大人の視線またはなだめる言葉で慰められる
04. 社会的パートナーの表情に注目し、それが重要であるかのように反応する
05. 自分のふるまいを大人がどうとらえているか、その反応をチェックする
06. 人と関わっているときに、ほかの人が何をしているか観察するために、しばしば「探査」を行う
07. 自分が楽しんでいる活動を続けたいときに、積極的で誘うようなやり方で、そのことをはっきりと知らせる
08. 特定の活動にこだわらずに、人を遊びに誘う
09. 社会的パートナーが新しい活動を導入したとき、意気込んで参加する
10. 社会的パートナーを喜ばせるための活動を意図的に行う

レベルⅡ

11. 言われなくても、人に会ったときと別れるときにあいさつをしあう
12. ほかの人が紹介した新しいゲームや活動の、ルールと役割を学ぶことを楽しむ
13. 一つの活動の適切なルールと役割を学ぶために、注意深く観察する
14. ゲームの遊び方についての自分の理解が、パートナーに共有されていることを確かめる
15. 遊び仲間と「同調」し続ける。ほかに何かおもしろい活動があったとしても、社会的パートナーを無視しない
16. どのようにすればよりよく対人的やりとりができるかを知るために、ほかの子どもを観察することに時間をかける
17. 適切な行為とタイミングで、活動の中で決められた役割を適切に果たす。例えば、キャッチボールやジェスチャーゲームなど

	よくある	時々ある	きざしがある	まだ見られない
18. 自分の行為をパートナーの行為に協調させることを楽しむ				
19. パートナーが共有された活動を楽しんでいることを確かめるために、観察する				
20. 自分と関わっている社会的パートナーによって導入された活動の変化を楽しむ				
レベルIII				
21. 自分が人の前や後を歩かないように気をつける。自分の速度を調節して、肩を並べて歩くようにする				
22. ある活動の中の自分の役割について混乱したときは、適切に説明を求める。例えば、「もう少し速く行きましょうか？」など				
23. パートナーの双方が遊びながら、対等な立場で協力してルールを修正していくようなゲームをすることを楽しむ				
24. ゲームのルールを変える前に、社会的パートナーを注意深くチェックする				
25. 自分と関わりあっている社会的パートナーを混乱させたり、嫌がらせたりするような行為は、すぐにやめたり変えたりする				
26. 活動を変える前に、社会的パートナーがそれに同意することを確かめる				
27. 人が伝えようとしていることを正しく理解できるように、注意深く聞く				
28. 自分のしたいことが、ほかの人のしたいことと違うとき、妥協しようとする。衝突をさけ、和解するための行動をとる				
29. 誰もが参加し楽しめるような新しいゲームを作り上げるために、対等なパートナーとして努力する				
30. 自分の行為が社会的パートナーと協調し、同時に進行していることを注意深く確かめる				

『自閉症 / アスペルガー症候群 RDI「対人関係発達指導法」』クリエイツかもがわ 2006 年刊より

(4) 科学的エビデンス

　RDI® も DIR®/Floortime™ も現場から生まれたプログラムである。汎用化を目指し新しい療育プログラムとして体系化され、有効性を高めるため改良が加えられてきた。一方で、科学的エビデンスが示されるまでは客観的な指標が乏しく、評価が定まらないのも事実である。

　予備研究のレベルだが、RDI® の指導効果を明らかにした最近の論文を紹介する[9]。2000年から2005年に16人の子どもたちがRDI®を受けた。指導前と30カ月の指導後に、自閉症診断観察尺度 Autism Diagnostic Observation Schedule（ADOS）および自閉症診断面接 Autism Diagnostic Interview-Revised（ADI-R）にて評価を行った。指導前には全員自閉症と診断されていたが、指導後は誰も自閉症と診断されなかった。コントロール群が無く、年齢、知能指数、親の教育状態がまちまちであり、科学的評価は今後の研究を待つ必要があるが、効果判定の一助にはなるだろう。

3. DIR®/Floortime™

(1) DIR®/Floortime™ とは

　筆者がフィラデルフィア小児病院の自閉症センターの外来に陪席している時に教えてもらった技法である。最初に Floortime™ という名前を耳にした時は、聞き違いかと思ったのだが、インターネットで調べたところ、詳細なHP：www.floortime.org に出会った。ペンシルヴァニア大学の書籍部には、出版されて間もない DIR®/Floortime™ の解説書 *Engaging Autism*[10] が山積みされており、すぐに買い求め読んでみた。2007年2月に帰国して調べたところ、日本では殆ど知られていない技法であった。幸い、筆者は *Engaging Autism* の翻訳権を獲得することができた。間もなく日本語訳[11]が出版される予定である。

　DIR®/Floortime™ を作ったスタンレー・グリーンスパンは、ジョージ・ワシントン大学の Psychiatry, Behavioral Sciences and Pediatrics 部門の臨床教授で、Interdisciplinary Council on Developmental and Learning Disorders の会長も務めている児童精神科医である。「3歳までの精神保健と

発達障害の診断基準（Zero to Three）」[★12]の創立会長も務めている。著作も多く、日本では2008年に『子どもの臨床アセスメント―1回の面接からわかること』[★13]が、翻訳されている。

DIR®はDevelopmental, Individual-Difference, Relationship-Basedの略である。「発達段階と個人差を考慮に入れた、相互関係に基づくアプローチ」と訳すことができよう。

Floortime™はDIR®の中核技法である。その要点は（1）子どもからのリードに従うこと、（2）子どもが自ら外界と関わりたいと望むようにすることである。

DIR®/Floortime™は普遍性の高い技法である。応用行動分析のような特別なトレーニングは不要で、TEACCHのように構造化された環境にも依存しない。療育センターや学校、家庭などすべての場所で、家族を含めたすべての関係者により容易に行える。自閉症児の言動や、それを取り巻く環境などの表面的な要因だけにアプローチするのではなく、本人の感情の動きを大切にした、発達そのものにアプローチする方法である。人口の2%[★14]にも及ぶASDの療育を考える時、病院や療育センターなどの専門施設での対応だけでは限界があり、どこでも誰でもできるDIR®/Floortime™の有効性は広く知られてほしいと思う。

本項ではグリーンスパンの発達段階とDIR®/Floortime™の概要を紹介する。詳細は原著[★10]や日本語訳[★11]を参照していただきたい。

（2）DIR®/Floortime™の発達段階

DIR®/Floortime™の特徴のひとつは、暦年齢ではなく発達段階に合わせた関わりをしていくことである。発達段階を無視した関わりでは、成長は限られたものになってしまうからである。

グリーンスパンは支援の必要な子どもたちとの長年の関わりから、機能的・感情的発達能力 Functional Emotional Developmental Capacitiesと呼ぶ発達段階を作り上げた[★15]。以下の6つの基本段階と、3つの応用段階により発達すべてがカバーされる。感情面だけでなく、認知能力、高度な思考能力、自我意識の発達のためにも、各段階を習得することが必要になる。

図表4 ■ DIR®/Floortime™の発達段階とASDの乳幼児で認められる早期からの症状

関わり、コミュニケーション、思考の発達	ASDで認められる早期の症状	症状に関連した言動
1. 情動の調節と外界への注意や関心（0–3カ月以降）		
視覚、聴覚、触覚、動きなど様々な感覚情報に対して、関心を向け、意味のある行動をする （例）見つめる、音に振り向く	視覚刺激や音声刺激に持続的に注意を向けることが困難である	無目的で自己刺激的な行動
2. 周囲と関わること（2–5カ月以降）		
親密度や関係性を徐々に示すようになる （例）目の輝きや楽しそうな笑顔が見られ、それが継続する	ちゃんとした関わりはなく、まったく関わらないか、薄っぺらい感情の表現にとどまる	自分の世界に没頭し引きこもる
3. 双方向のコミュニケーションと意志の芽生え（4–10カ月以降）		
意図を伝達するために感情表現や、手のジェスチャーなどを用いた相互交流がある程度できるようになる	相互交流がまったくないか、自発的な要素の乏しい、一瞬の相互交流 （例）単に反応しているだけ	予測不能でランダムな衝動的行動
4. 社会的問題の解決、感情と行動のコントロール、自己意識の形成（10–18カ月以降）		
社会的、感情的な相互交流が問題解決のために行われる （例）父親におもちゃを示す	社会的相互交流や感情的なやりとりを開始したり、維持することが困難	反復的かつ持続的行動
5. シンボルの創造、言語と観念の芽生え（18–30カ月以降）		
意味のある単語や文章を使い、両親や養育者との間でごっこ遊びを繰り広げる	言葉はないか、機械的な使用のみ （例）耳にしたことのおうむ返し	エコラリアや様々な反復行動
6. 感情的思考、論理、現実感覚（30–42カ月以降）		
意味のある考えを論理的に結びつける （例）遊びたいので、外に出かけたい	言葉はないか、きまったフレーズだけで、考えは論理的でなく、まとまらない	非合理的な行動と非論理的かつ非現実的な考え方

　DIR®/Floortime™ では、この発達段階のどこに位置するかを明らかにし、適切な関わりによって困難な段階をマスターさせていく。感情経験についての発達段階が最も重要である。これに合わせた療育プログラムによって、感情が象徴的な考え方や高度な知能を導くということが示されてきた★[15]。

　DIR®/Floortime™ の基本となる発達段階の概要を示す〔図表4〕。

1）情動の調節と外界への注意や関心（0–3カ月）

　最初の数カ月間に、赤ちゃんは自分の内的感覚に気づき、そこから生まれる感情を周りに伝達することを学ぶ。そのためには、赤ちゃんが周囲の世界へ注目する必要があると同時に、周囲の人間も赤ちゃんの欲求を満たすため

の努力が必要となる。

　早期の感覚刺激がすべて不快なものであると、赤ちゃんは外界に無関心になってしまう。感覚への反応はそれぞれで異なるため、赤ちゃんが最も好む刺激を見つけていく必要がある。

2）周囲と関わること（2–5 カ月）

　愛着が形成されていくと、感情的な相互交流が豊かになり、知的能力を獲得する基盤が形成されていく。親の声の調子や表情から、感情や意図を読み解くことができるようになっていく。パターンを読み取り、読み取ったことを意味に応じてカテゴリーに分類することも可能になっていく。

3）双方向のコミュニケーションと意志の芽生え（4–10 カ月）

　自分の感情を何らかのシグナルに変換し、周囲に伝達するようになる。そのためには、親は赤ちゃんからのシグナルを正しく読み取って反応する必要がある。このような行き交いが双方向のコミュニケーションにつながる。この段階を習得すると、言葉が無くてもコミュニケーションが可能となる。

　周囲とコミュニケーションを共有する段階でもある。論理と現実感覚も芽生え始める。定型発達では 8 カ月頃までに因果関係のある関わりを始める。それは自分の行動と他人の行動を区別するための第一歩である。自分の意図や目的を実感するにつれて、固有の意志も芽生えてくる。

4）社会的問題の解決、感情と行動のコントロール、自己意識の形成（10–18 カ月）

　双方向のコミュニケーションを身につけ、簡単な問題を解決できるようになる。親との感情的な関わりのなかで、感情をシグナルで伝え交渉しながら、自分の感情をコントロールできるようになる。"自分"を規定することも始まる。つまり"自分"と"あなた"という認識が形成されていく。

　物理的側面についての理解も進む。ハンドルを回すと人形が箱から飛び出す、叩くと大きな音が出るなどの理解が進む。パターンを学ぶことで世の中の仕組みの理解が進み、次を予測し適切な言動ができるようになっていく。

　ASD ではここが一苦労である。パターン認識の基本である感情交流が難しい上に、問題を共有して解決し、ノンバーバル・コミュニケーションで行動や気持ちをコントロールすることも、自分の感情を計画性や物事の配列と

結びつけることも困難である。DIR®/Floortime™ に基づいた、意味のある感情的な相互交流を伴う練習によって、この段階を促すことが大切である。

5)"シンボル"の創造、言語と観念の芽生え（18–30 カ月）

言葉を理解し、日常生活で使用するためには、複雑な感情を言葉などの"シンボル"で伝えられるようにならねばならない。感情をシンボル化することで行動と感覚が分離し、感情というとらえどころのないものを、イメージとして心の中に保つことができるようになる。そして、そのイメージを再度感情と結びつけることでイメージに意味が与えられる。つまり感情的に意味のある体験ややりとりを通じてイメージに多くの意味が与えられ、言語能力が発達していく。

シンボル化された考えは言語の発達につながり、より高度な知能レベルに発達していく。要求や感情を行動や言葉と結びつけることが困難な場合、この段階に到達するのには多大な困難を伴う。

6) 感情的思考、論理、現実感覚（30–42 カ月）

この段階では、論理的思考能力が発達し、内省ができるようになっていく。自分の考えと他人の考えを論理的に結びつけることも可能になる。これは新しい現実を理解するために欠かせない能力である。

ここでは、内的な経験を外的な経験と結びつけ、それらを区別することができる。つまり、主観的な経験と客観的な経験を分けることができる。論理的思考により、議論や数学や理論化などの新しい技法を身につけることもできる。

定型発達ではこの 6 つの発達段階を 4–5 歳までに獲得し、次の発達段階の準備が完了する。この先のより進んだ発達段階に関しては、獲得に要する時間は個人差が大きい。

7) 多角的な因果関係と三角的な思考

単純な「原因→結果」の考えから、多角的な因果関係の思考へと発達していく。多角的な因果関係を身につけると、複数の可能性に思いを致すことができるようになっていく。

8) グレー・ゾーンの理解、様々な感情の区別

多角的な考え方をすることで、感情や出来事を多角的に理解し、相対的な

影響を理解するようになる。白黒はっきりした考えでなく、グレー・ゾーンの考えができるようになる。良い意味でも妥協することを覚え、様々な問題、特に集団内で生じる問題の解決法を身につけていく。

9) 自己意識、内省と自己規範の確立

思春期・青年期までには、より複雑な感情的な交流によって、内的な規範と関連づけた考え方をするようになり、自己意識が確立する。そして、経験を批判的に眺めることができるようになる。

推測することを学び、様々なことを参照しながら考えることができるようになる。現在や過去だけでなく、未来を考えられるようになり、同時に2つの観点から物事を考えることができるようになる。

(3) DIR® の基本的な考え方

DIR® の目標は定型発達の基盤を作り、それぞれの発達段階を通じて欠かすことのできない能力を身につけさせていくことである。すなわち、温かい気持ちと喜びをもって他の人々と関わること、目的と意味のあるコミュニケーションができるようになること、論理的かつ想像力豊かに考えられるようになることが目標である。

そのための大原則が3つある。ここに DIR® のエッセンスがある。

1) 発達は感情的に意味のある人間関係を通じて獲得される

感情が発達に強く影響を及ぼす。例えば、不公平という概念を学ぶには、不公平に扱われたという感情を伴った体験が必要になる。言葉、認知能力、計数の概念などはすべて、感情的に意味のある相互経験と相互関係性のなかで学ぶことができる。感情は学習の原動力である。

2) 運動面や感覚面の情報処理能力は個人差が大きい

運動、感覚、言語理解などの様々な処理能力は、子どもによって大きく異なる。これは神経学的な背景に起因する。処理能力の違いを認識して関わることで、認知行動能力を発達させ、適応を高めることができる。

3) あらゆる領域の発達が相互に密接に関連している

歴史的には、人間の発達要素は独立して発達すると考えられてきた。運動、言語、認知などの発達で、それぞれの課題ごとに獲得年齢の目安がある

ことがその証左である。

　近年の研究から、発達のそれぞれの要素はお互いに深い関係があることがわかってきた。言語能力、運動能力、社会性や感情の発達などを独立して評価するのではなく、それぞれの能力が子どものなかでどれくらい統合されているか、個々の要素が全体のなかでどのように機能しているかを考えなくてはならない。言語能力だけを単独で発達させる関わりよりも、様々な能力を全体として発達させていく関わりの方が効率がよいのである。

（4）Floortime™ の基本的な考え方

　Floortime™ は DIR® の中核であり、発達に問題がある子どものための包括プログラムのベースになる。包括プログラムには Floortime™ だけではなく、各種療育技法、親へのカウンセリング、家庭や学校での集中的なプログラム、集団活動、音楽療法、体を動かす活動など、様々なことが含まれてよい。そのなかで、Floortime™ は家庭で行う関わりの中核であり、あらゆる場面で行うことができる関わりである。

　Floortime™ は、1回20分程度、親や大人が床におりて、子どもと同じ目線で関わるのが基本である。これが Floortime™ という名前の由来である。関わりの内容は子どもの発達段階に合わせて決定される。

　Floortime™ には二つの目標がある。一つ目は「子どものリードに従い、子どもの内側から自然に発生する興味を増やすこと」である。子どもの興味や関心は、その子の言動を通じてしかうかがい知れない。特に ASD の子どもの興味や関心は、定型発達のそれと異なる場合が多い。通常の関わりでは彼らを大人のペースに巻き込むことは難しく、コミュニケーションが成立しがたい。そうではなく、子どものリードに従うことから始めて、子どもを我々の世界と結びつけていくことが重要なのである。

　二つ目は「子どもが自ら外界と関わりたいと望むようにすること」である。種々の活動やコミュニケーションを無理にやらせるのではなく、子どもが自分からそうしたいと望むようにもっていくことが大切である。

(5) DIR®/Floortime™ の実際

　DIR®/Floortime™ は厳密な技法というよりも、誰でもどこでも実行することが可能な技法である。発達の段階をあがっていくには、感情の発達段階に合わせて関わっていくこと、情報処理の違いに合わせた学習環境を設定することが必要になってくる。

　しかるべき対象に注意を向け、周囲と関わりをもたせ、行動に目的を与え、双方向のコミュニケーションを教え、問題解決をさせ、象徴的な考えを教え、言葉を獲得させ、抽象能力や内省能力を高め、より高度な考え方が身につくように、順番に発達を促していく。

　これまで述べた原則に基づき、それぞれに合わせた関わりを工夫していく。ASDとの関わりのコツの集合体であるとも言える。すべては紹介しきれないので、具体例をいくつか提示する。

1) ASDの子どもは種々の理由から、自分の世界に没頭し、引きこもる場合がある。その際、子どもが興味をもっている対象に着目し、子どもの世界に大人が参加することで、子どもは大人に親近感を覚え、関わりの芽を伸ばすことができる。例えば、子どもと同じように意味もなく部屋の中をぐるぐると回ってみる。そこで子どもが嫌な表情を浮かべたり、逃げ出したりせずに、大人に対して奇妙な、あるいは親しみ深い視線をちらっとでも投げかければ、一緒の世界に参加する第一歩になる。

2) 子どもが周囲と関わろうとせず、お気に入りのおもちゃでだけ遊ぼうとする場合、「お邪魔遊び」をしてみる。そのおもちゃをそっと取り上げて、大人が自分の頭の上に乗せ、面白い表情をしてみせる。そして、子どもがおもちゃを取り戻そうとするかどうかみる。おもちゃをドアの外に置いてもよい。子どもがおもちゃを取り返そうとして、ドアをばんばん叩いたらしめたもの、子どもに「何か手伝おうか？」と聞いてみる。即座に大人の手をドアノブの方に持っていくかもしれない。身ぶりや言葉で「開けて」と表現し、大人にドアを開けさせて大好きなおもちゃを取り戻すかもしれない。このようにして、子どものリードに従うようにすれば、子どもの注意や関わり、目的のある行動を引き出し、問題解決能力や言葉すら引き出すことができる。

3) 注意を向ける範囲が限られていて、人間や物事に同時に気を配るのが難

しい子どもたちがいる。広範囲に注意を配分させ、相互関係を豊かにするためには、子どもの遊びに一方的に介入するのではなく、大人が子どもの演じているドラマの登場人物になってみる。そうすることで、子どもとの間に想像力を膨らますようなやりとりが成立していく。

4）子どもが自分で目標に向かうように仕向けることが必要な場合もある。例えば、子どもがおもちゃのトラックを行ったり来たりさせている時には、大人が手でトンネルを作ってみる。子どもはトンネルを見てにっこりし、トンネルにトラックをくぐらせるかもしれない。そうすることで2人の間に共同注意が成立していく。関わりや目的をもった行動を増やし、問題解決技能を身につけさせるチャンスである。「トラック」という単語を教え、それを繰り返させて、覚えさせることにもつながる。「トラックをトンネルに入れる？　それとも家に戻してしまう？」という質問をしてもよい。子どもは「うーん」と考え込んで、おもちゃの家を指さすかもしれない。言葉の使用から、思考の発生につながっていくのである。

5）情報処理特性に合わせた戦略を立てることも必要である。そのために、大人の関わり方にも注意が必要である。エネルギーに満ちた大人は、反応に乏しく、多くの活力と声かけを必要とする子どもには向いているかもしれない。しかし、子どもをなだめるのには向かない。一方、穏やかな大人は、元気いっぱいの子どもをなだめるには向いているかもしれないが、活気のない子どもにエネルギーを注入するのは向かない。子どもが大人を避けるときに、それを拒絶ととって関わりを少なくするか、あるいは、より濃密に関わって注意を向けさせるかは難しい判断である。この難しい質問に答えるためには、関わっている子どもの特別な感受性や要求に合わせて、大人の側の戦略を緻密にチューニングしていく必要がある。

　このような具体的なやり方の積み重ねで発達段階を一歩一歩上っていく。Floortime^{TM}の場合、1回当たり15–20分の関わりで十分である。短い時間でよいかわり1日に何回も行う。あらゆる場所ですることができる。天気の良い日に庭でしてもよく、スーパーや運動場でも可能である。他の子どもや兄弟と一緒でもよく、大人だけが相手をしてもよい。

　時間もいつでもよい。夕食後でも、入浴中でも、ベッドで添い寝している

ときでも、1日の終わりにくたびれきって横になりたいと思っているときでもよい。車中でも、旅行中でもよい。5分や10分の短い休み時間でもよい。洗濯をしていたり、食器を洗っていたり、庭で何かを修理しているときでもよい。あらゆる状況ですることができる。

いつでもどこでもFloortime™を行うことで、関わりの質が向上していくのである。

(6) 科学的エビデンス

グリーンスパンの200例の長期観察から、著明な改善が58％、中程度の改善が25％という報告がある[16]。症例報告もある[17]。

2007年に報告された研究では、68人のASDの子どもが、トレーニングされた母親からDIR®/Floortime™の療育を受けた[18]。療育の前後でFunctional Emotional Assessment Scaleを計測したところ、平均点の有意な改善が認められた。また、参加者の66％で有意な改善が認められた。

現時点ではRDI®と同様、DIR®/Floortime™についても科学的エビデンスは少ない。認知行動療法や応用行動分析が広く受け入れられているのは、有効性に関する科学的エビデンスが明らかになったからでもある。今後、RDI®やDIR®/Floortime™でも、経験則だけでなく科学的研究に基づいた有用性が明らかになることを期待したい。

（広瀬宏之）

〈参考文献〉
[1] ─神田橋條治『「現場からの治療論」という物語』岩崎学術出版社, 2006.
[2] ─広瀬宏之「自閉症の『治療』論」『現代思想』35 (6), 2007, pp. 224–232.
[3] ─十一元三「広汎性発達障害と発達論的療育論」『現代思想』35 (6), 2007, pp. 190–195.
[4] ─十一元三「広汎性発達障害性の発達論的療育モデル─基本障害の捉え方の進展と『サーツモデル』」『精神療法』32 (1), 2006, pp. 28–34.
[5] ─スティーブン・ガットステイン『自閉症/アスペルガー症候群RDI「対人関係発達指導法」─対人関係のパズルを解く発達支援プログラム』足立佳美・坂本輝世訳, クリエイツかもがわ, 2006.
[6] ─広瀬宏之ほか「自閉症の神経科学から診断まで」『自閉症スペクトラム研究』5, 2006, pp. 49–58.

★7 ― 森俊夫『教師とスクールカウンセラーのためのやさしい精神医学1（LD・広汎性発達障害・ADHD編）』ほんの森出版, 2006.
★8 ― Gutstein, S. E., *et al.*, eds., *The Relationship Development Intervention (RDI®) Program and Education.* Houston, TX, Connections Center Publishing, 2007.
★9 ― Gutstein, S. E., Burgess, A. F., and Montfort, K., "Evaluation of the relationship development intervention program," *Autism* 11, 2007, pp. 397–411.
★10 ― Greenspan, S. I., and Wieder, S., *Engaging Autism: Using the Floortime Approach to Help Children Relate, Communicate, and Think.* Cambridge, MA, Da Capo Press, 2006.
★11 ― スタンレー・グリーンスパン, セレナ・ウィーダー『自閉症のDIR®治療プログラム』広瀬宏之訳, 創元社, 2009. (in press)
★12 ― ZERO TO THREE『精神保健と発達障害の診断基準― 0歳から3歳まで』本城秀次・奥野光訳, ミネルヴァ書房, 2000.
★13 ― スタンレー・グリーンスパン, ナンシー・グリーンスパン『子どもの臨床アセスメント― 1回の面接からわかること』濱田庸子訳, 岩崎学術出版社, 2008.
★14 ― Sumi, S., Taniai, H., Miyachi, T., *et al.*, "Sibling risk of pervasive developmental disorder estimated by means of an epidemiologic survey in Nagoya, Japan," *J Hum Genet* 51, 2006, pp. 518–522.
★15 ― Greenspan, S. I., and Shanker, S. G., *The First Idea: How Symbols, Language, and Intelligence Evolved from our Primate Ancestors to Modern Humans.* Cambridge, MA, Da Capo Press, 2004.
★16 ― Greenspan, S. I., and Wieder, S., "Developmental patterns and outcomes in infants and children with disorders in relating and communicating: A chart review of 200 cases of children with autistic spectrum diagnoses," *Journal of Developmental and Learning Disorders* 1, 1997, pp. 87–141.
★17 ― Wieder, S., and Greenspan, S. I., "Climbing the symbolic ladder in the DIR model through floor time/interactive play," *Autism* 7, 2003, pp. 425–435.
★18 ― Solomon, R., Necheles, J., Ferch, C., and Bruckman, D., "Pilot study of a parent training program for young children with autism: The PLAY Project Home Consultation program," *Autism* 11, 2007, pp. 205–224.

第7章

高機能広汎性発達障害児へのリラクセーション
ちょっと自分で落ち着けるようになること

1. はじめに

　児童期後期から思春期の高機能広汎性発達障害をもち、不安や緊張が強く様々な症状を呈して当センターを受診された子どもたちに対して行っているリラクセーションについて紹介する。本稿で紹介するリラクセーションとは、心身の深いリラクセーションではなく、不安や恐怖から少し気を紛らわせる効果があるものとして、心理的に「ちょっと自分で落ち着く」ということを指す。

　心理的援助の開始時および心理療法の準備段階で不安拮抗反応としてリラクセーションを導入する場合と、リラクセーションの方法を学習していく場合がある。前者では、まずちょっと落ち着くという体験、後者は、さらに方法を学び練習して自分でできるようになっていくプロセスをとる。どちらの場合も、リラクセーションが、本人にとってストレス対処法のひとつとなるようにという視点で行っている。元々の個人差に加え、高機能広汎性発達障害といってもその障害のありようは個々によって異なり、その子に合った方法を見つけ、落ち着く感じをもってもらうための工夫が求められる。

(1) ちょっと自分で落ち着けるようになるということ

　高機能広汎性発達障害の子どもたちは、定型発達の子どもたちに比べ、より多くのストレスを受けやすい（Attwood, 2006）。リラクセーションでの体験を通して、ちょっと「落ち着く」「ほっとする」ということを経験することができると同時に、自分で落ち着く方法を獲得することは、自己肯定感、自己コントロール感を育む経験ともなりうるものと考える。

　トラウマの治療として発展してきたEMDR（眼球運動による脱感作と再処理法）では、トラウマとして、心的外傷後ストレス障害（PTSD）を引き起こす出来事（「大文字のT」のトラウマ）だけでなく、一般的な出来事で、人を不安にし、自制心や希望を失わせるもの（「小文字のt」のトラウマ）も含んでいる（シャピロら, 2006）。小学校高学年以降に二次障害で医療機関を受診される高機能広汎性発達障害の子どもたちの場合、PTSDという診断がなされる状態ではなくても「小文字のt」のトラウマがあることが多い。

　『PTSD治療ガイドライン』のなかで、コーエンらは児童思春期のPTSDの治療の際、漸進的筋弛緩法や「肯定的イメージ」、呼吸法などのストレスマネジメントの技法を習得することで「子どもたちは、自分の考えや感情に圧倒されるのではなく、自分でコントロールできるという感覚をもつことができ、トラウマについて直接話をする場合も、再体験症状や恐怖で自分を見失うことなく自信をもって会話に臨むことが可能になる。ストレスマネジメントの技法は、治療の場以外で再体験が起きた場合も有用である」としている（同書の中で、ロートバウムらは「リラクセーション」の場合、クライエントによってはリラクセーション誘発性不安を引き起こすこともあることを指摘しており、トラウマの治療自体にではなく、あくまで準備段階として用いられるものである）。

(2) 高機能広汎性発達障害の子どもたちの発達課題と問題

　小学校高学年から中学になると、身体的変化や感情コントロールが難しくなる上、通常この時期になると仲間の存在が大きくなるが、高機能広汎性発達障害の子どもたちは、その仲間関係をもつことに困難さを抱えている。高橋（2004）は、学童期から思春期・青年期にかけての高機能広汎性発達障害

の子どもたちが直面する発達課題として、「洗練された社会的行動に必要な社会的認知や語用論的な問題、自他認知の深まりや障害への気づきと告知など」を挙げ、また、思春期以降に生じやすい問題として、「感覚過敏症、不登校、性的問題行動、いじめ、コミュニケーションに関する問題、共感に関する問題など」を挙げている。また、小学校高学年になると他者の心の推測が可能になることで他者や自己を意識するようになり、関係念慮や被害感、自己不全感が強くなることがあり、二次的な問題行動が増える傾向がみられる（杉山, 1999）。

(3) ストレス対処法として

宮尾（2007）は、発達障害の子どもへの対応とこれからの方向性のひとつとして、リラクセーションの方法を確立することを挙げている。年齢が高くなるにつれてストレスは多様になり、個々の発達段階、生活に応じた様々な対処法が必要になってくる。ストレスに対処する方法としては、環境調整のほか、出来事や人への考え方や見方に対する認知的側面からの方法、社会支援や社会的スキルを獲得するなどの行動的側面からの方法、気分転換やリラクセーションなど情動的側面からの方法などがある。日常の様々な出来事に対して多様な方法が適切にとれること、また適切な自己評価、自己効力感、状況判断能力、生活上の満足感などがストレス耐性を高めると考えられる（河野ら, 1990）。

認知的側面としてストレスとなる刺激や出来事に対する個人の受け止め方には、それを脅威かそうでないかを評価する一次的評価と、それに対処できるかどうかの二次的評価があり、ストレス反応の強さや質は両者が相互に影響し合う（ラザルスら, 1991）。感覚過敏さを抱えていたり、他者の表情からその意図や信念、状況を読み取ることや、様々な問題に対して柔軟に対処することが難しい高機能広汎性発達障害の子どもたちにとって、ストレスへの対処方法を獲得することへの必要性は高い。

高機能広汎性発達障害の子どもたちの場合、ストレスへの対処方法を具体的に学ぶことで多様なストレスに対処していける可能性がある。小学生から中学生の高機能広汎性発達障害児らへのストレスマネジメント教育プログラ

ム（辻井ら, 2007）や怒りの感情コントロールプログラム（吉橋ら, 2008）の開発・研究が始められており、その適用の可能性と有効性が示唆されている。

(4) その子に合った方法を見つける

　発達障害の子どもたちへの心理的援助を行う際、障害としての特徴はその子どもを理解するための大枠とはなるが、個別性の視点は欠かせない（山上, 2003; 田中, 2008）。

　感覚に対する過敏さや鈍磨さといった感覚調整障害や、不器用さ、空間知覚の困難さ、ボディーイメージの未熟さなどの身体感覚の様相や程度は個人差が大きく（平野, 2008）、また、思春期になってそれまでに軽快していた聴覚、視覚、触覚などの感覚過敏症が、再び悪化する場合がある（髙橋, 2004）ことも念頭に置かなければならない。

　リラクセーションには様々な方法がある。どのような方法が高機能広汎性発達障害の子どもたちにとって取り組みやすいのだろうか。また、本人からのフィードバックを得やすいのだろうか。個々人に合った方法を見つけるためには、ある一定のやり方を教えるのではなく、その子がやりやすい方法、その子に合ったリラクセーションを本人と共に作っていく共同作業の過程が必要になる。

　本稿では、本人が取り組みやすく、日常、簡単に行えるものとして試みているなかから、主に身体感覚や動作などを使った方法について取り上げる。

2. 落ち着くための方法

　ベースとしているのは動作法や、EMDRの「安全な場所」、漸進的筋弛緩法、呼吸法である。これらの方法は簡単な動作なので導入のしやすさがあるが、いずれの方法でもしっかりとした身体的安定感や、安心感を伴ったものとして条件づけていくということが重要である。

(1) 動作法

　動作法は、1960年代、成瀬悟策を中心とした研究グループによって開発

され、その後、発展し体系化されたもので、臨床動作法と実験動作法をあわせて動作法と呼ぶ。

『臨床動作法の基礎と展開』によれば、臨床動作法は「治療セッションにおける動作体験を通して、クライエントの日常の生活体験のより望ましい変化を図る心理療法」である。この場合の動作とは、身体運動のみならず、「人がある動きをしようと『意図』して、それを実現しようと『努力』し、その結果『身体運動』が生起するまでの主体者側の一連の全過程」を「動作」とする。そして、体験として、何ができたかという内容より、その過程でどのような体験をしているかを大切にする。体験されるものとして、例えば、自分で自分の身体の状態を感じる自体感や、自分で動かしているという主動感、現実感、自体制御、自己弛緩、自体存在・自己存在など、また、自己主張、共同作業、自己信頼などである。いくつかある動作課題のなかに「自分のからだの自体軸づくりの課題」があり、立位や坐位の姿勢で「タテになる」課題がある。

この「タテになる」課題は、動作法発展の過程で弛緩中心から、適度な緊張、身体を重力に対応して垂直に立てること、またその体軸を感じることによって身体の確実感が体験されるとともに、自分自身の確実・安定感が体験されるなどの心理的変化が生じることがわかり、動作法の重要なひとつの課題として位置づけられるようになったものである（成瀬悟策編、2000）。

筆者は、広汎性発達障害の子どもたちに、身体の安定感を通して落ち着く感じを体験してもらうために、自分で行いやすい方法（成瀬、2001）での立位や椅子に座っての「タテになる」姿勢づくりを行っている。

(2) EMDR

EMDRは、1989年シャピロ（Shapiro, F.）によって発表され、トラウマの治療法として発展してきたものである。EMDRのプロトコールにおいて準備段階として「安全な場所」の創出がなされる。「安全な場所」とは自分自身が安心する、安全であると感じられるイメージをその感情と身体感覚とともに想起してもらい、強化・増幅させる方法である。そして、その映像に合う言葉を「手がかり語」として条件づけ、面接場面以外でストレスを感じたと

きに、その言葉を手がかりとして、「肯定的イメージ」を想起し自分でリラックスできるようにする（シャピロ, 2004）。子どもへの EMDR で、Tinker (1999) は、「『安全な場所』の重要さは強調してもしすぎることはない」とし、また、「安全な場所」を行っただけで「即座に肯定的な影響があらわれることもある」と述べている。左右の両側性刺激として眼球運動だけでなく音や、膝や手などを交互に軽く叩くタッピングなどの方法がとられることがあり、その方法も様々に工夫されている。筆者の場合、安心感をしっかり感じてもらうためにこの「安全な場所」の方法を用いている。その際、自分自身でそのタッピングの強さを調節できるバタフライハグ（胸の前で腕を交差させて行う方法）など、自分でできるタッピングの方法を用いることが多い。

　ここで留意すべきことは、「安全な場所」の創出を行う場合、しっかりと「肯定的イメージ」での強化がなされないと、かえって嫌なことを思い出し、さらに不安や恐怖を増長させる結果となってしまう危険性があるということである。最初は、肯定的なイメージのようであっても、それがネガティブな記憶に結びついていることもある。この準備段階も含めて EMDR を用いる際は定められた手続きがあり、EMDR 国際学会（EMDRIA）が認定するトレーニングを受けることが求められている（市井, 2003）。

(3) 呼吸法

　呼吸法としては、通常の呼吸と比べ意識的に呼気・吸気をより大きく行う深呼吸や、呼気・吸気をゆっくり、吸気よりも呼気を意識して長くゆっくり行う方法を用いている。呼吸法は身につけられれば最も簡易で効果的な方法だが、広汎性発達障害の子どもたちは、身体的緊張が強い場合が多く、筆者の経験からは、様々な技法のなかでも学習の難易度が高いように思われる。辻井ら（2007）は、高機能広汎性発達障害児に対するストレスマネジメント教育プログラムの開発において、そのプログラムのなかで呼吸法をうまく行うことができない参加者が少なくなかったことを報告している。筆者の場合、「タテの姿勢」や筋弛緩法と組み合わせたり、EMDR の準備段階の「安全な場所」におけるプロトコールのなかで行っている。

　また呼吸法を指導する際には、教える側がリラックスした状態にあるこ

と、また呼吸法を体験し効果を理解しておくことが必要である（五十嵐，2001）。呼吸法に限らず、いずれの方法においてもそれが学習されていく過程や、その難しさや効果を実際に体験しておくことは重要であろう。

(4) 漸進的筋弛緩法

この方法は、手や足、肩などをぎゅっと自分で緊張させた後、弛緩させ、その緩んだ状態を味わうものである。行う際、ぎゅっとする加減がわかりづらく、思いっきり力を入れすぎてしまう場合があるので注意が必要である。緊張の強さの程度を60-70％と数字で伝えたり、0（ゼロ）と100％を実施してから行うとわかりやすいことがある。また、100％より少し緩めることが難しいという体験をすることで、日ごろ弛緩か緊張かしかなく、その間がなかったことに気づくことがあり、それが「ちょっと落ち着く」ということを学習する動機につながる場合もある。

3. 実際の心理面接のなかで工夫している点

(1) 取り組みやすくなるように

高機能広汎性発達障害の子どもたちが、自分で主体的に取り組めるようにするためには、導入時の目標設定、心理教育は特に重要である。まず、導入の際の準備として、本人の困っていることと結びつけながら、なぜ行うといいのかを説明し、理解してもらった上で、目的を明確にする。個々人にあったオーダーメードのリラクセーションを創っていくために、一緒にみつけていく、練習していくという共同作業として行っていく。

導入する際にはひとつずつ丁寧に行う。例えば、椅子に座って行う場合にはその姿勢づくりから始める。また、すぐ実施に移るのではなく、まずは方法を紹介するだけであることを保証し、次にやってみてもよさそうかどうかを聞き、また、子どもの様子を見ながら今日は紹介だけとするのか、実施を励ましてみるかを決めていく。動機づけが高くその子どもにとってやりやすい場合、モデル提示の段階で自主的に一緒に行ってくれることもある。

子どもたちが、主体的に取り組めるようにするために自己モニタリング、

自己決定を大切にする。そのために、セラピスト（以下 Th）は必要に応じて選択肢を複数提示し、本人が自分で判断し、選択していける過程をとるようにする。選択してもらう場合、最初は二者選択から、その選択する際のポイントを小さく絞り明確にして「わからない」も含めて判断してもらう。Th が方法を複数提示するというのは、呼吸法がやりにくそうであれば筋弛緩法にということもあるが、呼吸法でも「ゆっくりした呼吸」がやりにくそうであれば「深呼吸」にしてみるとか、開始を呼気・吸気どちらかにするか、目をあけてするか閉じてするかといったささいなことを含む。その際、Th がモデルで示した後、実際に彼らにも行ってもらった上で、その場での体験から判断してもらう。また、最初に「大きくふーとしてみましょう」と Th から声をかけ、本人のやりやすい方法を観察しながら見つけ、こちらから本人にフィードバックして、それを意識してもらう場合もあれば、あるいは、呼気からするか、吸気からするかをはっきり教示した方がやりやすい場合もある。

　いずれの方法でも、この方法がこの子に果たして合うかどうかを念頭におき、彼らにも人それぞれ合うやり方は違うことを理解してもらった上で、行っている。そうすると上手くできなくても、それが失敗経験ではなく、これは今はやりにくいことがわかったという経験となりうる。どの段階でどこまで具体的に教示するかは、個々によって違ってくる。ただ、その際、本人が安心して、少なくとも不安にならずに自分の身体感覚を感じられるような機会を提供するために、こちら側が方法のアイディアのバリエーションを多くもっているということと、もち合わせがない場合でも、ポイントは押さえながら本人のやりやすい新たな方法を見つけていくという視点を大事にしている。

(2) 本人からのフィードバックを得る工夫

　動作を用いるとその行動観察がしやすく、Th も動作を使ってその方法を示すことができる。例えば、立位での右への重心移動の際、対面で同じ方向に行うと同時に、本人の右になる方向を Th が腕を上げて示したりする。リラクセーションの練習を自宅で行っている場合には、実際に自宅でどのように練習しているかを面接場面でも行ってもらう。姿勢や方法が正しくなされ

ているかを確認するためだが、そこから本人なりのやりやすい方法が見えてくることも多い。

　面接場面での練習後「落ち着く感じ」の程度を数値や段階で表してもらうようにしている。特定の感情を目で見てわかる物差しやメーターを作ると数字によっての評価が得られやすく（アトウッド，1999）、「気持ち温度計」（スタラード，2006）や「5段階表」（ブロンら，2006）などがある。また、例えばその場で紙に垂直線を引き、上を10あるいは100として目盛りをつけて、その程度を指で示してもらったり、両手の幅で表してもらうこともある。ゆっくりした呼吸の際に、Thが吸気時には手を下から上へ、呼気の際は上から下にゆっくり動かして速さや長さを示すこともある。また、実施後感想を聞く時間を毎回とるという面接の流れをつくっておくようにしている。

　「肯定的イメージ」を行う際は、イメージを誘導する方法ではなく、本人にそのイメージを浮かべてもらうことが多い。どのようなイメージが浮かんでいるか、映像だけでなく音やにおい、身体感覚などをこちらから詳しく聞いていく。その際に短い言葉で簡潔にするようにしている。

　日本EMDR学会主催（2004年、2005年はEMDR Network JAPAN、その後日本EMDR学会となる）の2004年、2005年、2008年の子どもへのEMDRのワークショップ（継続研修）のなかで子どもへの工夫として、安心する場所や安心感を絵や色で表現してもらう方法が紹介されている。高機能広汎性発達障害の子どもたちの場合、キャラクターで描いてくれたりすることもあるが、絵を描くより色を使っての表現のほうがやりやすいことがある。またそのほうが時間がかからず短時間でできる。Thが円を描きその中に色を塗ってもらうと塗りやすい。

(3) リラクセーションを学習する場合
1) 動機づけ、目標を明確にする
　取り組みのはじめに、導入の準備として、リラクセーションの説明を行い、本人の困っていることや希望を聞きながら、目的を明確にし、動機づけを図っていく。ただ、動機づけが高くても、本人が早く落ち着けるようになりたいと結果を焦ってしまうとうまくいかない場合もあり、まずはじめに、

練習することで効果が出てくること、方法や効果には個人差があることを箇条書きにして伝える。また、その効果の程度と刺激の強さとの関係を図などを用いて説明するようにしている。

　スタラード(2006)は、子どもと若者がリラクセーションを学ぶ際のポイントとして、「リラックスする方法はひとつではないこと」、「時と場合によって効果的な方法が異なること」、「自分に合った方法を見つけることが重要であること」を挙げている。

2) 面接や全体の流れをわかりやすくする
　発達障害の子どもたちが見通しをもちやすいような面接の流れをつくり、説明の際に言葉だけでなく、文章、絵、図、表、モデルで示すといった目で見て、本人のペースで理解しやすい方法をとるようにしている。また、リラクセーションの学習を主とする場合には、全体の流れを表にし、今どの段階かをわかりやすくする。

・主にリラクセーションを学習する際の面接構造
① 導入：現状チェック
② リラクセーション練習
③ まとめ：家での練習メニューの設定

　導入では、この日の面接で行うことを箇条書きにして示し、今日は何をするのかを明確にする。自宅練習を開始してからは、各回面接のはじめに自宅での実施状況を確認し、本人の動機の程度や、やりやすさ、やりにくさを具体的に把握する。実施にいたらなかった場合は、理由を詰問調にならないように気をつけながら聞き、やってみようとした気持ちに対しては、その意図をほめている。

・全体の流れ
リラクセーションの方法を学習する際の全体の流れとしては、
① 初期段階：自分に合ったものを見つける
② 中期段階：練習して落ち着く感じを体験する
③ 後期段階：日常で実際に使えるようにする

という3段階をとる。

3) 方法とその組み合わせ

　方法選択の目安とするのは、自宅・面接時の練習状況、本人の希望や感想、自己評定、日常の状況、面接場面での行動観察などからである。事例2にて具体的に示す。

4. 事例

　具体例として2つの事例を挙げてみたい。事例1は、まず落ち着く体験をしてもらうことを重視して行った。事例2では、リラクセーション学習への動機づけを図り、本人に合った方法を一緒に見つけていくプロセスをとった。なお、事例はポイントを抽出しつつ、プライバシーを遵守するために修正、変更されている。

　文中で用いる言葉は以下を意味している。

「安全な場所」：EMDRの準備段階で行う「安全な場所」の方法
「手がかり語」：EMDRの「安全な場所」で創られた「肯定的イメージ」につけた言葉
「タテの姿勢」：タテの体軸を意識した姿勢
「深呼吸」：通常の呼吸と比べ意識的に呼気・吸気をより大きく行う呼吸
「ゆっくりした呼吸」：吸気よりも呼気を意識してゆっくり行う呼吸
「消去動作」：自律訓練で行われる手の開閉、両腕を屈伸し上に伸びをする動作
「イメージ」：自分の「肯定的イメージ」を浮かべること
「筋弛緩」：身体の部位を緊張後弛緩させること
「自己評定」：自分で自分の落ち着く感じを数値で表してもらうこと

(1) 事例1　面接開始時、心理療法準備段階として行った場合

【対象児】Aくん　男児　14歳

　Aくんは、3歳の時に療育センターで言葉の遅れを相談し、療育指導を受けている。また、小学校に入ってからも民間施設で療育指導を受け、学校生

活の適応は順調であったが、小学校高学年になってクラスメートとのトラブルが増え、からかわれたことをきっかけに教室に入れなくなり不登校になる。強いこだわりのため当センターを受診し服薬治療が開始された。その後、私立中学を受験し入学後は通学するようになるが、昔の嫌なことが急に思い出され、怖くて我慢できない、それを追い払おう、忘れようと思ってもどうしても頭から離れない、集中できない、乗り物に乗るのが怖いなど様々な不安を強く訴え、当センターでの心理療法が導入された。

　初回面接では、Aくんの頭に急に浮かんでくることが、小学校入学から卒業までの長期間にわたる対人関係で生じた出来事であること、また乗り物以外にも物や場所などいくつも怖いものがあり、それぞれについてはそのきっかけとなった出来事があることがわかった。乗り物の怖さについては、小学校でいじめられた子によく似ている子を駅で見かけてからであることを教えてくれた。その子に関連した小学校の出来事を一気に話したい様子だったが、話すことで不安や緊張が一層強くなる様子がうかがえたため、まず「安全な場所」の創出を図り、安心感を感じてもらいながら状況を把握していくことにした。「安全な場所」としては、自宅のリビングの具体的な映像が浮かび、その身体感覚として胸と頭を同定することができた。気持ちは「ほっとする」ということだった。その気持ちを色で表現してもらったところ、オレンジだった。その映像にぴったりする言葉としては、「ほっとする場所」であった。自宅で不安時にはそれを「手がかり語」として、面接場面で創出された「安全な場所」のイメージでリラクセーションを行ってもらうことにした。

　第2回、自宅でのリラクセーションの実施は1回だった。怖かったもののひとつが気にならなくなっていた。今一番怖いものが、幼稚園の時の行事で男の人が着ていた服のマークと結びついていることがわかり、EMDRを行った。「安全な場所」を創出後、それに続いて脱感作と再処理を行ったところ、怖さがなくなり、感情が変化する経験をした。不安時に限らず、自宅で就寝時に「手がかり語」と「深呼吸」を合わせてリラックスする練習を行ってもらうことにした。

　第3回、自宅でのリラクセーション練習の回数は3週間で15回だった。「練習し始めより落ち着く感じが増えている」という感想を述べ、前回の男

の人と結びついていた服のマークの怖さはなくなり、実際に見ても怖くなくなっていた。今は小学校のいろいろな出来事が頭から離れなくて困っているということだった。そこで1回の面接でひとつずつ、丁寧に聞いていったところ、相手がなぜそうしたのか、なぜそう言ったのかがわからなかったり、自分がどうすればよかったのかわからなかった事柄が多くあった。また、それに付随するいろいろな思いや感情があること、それをどう表出してよいかわからないということが明らかになっていった。

　母親からの情報も踏まえ、具体的にその出来事の状況を説明したり、その際のＡくんの気持ちに合った感情語を見つけ、その程度を数値で表してもらったりしていくなかで、ひとつの出来事に対しても様々な感情や程度があることを理解していった。また、当然の気持ちにはその妥当化を図り、ネガティブ感情も大切な感情であり、あってよいこと、ただ、それをどう表現するか、行動するかは別であり、工夫が必要なこと、それを一緒に見つけていこうと伝えた。その過程でＡくんは「どうしてなんだろうとずっと思っていた。そうなんだ。話さなくちゃわからないんだ。話すということは大事なんだ」と語った。

　本人との共同作業のなかから見つけることができた問題解決の方法や理解していったことは、例えば、具体的にしたいことがあってもどうしてよいかわからない場合には、程度に応じて誰に、というように具体的な相談相手を決めたこと、また、もういらない、捨てたいという気持ちは、深呼吸をして伸びをしたり、紙に書いて破ってみることで気分がちょっとは変わること、また学校でのイライラは早めに気づき、手の「筋弛緩」をすると少しは良いことなどであった。それらはまず面接場面で相談し実施してみてから、良さそうということで、次に学校や家庭で実際に行い、その結果を一緒に検討しながら見つけていった。また、ほかに楽しいことが多くあると、嫌なことでもあまり気にならなくなることに気づいた。ある程度見つかった段階で、この場合にはこの方法と書いて整理し、そうやって自分なりの対処法ができていく過程でこだわりや不安は軽減していった。

(2) 事例2　リラクセーションを学習した場合

【対象児】Bさん　女児　13歳

　Bさんは、小児期よりこだわりや対人関係の問題はあったが、乳幼児健康診査で特に指摘されることはなかった。小学校に入ってから学校でのパニックが頻発し、家庭では食欲不振、こだわりが強くなり当センターを受診した。服薬治療を開始するが強迫症状が徐々に悪化し、摂食障害の合併もみられたため入院治療となった。退院後、精神療法は継続され、また、家庭、学校での環境調整などもあり症状は改善していったが、中学に入ってからは友人とうまくいかず、再び過呼吸を起こすようになる。精神療法および服薬治療、教師による友人関係への調整や、苦しくなったら保健室に行くなどの対策がとられたが、その頻度は減少したものの継続していたため、主治医の勧めでリラクセーションの導入が図られた。

　初回面接で、本人、母親からこれまでの経緯と現在の状況および本人の状態を確認したところ、クラスメートとの関係に行き詰まってから過呼吸になるようになったこと、今はそのことでの心配はない状態なのだが、特にきっかけなく1週間に数回は学校で苦しくなるということだった。家でなることはなかった。過呼吸になる前の状態は、イライラしてきて苦しくなったり叫びたくなったりするが、その際に過去の出来事が思い出されるようなことはないということだった。自分での対処としては、ただ我慢するか、それが困難な場合は保健室に行くことだったが、紙袋を口にすることや深呼吸をするとよいという知識はあっても実行したことはなく、しようとも思っていなかった。自分で落ち着く方法はないと考えており、もしそういう方法があるなら知りたいということだった。

　自分で落ち着くようになりたいという希望があり、どうすればよいかの知識もあったが、まだ実際に使えるようにはなっていなかった。筆者は、そのスキル学習がBさんに必要であること、またその学習過程が、自分で落ち着くことは「できない」から「できる」という認知の変化を促すものとなるようにと考えた。まず、そのために、本人に合ったやり方を見つけ、それを落ち着く体験と条件づけていくことにした。

　はじめに、どういうことをするかについて、「落ち着く方法の学び方」と

して、その効用を簡単にメモおよび図示にて説明した。また、今までの保健室に行くというのも自分でできている対処法のひとつであることを説明した。それに加えて、自分でその場でできる方法を増やすことができること、また、ちょっと落ち着くことでどうしたらよいかの判断がしやすくなる場合が多いことを伝えた。説明を聞いた後、Bさんは、学校でクラスメートとトラブルになっても自分で落ち着けるようになりたいと話し、それを目標とすることにした。進度は個々違うことを説明した上で、一応10回を目安に、月2回、1回の面接時間は50分で開始することになった。このうち、母親との面接時間を10～15分程度とり、日常の状態や状況の確認を行った。また、自宅練習での見守り方を具体的に理解してもらう必要から、そのリラクセーション学習の進捗状況の説明を初期、中期、後期の各段階時に行った。

　最初に、Bさんに具体的方法として「ゆっくりした呼吸」をThが実際に行うのを見てもらい、本人の動機を確かめてから、改めてやり方のポイントを説明して一緒に行った。その際、やってみようという様子は見られたが実際は難しいようだった。そこで、簡単なようで実際は意外に難しいものであること、しかし、練習することで効果が出てくること、また、他にも様々な方法があるので、今は、自分に合ったものを見つけていく段階であることを再度説明した。Bさんは、自分で落ち着けるようになりたいという希望を強くもち、やり方は理解できていた。最初のセッションであり、初めて呼吸に意識を向ける経験での緊張もうかがえたため、宿題という形ではなく、自宅で落ち着いているときに練習していくとよいので、もし、できそうだったら就寝前にやってみてほしいという提案をした。そして行った際には実施日をチェックしておいてほしいことも伝え、チェック用紙を渡した。

　第2回、自宅での練習状況を確認したところ、ほぼ毎日、就寝前に行ってくれていた。Bさんの、自分で落ち着くようになりたいという動機の高さを感じた。実施後の感想では、特に落ち着く感じはない、何も変わらないということだったが、この2週間、学校で過呼吸になることはなく、保健室に行くこともなかった。練習課題として、自分がほっとする場所や風景など「肯定的イメージ」と「ゆっくりした呼吸」を合わせてみることにした。

図表1 ■ 第2回～8回の感想・自己評定

面接	「安全な場所」	自宅練習		面接場面	
第2回		特にかわりません		特にかわりません	
第3回	（1回目）	ちょっとはある		落ち着く感じはある	
第4回	（2回目）	わからない		落ち着く感じ	10
第5回	（3回目）	ほっとする感じはある 寝やすい		落ち着く感じ	10
第6回	（4回目）	ほっとする感じ	5	安心する	5
第7回	（5回目）	落ち着く感じ	5	落ち着く感じ	6
第8回	（6回目）	落ち着く感じ	6	落ち着く感じ	8

〈イメージは浮かびますか？〉「はい」
〈何のイメージですか？〉　「うまく言えません」
〈場所ですか？〉　　　　　「違います」
〈風景ですか？〉　　　　　「違います」
〈音はありますか？〉　　　「はい」
〈何の音ですか？〉　　　　「わかりません」
〈水の音ですか？〉　　　　「違います」
〈風の音ですか？〉　　　　「違います」
〈光はありますか？〉　　　「あります」

　イメージは浮かべられてはいるようだったが、具体的な言葉にするのは難しいようだった。そのイメージを絵や色で表現するのも困難だった。ただ、そのイメージの「手がかり語」としてThがいくつか提案したなかから「イメージ」という言葉を選択した。実施後の感想としては、「特に変わりません」ということだったが、行動観察から本人の落ち着いている状態を受けて、地に足が着いてここに座っている、自分がここにいるという感じがあるということだったので、それが落ち着くという感じであること、ただ、それには程度があり、今は、ちょっと落ち着けている状態であることを説明した。自宅練習については、相談の上「手がかり語」を用いてその「イメージ」と「ゆっくりした呼吸」を就寝前に行うことにした。自宅での練習方法を箇条書きに

し、姿勢を簡単な絵で示し、実施した場合のチェック用紙を渡した。以後、自宅練習課題はこの方法をとった。

　第3回、自宅練習状況の確認をするとほぼ毎日行ってくれていた。「イメージ」のみでの練習ではあったが、落ち着く感じはちょっとあるとのことだった。「安全な場所」を行い、落ち着く感じをしっかり感じてもらうことにした。「安全な場所」を第3回〜8回まで毎回行った。初回面接時からThからの具体的問いかけには、短い言葉ながら応えてはくれていたものの、Bさんからの話がなされることはなかったが、7回目以降、家族で旅行に行く話や、家での様子、学校でのことなどが語られるようになっていった。

　練習を開始した2回目以降の自宅練習時および面接場面での感想と自己評定（最低1－最高10）を表にまとめた〔図表1〕。

　第8回、日中での練習回数が増え、少し落ち着く感じやほっとする感じがもてるようになってきた。どのように行ったか実際にしてもらうと、今まで面接場面ではみられなかったゆっくりとした深い呼吸ができていた。自分で落ち着けるようになっていることをフィードバックすると「すごいことだと思います」と語った。

　第9回、予約時間に大幅に遅れ、焦っての来院だったが、車中で自主的に深呼吸を行い、「自分で落ち着けた」と報告してくれた。面接場面での落ち着く感じは5だった。

　第10回、実際に、学校で今までだったらパニックになっていたクラスメートとのトラブル時でもワーとならず、自分で落ち着けたということだった。母親からも同様のことが語られた。練習期間中、過呼吸になることはなく、本人と相談の上、終了となった。

　以後も主治医との精神療法は継続されているが、以前より自分の気持ちや考えをしっかり伝えられるようになったこと、それによって問題となっているところがわかりやすく、サポートしやすくなっているということであった。

(3) 事例2のまとめ

　初期段階（第1回〜3回）、自分に合ったものを見つける段階では、当初

「ゆっくりした呼吸」から開始し、「イメージ」がやりやすいことがわかった。中期段階（第4回〜6回）では「イメージ」を中心に練習し、面接場面では落ち着く感じがもてるようになっていった。後期段階（第7回〜9回）、日常で使えるようにしていくために「イメージ」と「動作」とを条件づけていこうとしたが、なかなか組み合わせができず、試行錯誤していくなかで「イメージ」「深呼吸」での組み合わせが定着し、日常でも「深呼吸」ができるようになっていった。

1）方法

リラクセーション練習では、まず、自宅での練習方法を実際に面接場面で行ってもらい、姿勢や方法を確認し、本人のやりやすい方法を取り入れながら、感想や希望を聞いた上で、問題点を踏まえ、当日行うリラクセーションを決めていった。その決まった組み合わせで実際に練習を行い、さらにその様子や本人の感想から、改めて自宅練習のメニュー設定を行った。いつどこで、どのような姿勢で行うか、本人の希望も聞きながら決め、再度、言葉で確認しながら紙に箇条書きにし、やり方も簡略した絵にして渡した。この時点でわかりやすくするためと、それによって自分なりのリラクセーションの仕方としてファイルにすることで、学習終了後も適宜見直し活用できるようにした。

姿勢は当初 Th の援助により行っていたが、自宅練習を就寝前のみから日中でも行うようになった段階で、面接場面において椅子に座っての「タテの姿勢」づくりを練習課題として改めて行い、自宅で自分ひとりでもその姿勢をとれるようにした。

2）「落ち着く感じ」の変化

初期段階では、「落ち着く感じ」有無のみでの評定であったが、その後、どの程度かの表現となり、さらに、自宅練習時と面接練習時の違いが生じるようになった。それに呼応して、主体的に日常での使用がなされるようになっていった。「イメージ」について当初はうまく言語化できなかったが、第5回よりイメージを単語ながら具体的に語るようになった。第6回以降その安心する感じを色で表現し、また、身体感覚を同定してくれるようになった。

3）方法の組み合わせ

どのような過程で方法を選択していったかは、以下の通りである。

- 初期段階

第1回、「ゆっくりした呼吸」から始めた。自宅練習を始めてくれていたが、効果は感じられていなかった。本人の意欲を生かし、かつ失敗経験にならないように、呼吸と他の方法を組み合わせて落ち着く体験ができるようにと考えた。

そこで、第2回で「イメージ」を導入した。自宅練習が漫然と「イメージ」だけにならないように、呼吸の回数を決めて合わせるようにした。「イメージ」と呼吸を組み合わせるようになったのは第6回からだが、その間、呼吸の回数を調整したり、なぜ組み合わせるとよいかの説明を何度か行った。

第3回、自宅練習でちょっと落ち着く感じがもて、Bさんにとって「イメージ」が取り組みやすいことがわかった。「肯定的イメージ」を強化・増幅していくために「安全な場所」を導入した。身体感覚は同定できなかったので、足が地に着いている感じ、椅子に座っている身体の感覚を意識してもらった。

- 中期段階

第4回、イメージと他の組み合わせでの実施にはなかなか至らなかったが、面接場面での「安全な場所」では落ち着く感じを10とした。「安全な場所」のプロトコールのなかでの深呼吸は浅かったが、ゆっくりできるようになってきていた。やや眠たそうな様子がみられたので、「消去動作」を以後組み合わせるようにした。また、自宅練習としてもイメージに「消去動作」を組み合わせた。

第5回、自宅練習は、やはり就寝前の「イメージ」だけだったが、ほっとする感じ、寝やすさが感じられるようになってきた。学校でも使えるように、動作と合わせて練習していくとよいことを改めて伝えた。「消去動作」では「すっきりした」とぐっと上に伸びをするなど、面接場面でも自然な身体の動きがみられるようになった。

第6回、自宅練習では、「イメージ」に「消去動作」ではなく「深呼吸」の組み合わせがなされるようになる。ほっとする感じがあったと報告してくれた。それを受けて、以後「ゆっくりした呼吸」ではなく「深呼吸」で組み合わせることにした。

• 後期段階
　第7回、自宅練習で「イメージ」「深呼吸」は継続していた。イメージは浮かびやすくなっているとのことだった。練習場面で「消去動作」後、自然に脚、腕を一緒にぎゅっと前に伸びをした動作を受けて、今までの「消去動作」と、実際行って比較してみたところ、後者のほうがのびのびするということで、その動作に変更し、起床時に行うことにした。また、日中の練習時用として椅子に座っての「タテの姿勢」づくりを行った。
　第8回、就寝時の練習に加えて、起床時の伸びを数回ながら行うようになり、目が覚める感じがするということだった。日中、自宅では「イメージ」「深呼吸」、電車の中では「深呼吸」を行っていた。練習回数が増え、少し落ち着く感じや、ほっとする感じがもてるようになってきた。
　第9回、就寝前での「イメージ」「深呼吸」は毎日継続されていた。日中の練習でも「深呼吸」を自宅で数回行い、やりやすく、すぐやろうと思えるとのことだった。
　初回面接時、リラクセーションについては、どういうものかわからない、ただ、勧められたからということだったが、説明後は学習への意欲を示し、当初から熱心に取り組んでくれた。その背景には、当センターに入院治療も含めて数年来通院しており、当センターという大きな意味での場所自体への安心感をもっていたこと、そして、主治医との信頼関係がこれまでの治療において築かれていたこと、また、環境への対策がすでに整えられていたことなどが挙げられる。

5. おわりに

　高機能広汎性発達障害の子どもたちへのリラクセーションの方法は、試行錯誤の段階である。主治医やスーパーバイザーと相談しながら、また、当センターでの自閉症研究会で様々な視点から検討し助言を得ながら行っている臨床のなかから、現段階でこうすると良さそうだとみえてきたものを示したにすぎない。子どもによっては、不安拮抗反応としてのリラクセーションでも取り組むことが難しい場合もある。環境調整が行われ実際に安全な状態であるかどうか、身体的疲労度やうつ状態の査定に加えて、高機能広汎性発達障害の子どもたちの場合「リラクセーション」「落ち着く」などの言葉や、「深呼吸をする」、「姿勢をとる」という言葉や動作へのネガティブな記憶、経験への査定も必要になってくる。イメージを用いる際、妄想や空想的傾向、および強迫観念がないか、また、イメージが単に回避の手段にならないように注意している。「肯定的イメージ」が使えるためには、それまでの実際に安心できる場所、楽しい思い出、好きなものなどが資源になる。逆に言うと、この時期までにまったくない、またはまったく思い出せない状態だと難しい。また、「安全な場所」の創出を行う場合、しっかりと「肯定的イメージ」でなされないとかえって不安や恐怖を増長させる結果となってしまう危険性があり、その導入については慎重に行う必要がある。

　その子に合ったリラクセーションを本人とともに作っていく共同作業の過程をとるためには、個々その子に合ったものをどう見つけていくか、それを日常で使えるものへとどう組み合わせていくかの難しさがある。そのためには、本人からのフィードバックが欠かせないが、それをどうキャッチしていくかはセラピスト側の問題でもある。

　リラクセーションで決して問題が解決するわけではない。心理面接の開始時やその準備段階にすぎない。更なる治療や問題解決、スキルへのサポートは必須である。ただ、自分で落ち着けるようになるために他者との共同作業の経験、そして、自分でできるようになっていくことでの自己肯定感、自己コントロール感を育む経験となりうるものであろう。また、学習した際には

自分でいつでも簡単にできるストレスへの対処法が増えることになる。様々な多くのストレスを受けながら頑張っている高機能広汎性発達障害の子どもたちが、それによってストレスへの脅威が少しでも減少し、適切な対処につながりやすくなるひとつのサポートになればと考えている。

(瀧澤孝子)

〈引用・参考文献〉

Attwood, T., "Asperger's Syndrome and Problems Related to Stress," M. C. Baron, J. Groden, G. Groden and L. P. Lipsitt, eds., *Stress and Coping in Autism*. New York, Oxford University Press, 2006, pp. 351–387.

T. アトウッド『ガイドブック アスペルガー症候群――親と専門家のために』冨田真紀・内山登紀夫・鈴木正子訳, 東京書籍, 1999.

K. D. ブロン, M. カーティス『これは便利！5段階表――自閉症スペクトラムの子どもが人とのかかわり方と感情のコントロールを学べる5段階表活用事例集』柏木諒訳, スペクトラム出版社, 2006.

J.A. コーエン, L. バーリナー, J. S. マーチ「児童思春期の治療」E. B. フォア, T. M. キーン, M. J. フリードマン編『PTSD治療ガイドライン――エビデンスに基づいた治療戦略』飛鳥井望・西園文・石井朝子訳, 金剛出版, 2005, pp. 104–130.

平野真理「高機能広汎性発達障碍をもつ人々の身体感覚と支援の実際」『東京大学大学院臨床心理学コース紀要』31, 2008, pp. 105–120.

市井雅哉「EMDRの訓練システム」崎尾英子編『EMDR症例集』星和書店, 2003, pp. 222–236.

五十嵐透子『リラクセーション法の理論と実際』医歯薬出版, 2001.

河野友信・吾郷晋浩・石川俊男・永田頌史編『ストレス診療ハンドブック』メディカル・サイエンス・インターナショナル, 1990.

R. S. ラザルス, S. フォルクマン『ストレスの心理学――認知的評価と対処の研究』本明寛・春木豊・織田正美訳, 実務教育出版, 1991.

宮尾益知編『ADHD・LD・高機能PDDのみかたと対応』医学書院, 2007.

成瀬悟策『リラクセーション――緊張を自分で弛める法』講談社, 2001.

成瀬悟策編『実験動作学――からだを動かすこころの仕組み』(現代のエスプリ別冊) 至文堂, 2000.

成瀬悟策『臨床動作学基礎』学苑社, 1995.

日本臨床動作学会編『臨床動作法の基礎と展開』コレール社, 2000.

B. O. ロートバウム, E. A. メドウズ, P. A. レシック, D. W. フォイ「認知行動療法」E. B. フォア, T. M. キーン, M. J. フリードマン編『PTSD治療ガイドライン――エビデンスに基づいた治療戦略』飛鳥井望・西園文・石井朝子訳, 金剛出版, 2005, pp. 222–227.

F. シャピロ, M. S. フォレスト『トラウマからの解放：EMDR』市井雅哉監訳, 二瓶社, 2006.

F. シャピロ『EMDR――外傷記憶を処理する心理療法』市井雅哉監訳, 二瓶社, 2004.

P. スタラード『子どもと若者のための認知行動療法ワークブック』下山晴彦監訳, 金剛出版, 2006.

杉山登志郎「アスペルガー症候群とこころの理論」『精神科治療学』14(1), 1999, pp. 47–52.

髙橋脩「アスペルガー症候群・高機能自閉症：思春期以降における問題行動と対応」『精神科治療学』19(9), 2004, pp. 1077–1083.

田中千穂子「多様性の喪失の危機―『発達障碍』からみえてくるもの」『東京大学大学院臨床心理学コース紀要』31, 2008, pp. 81–90.

田中千穂子・栗原はるみ・市川奈緒子編『発達障害の心理臨床』有斐閣, 2005.

Tinker, R. T., and Wilson, S. A., *Through the Eyes of a Child: EMDR with Children.* New York, W. W. Norton & Company, 1999.

辻井正次・小泉晋一「高機能広汎性発達障害児に対するストレスマネジメント教育プログラムの開発と効果の測定」平成18年度厚生労働科学研究研究費補助金（こころの健康科学研究事業）アスペルガー症候群の成因とその教育・療育的対応に関する研究報告書, 2007, pp. 86–89.

角井都美子・三羽理一郎『看護師・セラピスト・コメディカルのための自己モニタリングと呼吸法』メディカ出版, 2006.

山上敏子『方法としての行動療法』金剛出版, 2007.

山上敏子『行動療法3』岩崎学術出版社, 2003.

吉橋由香・宮地泰士・神谷美里・永田雅子・辻井正次「高機能広汎性発達障害児を対象として『怒りのコントロール』プログラム作成の試み」『小児の精神と神経』48(1), 2008, pp. 56–69.

第3部

実践ノート

第1章

トラウマ・抑うつからの回帰
あるアスペルガー障害の治療経過

1. はじめに

　アスペルガー障害の子どもは、社会性の障害や対人関係を築くことの困難さからいじめの対象となりやすく、未診断の症例では養育・教育者から方向を誤った指導や虐待にあたるような関わりを受けることもある★1,2。また、優れた機械的記憶力により恐怖体験が長くとどまりやすいという特徴もあり、外的な要因と本人の特性の両面から心的外傷を受けやすい状況にあるといえる。

　このため、思春期に後期合併症や二次障害をきたすことが稀ではなく★3,4、約20％に気分障害の合併がみられるとの報告もある★5,6。精神科的な症状を呈しやすい思春期は、幼児期や学童期に適切な診断が下されなかった子どもにとって、正確な診断と評価に基づいた支援を行う好機であるともいわれている★7が、複雑化した二次障害の治療に関する報告は少ない。

　本章では、未診断のまま思春期まで経過することで、外傷後ストレス障害（Post Traumatic Stress Disorder 以下 PTSD）およびうつ状態を呈したアスペルガー障害の男児に対する治療過程について、入院中の関わり（特に母子へのアプローチおよびそれぞれの変化）を中心に提示する。精神療法や家族への積極的なアプローチ、環境調整など包括的治療を行うことで良好な結果

が得られたケースであるが、その実践にあたっては、アスペルガー障害の障害特性を考慮することが重要であった。

なお、筆者は本症例においてこころの診療を担当する医師（レジデント）として患児に関わったが、ベースは小児科医である。同じ部内のスタッフ医師や同僚医師たち（同部は精神科医と小児科医が混在して治療を行っている）から多くのアドバイスを受けながら本治療にあたったことを明記しておく。

また、症例の記載に際しては本人およびご両親から承諾を得ているが、匿名性が保たれることへの配慮と症例としての問題点をより捉えやすくすることを目的として、細部には大幅な変更を加えた。

2. 症例

【対象児】男児　14歳　中学2年生

【主訴】学校でうまくいかない。家にも学校にも自分の居場所がない。自暴自棄（患児述）

【家族構成】両親、本人の3人家族。父は弁護士。母は専業主婦

【生育歴】妊娠、分娩経過に異常なし。始歩1歳2カ月、始語1歳と運動発達や言語発達に明らかな異常はなかったが、乳幼児期より視線が合いにくく、偏食、睡眠パターンが不規則といった生活リズムの問題があり、母親は育てにくさを感じていた。幼稚園でもひとり遊びが中心で他児との交流は少なく、「寺院に強い興味をもつ」「特定の衣服しか着ない」など限局された興味の集中やこだわりを認めていたが、相談機関を受診することはなかった。4歳で地方に転居したが、母・児とも地域性になじめず、苦労する日々が続いた。

【現病歴】小学4年の頃からクラスでいじめられるようになり、小学5年の時には、トイレに連れ込まれて便器に顔を強打されるという校内暴力の被害者となった。学校側が十分な対応をしてくれず、かえって周囲から非難されるような事態に陥ってしまい、この場から何とか逃れようという思いで中学受験を決意。厳しい受験勉強を経て、全寮制の中学に入学したが、集団生

活や友人関係がうまくいかず、ここでもいじめを経験した。中学1年の秋頃より、自分に対する人からの評判や捨て台詞が気になり始め、中学2年の春には無気力で友達との付き合いが難しくなった。学校側から寮生活ができる状態ではないと判断されたことをきっかけに、中学2年（X年）の秋に当院を受診。外来で「勉強する気力がない。自暴自棄」と話し、うつ状態を認めたことに加え、「幼児期からずっと母から暴力を受けてきた。家にも学校にも自分の居場所はない」と家庭内の問題を語り、精神症状が強いと判断したため、X年12月、精査加療目的で入院となった。

【入院時現症】眼鏡をかけ、肥満体型。活気がなく、表情は乏しい。筆者との初回面接では、「まさか盗聴器はありませんよね」と面接室を確認した後で、寮生活の辛さや家族に対する気持ちを文語調の言葉を用いて語った。母の対応や過去のいじめ体験に対しては、悪夢や再体験症状を頻回に認めており、被害的な思考が強く働いていた。また、「自分には唯我独尊的な面がある。社会生活に適応できず、長所がない」「どうも自分の行動や言動は、他人を不愉快にさせているらしい」など、自己肯定感の低さや対人関係の苦手さを意識した発言が聞かれた。

病棟では一日中眠っている日々が続いたが、同室児のカーテンを声もかけずに突然開けてしまったり、検査を受けに行ったものの誰にも声をかけずに廊下で3時間待ち続けるなど、社会性の未熟さを感じる行動が数多く観察された。

【検査所見】頭部MRI、脳波では明らかな異常はなく、脳血流シンチでは前頭葉底部と上頭頂葉小葉で血流低下がみられた。Whechsler式知能検査では、全検査IQが124と高値であったが、言語性IQと動作性IQの間に著しい解離を認めた（言語性＞動作性）。抑うつを評価するCDI（小児抑うつ尺度、cut off 22点）は31点、思春期解離スケール（cut off 4点）は6.4点といずれも高値であった。

【診断・治療方針】面接および行動観察、検査結果より、広汎性発達障害を基礎障害として有し、家族の厳しい教育的対応および学校でのいじめ体験を受けPTSD、集団不適応、うつ状態を呈していると診断（PTSDの診断はDSM-IV-TRの診断基準に準じて行った。広汎性発達障害の下位診断とし

ては、乳幼児期の生育歴や行動・言語面の特徴からアスペルガー障害が強く疑われたが、精神症状の影響も考えられたため、診断の確定は保留とした)。学校は1年休学し、入院を継続して治療を進めることとなった。

3. 治療経過

【治療構造】各科混合一般病床(思春期病棟)の大部屋、主治医は3人のチーム体制で、アスペルガー障害の特性を考慮しながらPTSDとうつに対する治療を行った。刺激を減らすことを目的として面会制限を設け、本人には薬物療法(フルボキサミン内服)、筆者による週2回の個人精神療法(1回約1時間の定期面接)を実施した。家族との面接も定期的に行い、幼少期の情報確認や母自身の抱える問題の整理を行いながら、児の特性や現状を理解できるように指導した。本人および母との面接は筆者が担当した。また、治療の節目には本人と両親、主治医3人で必ず合同面接を行い、治療状況や今後の目標について確認し統一を図ることとした。

退院までの経過について、4期に分けて提示する。

第1期　過去に向き合う日々（X＋1年1月〜X＋1年3月）
家族との面会は週1回1時間に制限し、刺激のない環境で過去についての振り返りを行った。
・患児の様子

治療開始後しばらくは、「(看護師に)希望を伝えても否定されると思うから言えない」「食堂でごはんを食べると寮で悪口を言われていたことを思い出す」など被害的思考、再体験症状が強く、過眠傾向や頭痛や微熱など身体症状も多くみられた。また、面接では「自分にも悪いところがあるがひどすぎる！　お母さんのせいでこうなったんだ！」と母への怒りや自身の苦労を切々と語ったが、その言語表現や表情、内容は非常にかたく不自然さが目立つものであった。

しかし、病棟を居心地のいい場所と捉え、架空戦記を書くなど自分の気持ちを浄化させる方法を自ら見つけたり、面接で少しずつ自分の気持ちを表出

する作業を続けることで、これらの症状は徐々に軽減。「自然に怒れるようになりたい。今は溜めるか噴き出すか。段階的に開放できるようになりたいんです」「(今までは周りから強制されてばかりだったけど)自分でやっていけるようになりたい」など、自分の抱える問題や課題を比較的冷静に語れるように変化していった。

• 家族の様子

　家族との面接では、主に母親と幼少時の様子について振り返りを行った。エピソードを話すたびに、「周りからいろいろ言われ大変でした」「私たちは常によそものなんです」といった話になり、周囲への怒りや母自身の苦労が語られるセッションが続いた。その表情や口調は児ととても類似しており、また、校内暴力やその後の受験勉強時代の話で涙ぐんだり過呼吸になる姿もみられるなど、母親自身の葛藤や苦痛も非常に強いことが明らかになっていった。しかし、面接で表出を繰り返すなかで母親側にも少しずつ変化がみられ、自身の葛藤だけでなく子どもの特徴や母が与えた影響、家族が抱える問題などに目が向くようになっていった。

※3月末に家族合同面接を実施し、これまでの振り返りやMRI、脳波、脳血流シンチ、知能検査等の結果説明を改めて行った(脳血流低下の所見について、外来主治医より〈血流が低下している部位は視覚からの情報を組み立てるところであり、目で見た情報を頭で組み立てて考えるのは苦手なのかもしれない。そんな側面がこれまでにもあってお母さんもご苦労だったかもしれない〉と器質的な問題の存在について話し、〈このような状況でがんばり続けるのは疲れる。少し休んで次に進もう〉と入院治療を継続することを確認。また、児が自分の抱える問題について気づき、自分の力で歩き始めようとしていることについても触れ、〈自立していけるよう皆で支えていきましょう〉と今後の周囲がとるべきスタンスについても再確認した)。

第2期　現実と向き合う日々 (X + 1年4月～X + 1年7月)

　家族や社会との接触を徐々に増やし、規則正しい病棟生活を送るよう段階的に目標を提示していった。また、入院後に約10 kg体重が増加(75 kg →

85 kg)したため、小児内分泌専門医にもチームに加わってもらい、肥満治療も行った。

・患児の様子

　治療者側の対応の変化や精神的負荷を伴う治療に対する抵抗は強く、目標提示の度にPTSD症状の悪化や疎通性や柔軟性の低下といった一時的な反応が生じた。しかし、一定の時間はかかるものの本人が納得できるよう理屈をつけた説明を繰り返し、周囲が一貫した態度で接することで適応は可能であった（ひとつの課題をクリアするのに毎回約2週間。以前のように誰にも言わずに溜め込んだり身体症状を示すわけではなく、不器用ながらも言葉を用いて自らの気持ちを表現する姿がみられた。例：「胸倉つかんで文句言いたい気分なんですけど」「もはやあらがう気力なし。ただ不満・鬱屈のみが蓄積するのみ」「そもそも、古来飢えた軍隊が勝利したためしはない！」など）。

　治療開始から半年経過した頃からは、外泊の日程や1日の過ごし方等について、自分で課題を決めて毎日を過ごすようになり、同室児とも交流するようになっていった。面接では、過去への固執が軽減し、現在や将来の話が増加。「ここにいて自分のパターンがわかってきた」「理性と感情の切り替えをうまくしたい」と自己洞察が進んだ。また、母との関係を「以前はまな板の上の鯉だったが、今は鮫を釣って引っ張りまわされている感じ」と表現するなど、受身一方ではなくなってきたという感覚をもつようになっていった。

・家族の様子

　ある出来事をきっかけとして母親が、「自分の怒りがゴミ屋敷から流れ出るような感覚になる」「一歩引いてまずいと思いながらも（児に対する叱責や怒りが）止まらない自分がいる」と話し始め、児の治療を進めていくためにも、母自身の気持ちの整理を行うことが必要となった。このため、これまでの親面接とは別枠で「母親自身に対する面接」を行うようにしたところ、結婚後の苦労や母自身が両親から可愛がられた記憶がなく、過酷な環境で育ったことなどが語られた。気持ちの整理を進めるなかで、母は自分自身の抱える問題が児の問題と混同されていることに気づいていった。

　一方、親面接の時間では肥満治療に取り組む児のがんばりを伝え、家族に

はこれまでのような指導する立場ではなく、児を応援する立場・見守る立場をとってもらうようにした。スタッフを間に挟んで児と接することで、母は現在の児の姿について客観的な見方ができるようになっていった。

※7月末の家族合同面接では、〈身体的にも精神的にも上向いてきている。入院治療は先が見えてきたのでこの先を考える段階にきている〉と状態を説明。今後については、家族から転校などの話も出ていたが、本人から家族に向かって「もとの学校に戻りたい」と明確な意思表示がなされ、復学に向けて進んでいくという方向性が確認された。

第3期　自己に向き合う日々（X＋1年8月〜X＋1年10月）

　長期外泊や生活の自己管理など、退院後の社会復帰を見据えた生活を開始。これまでやめていた勉強を再開し、肥満治療も継続して行うなど、本人にとって負荷がかかる日々が続いた。

- 患児の様子

　長期にわたる肥満治療の苦しさから買い食いなどの問題行動が頻発した。やり方や隠し方が下手ですぐに発覚してしまうことに加え、嘘や言い訳をついてしまうことで、病棟スタッフや母親から注意を受けることが増加した。
　注意を受ける理由や、嘘や言い訳が状況を悪化させていることは本人なりにわかっているようであったが、素直に自分の非を認めたり行動を改善することはなかなかできず、「でも、そうしなければやってこれなかった」と母親に対する恨み節が再燃。病棟でも外泊でもうまくいかないことに対して目標や自信を喪失し、「嘘に嘘を重ねてしまう。一方で良心の呵責に苦しみ、一方ではまやかしだと思う。自分のなかにいろんなやつがいて統合不能。もはやお手上げ状態。価値観や現実がごちゃごちゃになっている」、「虚無ですよ。こころは真っ暗。生きる意味が見つからない。ずっとずっと寝ていたい」と語るなど、深い虚無感や絶望感を表現する日々が続いた。
　また、「自分には喜怒哀楽のうち怒と楽しかない。本当の感動や喜びがないから動機づけができない。しかられることから逃げることが目標だったし、それ以外は楽な方に逃げていた」、「うすーい価値判断からくる概念をも

う少しはっきりさせる必要がある。この年になって知恵が追いついてきて、反省することになった次第です。ただそれも自分ですから……」など自身が抱える「感情の発達の未熟さ」や「自己規律の未確立」といった問題にも意識が向くようになり、《自我の確立》といったテーマにまでその葛藤は深まり、激しい情緒的変動がみられた。

• 家族の様子

　母は、自身の問題との混同はしないものの、児自身に対する不安は継続。「手を出しすぎてしまうところがあります。どこまで見守ればいいのか……」「私がはらはらしているだけかも。離れるとそう思うのですが……会うと力が入ってしまうんです」と子どもとの距離のとり方に戸惑う言葉が聞かれるようになっていった。

※10月末の家族合同面接では、〈いろいろあっても立ち直れるようになってきている。その反面、入院生活に対する窮屈さも感じているようだ。社会性を身につける機会になっているとは思うが、そろそろ退院を考えていいと思う〉と状況を説明。

　退院に向けて、検査や日程調節などを具体的に考えていくこととなった。

第4期　自立・家族再統合に向けて（X＋1年11月〜X＋2年1月）

• 患児の様子

　生活目標を維持した形で葛藤に付き合っていったところ、「割り切っちゃったほうがいい気がしました」「ぐだぐだ言ってもしょうがない。ふてぶてしく生きようと思う」と突然、本人から意思表明があり、12月に退院することが決定した。1年ぶりの学校訪問で担任から肯定的な評価を受けたことや、同級生や教室に近づいても症状が再燃しなかったことも、本人の自信につながったようであった。

　面接での様子にも変化がみられ、答えの出ない混沌としたものや社会復帰への不安はあるものの、それはそれとして自分なりに区切りをつけてやっていくといった柔軟かつ前向きな言葉が自然な形で語られるようになっていった。

退院前の合同面接で、主治医より障害告知を行ったが、不安定になることはなく、両親に対してこれまで感じてきた様々な思いを語ったのち、「未熟かもしれないが僕は僕でやっていく」と宣言。
　渾身の思いを込めて自分の気持ちを伝えたことについて「まあ、及第点ってところで」と自己評価し、「先はわからん」「でも、脂肪が落ちて筋肉がついたから一応足元を見てやっていける」「空がずいぶん青いな」と自らの状態を表現し、退院した。

・家族の様子

　児に対する母の評価が、「しっかりしてきた。自分の意思もはっきりしていてわかりやすくなってきた」、「マイナス評価の塊だったけど、この点が苦手という捉え方をするようになった」と肯定的なものに変化。「不安だけどなんとかやっていけるかな」と、母としてもある程度安心して退院や社会復帰させられる感覚をもてるようになっていった。

　また、合同面接で精一杯自分の気持ちを話す息子を見て、「親の知らないところで本人なりに考えたり申し訳なく思ったりしていたんですね」「あの子が自分たち家族のなかにある"殻"を破って問題を整理していってくれた気がします」と、これまで気づいていなかった子どもの気持ちや成長を実感。

　「世話を焼きすぎて心配が募らないように、元に戻らないように気をつけたい」、「正直、始まってみないとわかりませんが……」、「家族それぞれ違うところを優先しながら、無理のないように意思の疎通をもって尊重し合って過ごしていけるようにしたいです」と穏やかに話して、退院を迎えた。

・退院後

　退院後も、薬物療法と定期通院は続行しているが、症状の悪化は認めていない。学校生活も対人関係などで苦労はしているものの、自分なりに対処方法を見つけて適応している。辛かった出来事については「思い出そうと思えば思い出せるが、急に襲われることはなくなった。でも、あえて思い出そうとは思わない」と話している。

図表1　治療による変化

〈自己表現〉
- 当初は自らを「まな板の上の鯉」と評し、手紙で思いを表現。
- 経過中、病室ではぬいぐるみを使用して間接的に表現。
- 退院前には自分の気持ちや要望を直接伝えるまでに変化。

〈自己認識〉
- 「自分のパターンがわかってきた」「記憶力がいいらしい」など自身の特徴を認識。短所だけに目が向いていたが、少しずつ「自分」についての理解が進んでいった。自己評価も向上。

〈対人関係／社会性〉
- 当初は再体験症状もあり回避していたが、徐々に他児とも交流。
- 「場を読むことの困難さ」は変わっていないが、被害的思考が減り、「こういう時にはこう対応した方がいいらしい」という対応策がとれるようになり、場にふさわしい適切な行動が増加した。

【治療による変化】

〈検査所見〉退院前に実施したWhechsler式知能検査では、入院時と比較し、全検査IQと言語性IQはやや低下。動作性IQはほぼ同様の結果であった。

精神症状に関する検査では、CDIが31点から18点、思春期解離スケールが6.4点から2.5点と改善していた。脳血流検査の結果に大きな変化はみられなかった。

〈行動・自己認識について〉二次的な精神症状の改善に伴い、自己表現の方法や他者とのコミュニケーションに変化がみられた〔図表1〕。しかし、柔軟性や対応策の増加はあっても、質的な変化はみられなかった。このため、アスペルガー障害と最終診断した。

4. 治療経過の検討

一般にトラウマの回復過程は、「安全の確立」「想起と服喪追悼」「日常生活との再結合」の3つのステップに沿って進むとされ[★8]、アスペルガー障害を並存する本例においても、この過程に大きな違いはなかったように思われる。しかし、治療をスムーズに進めていくためには、それぞれの時期におい

て「アスペルガー障害の障害特性を考慮した対応」や「アスペルガー障害の子どもを育ててきた家族への配慮」が必要であった。各時期における治療者側の課題、具体的な対応策などを提示し、経過について検討する。

第1期　安全の確立・信頼関係の構築、児の変化を捉える視点の獲得

　トラウマの治療の第一段階は「安全の確立」にあるとされている[★8]。このため本症例では、家族との接触を減らすだけでなく、被害的かつ過敏になっている児が刺激と感じるものを、できる限り排除する工夫を行った（具体例：大部屋ではあっても人の出入りが少ない静かな部屋での生活を確保する。寮での食事で賦活させるため、通常は食堂でとる食事を部屋で食べてもいいことにするなど）。

　また、面接においては、わずかな遅刻や面接者の態度に過敏に反応する姿がみられたため、治療者が面接時間を守り、声のトーンや口調、表情をあまり変えないよう気をつける必要があった。

　このような配慮をしながら児の言動を追っていくと、表現方法や反応は独特かつ未熟なものであっても、「本人なりの一貫性や治療の進行に伴う変化（＝児の変化を捉える視点）」があることがわかっていった。アスペルガー障害の子どもをみるには、彼らの言動に合った眼鏡をかけてみていく必要があるとの言葉もあるが[★9]、この第1期は、まさに患児に合ったオーダーメードの眼鏡を作成していった時期にあたるといえるだろう。

　一方、家族に関しては、当初、児や治療への過干渉や不信・治療拒否なども心配されたが、幸い良好な関係を保ちながら治療を進めていくことができた。これには、面会制限はかけながらも母親の話を十分聞く時間を設けたことや、母自身が児の治療に対して積極的であったことが影響したように思われる。

　実際、母親から幼少期の具体的なエピソードやそのときの対応を確認する作業は、アスペルガー障害の診断という意味だけでなく、周囲の者がどのように児に向き合ってきたか、母親がどのような思いで児を育ててきたかを知るために、非常に有意義であった。また、この時間をしっかりとることで、治療者と家族の間に信頼関係や児に対する共通のイメージを構築することが

できたように思われる。

第2期　患児なりの対処パターンおよび効果的な援助方法の模索、母自身の問題整理

　児が過去ではなく、今を生きることに目を向け始めた時期である。このため治療者は、児の思いを受けとめ支えるという受容的な役割だけでなく、指導的な役割も担うこととなった。これまで母親がとってきた立場に立つことになるため、「結局みんな一緒」と児に思われないような対応をすること、また、自分自身の現在の課題に対して「親のせい・過去の体験のせい」という発想になることなく、「あくまであなた次第」「ちゃんと克服できる」と促していくことが重要であった。

　そのような姿勢で向き合ってみると、患児には課題や目標を提示するにあたり、一定のプロセスを踏むことや、児独自の課題克服のプロセス（とりあえず抵抗→しぶしぶ納得→実践→一時的な症状再燃→克服）を理解し、待つ姿勢をもつことが大切であることがわかった。また、時間や手間はかかるものの、日常生活レベルの課題においては、その必要性を理解し克服する力を十分もっていることもわかっていった。

　この第2期における段階的に目標を提示し克服する作業は、治療者だけでなく、患児自身が自らの対処パターンを自覚する機会になったわけだが、興味深かったのは「克服期間2週間、抵抗パターンほぼ変わらず」という規則性であった。アスペルガー障害の特性である思考の硬さや融通の利かなさは短所となることのほうが多かったが、「納得すれば律儀に取り組む」、「児独自の規則性さえ理解できれば状態把握が可能になる」といったプラスの面にも働いたように思われる。

　一方、家族に関しては、この時期母親自身の問題と児の問題を分離する作業を行った。カンファレンスでは「誰が、どのような立場で、どの程度まで関わっていくか」という議論が生じたが、結局、児の担当医である筆者が児の問題を解決するための手段のひとつというスタンスで関わることになった。

第3期　スタッフへの転移・自殺危惧（極端さを理解する必要性）

　児が内面的な問題やこれまでに身につけてきた負の対処パターンの改善に取り組んだ時期である。明確な答えや課題がないテーマに向き合ったり、自らの欠点を見つめ直すことは、抽象的思考に困難さを抱え柔軟性が乏しい患児にとっては非常に大変な作業であったと推測される。

　この時期の児は情緒的変動が激しく、悩んでいる深いテーマに反比例するかのごとく、その発想は単純かつ極端であった。このため、ふとしたきっかけで自殺を試みるような危険性を筆者は強く感じ、スタッフに「極端な思考や行動に走りがちな児の特徴を周知させる」必要があった。また、「正直言って僕をしかるのは、自分の評価を上げるためにやっているように思える」など、親身になって関わってくれる看護師に対して不信感をもつなど、陰性の転移感情も強くみられたため、「慢性的なトラウマを経験してきた児の心理的特徴を説明する作業」や「スタッフ間で分裂が生じないように連携を密にとる」ような配慮を要した。

　崎濱はアスペルガー障害のうつの臨床上の注意点のひとつとして、急に深い谷底に叩き込まれるような急激なうつ状態への移行を挙げ、認知のプロフィールだけでなく、苦悩に対する反応のプロフィールを理解しておくことの重要性を説いているが★10、第3期はまさにそのことを肝に銘じておく必要があった。

　なお、家族にとっては「アスペルガー障害の特性をもつ思春期の子どもをいかに支えていくか」を模索する時期だったと考えられる。これまでの治療過程で、児の認知特性や精神状態、発達課題などに関する理解が深まり、対処方法を変えていく必要性を家族は十分認識していたが、10年以上にわたって作り上げた対処パターンを修正していくのは容易ではなかった。

　患児にとっても家族やスタッフにとっても危機的な時期であり、「それぞれから情報収集を行い、互いの思いを翻訳したり、どのような対応をすればいいか具体的な指示をすること」が主治医の最も大切な役割であった。

第4期　告知について

　危機的な状態を乗り越えて、入院治療の仕上げを行った時期である。

検討を要したのは告知の問題だが、脳血流の低下など器質的問題の存在や認知特性についてはすでに話をしてあり、それに伴って生じる困難や対処方法に関しては入院治療を通して取り組んできた内容であったため、大きな混乱が生じることはなかった。告知前から「母は僕のことを注意欠陥多動症の予備軍と思っているらしいです」、「アスペルガー症候群ってどんな病気ですか？」、「（何かはっきりした理由があるほうが）自分のせいじゃないと思えるかも」など診断を意識した発言は聞かれており、退院前の合同面接の場で診断名とその障害特性や現在わかっている原因などについてはっきり伝えたことは、自身が向き合ってきた問題に折り合いをつけるひとつの手段になったようにも思われる。

　この時期の患児家族は現実検討識や実行機能が高まり、適度の緊張感や不安をもちながらも、様々な事態に対応できるようになっていた。このため、主治医の役割は「それぞれがもつ力を保障し、自信をもってもらうこと」にあった。

5. 考察

(1) 診断について

　未診断で思春期まで経過したアスペルガー障害の症例は、二次的な精神症状を合併している症例が多いため診断に苦慮することが少なくない。特に、虐待やいじめなど慢性的な心的外傷を受け続けてきた子どもは、対人関係に歪みが生じていることが多く、アスペルガー障害と診断するためには、乳幼児期の生育歴や行動特徴を確認し、慎重に鑑別する必要がある★[3, 11]。

　本症例でも入院当初は二次的な精神症状と認知特性の変化が混在しており、現症による診断確定は困難な状態であった。乳幼児期のエピソードや言語表現・行動の特徴などからアスペルガー障害が強く疑われたため、その特性に応じた治療を進めたが、最終診断は退院前に行った。

　本例のような二次的な精神症状の治療で必要なのは、患児がアスペルガー障害をはじめとする広汎性発達障害の特性を有するかを判断し、その特性に応じた治療戦略を練ることにある。過剰診断や治療における目標設定を誤ら

ないためにも、基本的な障害特性と二次的な精神症状の両面を考えながら状態評価を続けることが重要と思われた。

(2) 治療について

　思春期のアスペルガー障害の子どもの状態は、アスペルガー障害の基本特性のみを示しているわけではなく、過去の10年間あまりに及ぶ養育環境、対人関係、教育状況を含む広義の環境との折り合いをつけてきた、あるいは折り合いをつけきれなかった中間結果である★7。また、症状改善後も、自立や就労など取り組まなければならない課題が続くことを考えると、支援体制の充実も外すことはできない。そのため、現在の精神症状のみならず、そこに至るまでの背景や将来を見据えた対応が必要である。

　本症例では、そのような考えのもと、アスペルガー障害の障害特性を考慮した治療環境の整備をしつつ、「個人精神療法や薬物療法などの患者本人へのアプローチ」と「家族への積極的なアプローチ」を並行して行った。各治療段階における具体的な関わりについてはすでに紹介したので、ここでは本人・家族それぞれへのアプローチおよび環境整備の意義について考察する。

1) 本人へのアプローチ

　本人へのアプローチとして、本症例では、個人精神療法（定期面接による内面へのアプローチ）、薬物療法、肥満治療や病棟生活を通した認知行動療法的な関わりを組み合わせて行った。

　アスペルガー障害の子どもたちは、①認知の問題（言葉を字義通りに理解するため比喩や冗談がわからない、抽象的概念や暗黙のルールが理解できない、細部の認識が優先され全体の把握が難しいなど）や、②知覚過敏性、③意思伝達の問題（言語表現の未熟さや非言語的コミュニケーションの障害のため相手に自分の思いを伝えられない）、④思考の問題（柔軟性に乏しく、一義的になりやすい）など様々な問題を抱えている。このためアスペルガー障害に対する精神療法は認知療法的な対応が中心となると考えられており、「過敏性情報を含めて本人の特性を把握し、本人に理解できるようにその状況を説明すること」、逆に「本人がなぜそのような行動を取るのかを周囲に翻訳する作業」が面接における最も重要な役割といわれている★12。本症例に

おいても、そのような対応は治療を進めていく上で非常に重要であった。アスペルガー障害並存例の場合、面接場面における状態や変化だけでなく、面接で表現する内容と現実生活との解離や、情報の抜けの程度なども本人の病状や特性を把握する上で有力な情報となる。本人が置かれている状況（全体を通した治療状況・周囲から与えられる刺激の程度・面接前の心身の状態など）が明確で、面接場面以外での言動に関する観察が可能な入院治療では、それらの情報が得られやすく、リアルタイムかつ適切な介入がしやすいという利点があった。

しかし、その一方で、過去の出来事を意識化し、抑えつけていた感情を表現するよう促したり、患児の内面を見つめる作業に付き合うといった関わりが児にもたらした効果も大きかったように思われる。自分の状況を「まな板の上の鯉」と評したり、「怨み骨髄まで達している」と表現するなど、児の言語表現は独特ではあったが理解できるものであり、その言葉と内容に付き合いながら整理を進めていくことは可能であった。自我の確立、親からの自立といったテーマにまで患児が向き合えたのは、定期面接で未熟ながらも自己表出を繰り返した成果といえるだろう。

薬物療法としてはSSRI（セロトニン再取り込み阻害剤）であるフルボキサミンを投与した。初診時から投与を開始し、入院中に増量していったが、不安の軽減やフラッシュバック、抑うつ症状に対して一定の効果がみられたように思われる。本人も、入院時の面接で「この薬を飲んで、重い石がなくなり、無気力は持続しているものの少し掘り下げて考えられるようになった。死にたいという愚かなことは今は思わない」と述べており、治療導入時に果たした役割は大きかったと考えられる。

今回の入院治療では、PTSDや抑うつといった二次的な精神症状の改善だけでなく、治療を通じて対人関係や自己表現のシミュレーションを行ったり、患児自身が自らの特徴を認識し自分なりの対処方法を見つけることができたように思われる。退院後、日常の社会生活に戻り、思春期の課題や現実に向き合わなければならない児にとって、これらの経験が役立つことが望まれる。

2) 家族へのアプローチ

　家族へのアプローチとしては、「家族ガイダンス（患児の問題について情報収集をしたり、状態を説明したりすることを目的とした関わり）」と「母面接（子育てを通しての苦労や母親自身の問題を整理するための治療的関わり）」の2つを行った。

　アスペルガー障害の入院治療における家族対応について、井口は治療方針の確認や情報の共有、心理教育などの点から定期的に面接の機会を設けることが望ましいと述べ、その利点として「治療者の目を通して客観的な視点をもつことができ、障害を有する本人への理解を深めていけること」や「治療者と家族の間の信頼関係が構築できること」などを挙げている★13。本症例においても、入院当初から家族にもチームの一員として治療に参加してもらうことで信頼関係の構築や家族の児に対する理解が進んだと考えられ、複雑化した二次障害の症例においてこのような関わりは必須であると思われた。

　一方、母面接については、経過中にその必要性を感じて開始し、結果的には母親自身の課題と児の問題の分離が進み有効であったが、その適応や方法、どこまで踏み込むかという点などについては検討を要した。母子平行面接は、「母子双方のその時々の状態が把握でき、リアルタイムの介入が可能になる」、「母親側のより大きな変化が期待できる場合がある」といった利点がある一方で、「母への共感を強めると子どもとの良好な信頼関係を築けないことがあり得る」、「母が親としての立場と患者としての立場を混同し、かえって混乱をきたす」、「母の抱える問題の処理に追われ治療のバランスがとれなくなる」などの問題が生じ、かえって患児の治療にマイナスに働く恐れもある。面接を進めるにあたっては、「開始前に母親と面接目的を明確にしておく」「家族ガイダンスとは異なる時間や場所で実施する」といった工夫に加え、「母子の問題を混同しないようにする」「治療目的を見失わないように心がける」など治療者自身がその危険性を認識して対応することが重要と思われた。

　家族の関わりや精神状態が患児の病状に深く影響しているケースでは、本人へのアプローチだけでは症状改善が困難な場合も多い。本例も、患児の抱える問題と母親の抱える問題が混沌とし悪循環を呈していることが、症状悪

化の要因となっており、本人へのアプローチだけでは十分な治療成果は得られなかったように思われる。

　母親自身の精神的安定や母子間の関係性の変化は、治療過程で生じる様々な問題に対する母親の対応（特に心理的距離のとり方）を大きく変え、児の治療を促す方向に働いた。家族が子どもの特性を理解し、自立を促すことは、児にとって大きな支えとなる。二次障害の治療のためだけでなく、アスペルガー障害を基礎疾患として有する児に対する支援体制を充実するためにも、家族へのアプローチは大切である。

3）治療環境の整備

　環境整備としては、「治療状況に合わせた病棟生活におけるルールの調整」、「指示の明確化・対応の統一」、「スタッフの役割分担」、「治療の構造化」などを行った。

　病棟は入院期間中、患児の治療の場であり、生活の場でもある。慢性反復的なトラウマを受け続けてきた児にとって、病棟は安全を実感できる場でなければならない。しかし、このような体験をした子どもは、外傷から逃れた後でも安全を実感することが難しい。被害的意識や恐怖感が強く敏感な子どもにとっては、物音や周囲の変化、人と接すること自体が精神的苦痛となるからである。アスペルガー障害並存例では、認知の問題や知覚過敏性の影響で本人が状況を理解できなかったり、患児の言動や発想を周囲が理解しにくいという問題が加わるため、安全の確立はさらに困難となる。また、過去の被害経験から「あえて伝えない」「わかっているふりをする」といったパターンが身についており、児の苦痛や認知の抜けに気づけない場合もある。

　このため、本例では先に記したような様々な配慮を行ったわけだが、アスペルガー障害を有する児にとって、現実社会は刺激が多く過ごしにくい場所であるのが現状である。治療がある程度進み社会復帰を目指す段階においては、病棟を「刺激のほとんどない安全な場所」から「現実社会よりは過ごしやすい場所」へと変え、一旦排除した様々な刺激と上手に付き合えるように慣らしていく必要があった。

　アスペルガー障害の認知特性を考慮した対応として特に留意したのは「本人が納得する形でのルール変更」「指示の明確化・対応の統一」である。認知

の問題（曖昧な表現や暗黙のルールが理解できない）や思考の問題（柔軟性に乏しく、一義的になりやすい）を抱える児にとって、突然の変化やスタッフによる対応の違いは混乱のもとであったため、規則変更などは段階的かつ具体的に本人に提示するようにし、スタッフに対しても周知するよう徹底した。また、役割分担を明確化し（病棟規則に関する交渉は病棟師長、生活全般の指導係は担当看護師、相談役は主治医……など）、交渉や相談の窓口を決めるなどの配慮を行うことで、思い込みなどによる誤解や混乱を軽減するよう配慮した。

　このような段階的アプローチや周囲の一貫した対応により、患児は自らのパターンや課題に気づいていくことができたと考えられるが、すべてがうまくいったわけではなく、アスペルガー障害に対する理解不足や過去の歪んだ対人関係や転移感情が影響し、患児とスタッフの間に陰性の感情が強くなることも多かった。このためカンファレンスを頻回に実施し、本人独特の言語表現や行動の特徴、その言動が表す意味や心理的背景、治療段階をスタッフが共有できるようにする必要があった。トラウマの治療では、保護されるべき環境のなかで過去の被害が再現されてしまうことも多い。これらの取り組みは、児の安心感を高めただけでなく、治療意欲の向上にもつながったように思われる。

　なお、今回の治療では様々な場面で「構造化（パターン化）」を心がけた。具体的には、
① 面接時間を極力変更しない
② 面接場面での語りかけや質問の仕方を統一する
③ 課題の提示は同じ方法で進めていく
④ 治療の節目では必ず家族合同面接を実施する
といったことなどが挙げられるが、このような対応は治療者・患児双方に多くの利益をもたらしたように思われる。アスペルガー障害の子どもたちは、柔軟性が乏しく細部へのこだわりも強いため、周囲からみれば些細な変化でもその影響は大きくなることがある。治療者の対応パターンを常に一定にし、その時々の余計な変動を排除することは、患児なりの一貫性や治療の進行に伴う変化、対処の仕方、正確な精神状態を把握するうえで有用であっ

た。一方、先を見越したり臨機応変な対応をすることが苦手な児にとって、治療者の対応が一定であることや予定があらかじめ決まっているという状況は、自分の対処パターンを認識したり、自分なりの課題を設定するためにも役立ったようである。実際、定期面接の予定や節目の家族合同面接に合わせて患児の行動や感情が切り替えられる場面は多く確認されており、本人の変化に合わせるだけでなく治療者側から枠組みを提示していくことも必要であると考えられた。

　本例において患児の認知特性や問題点を考慮した対応は、児自身の治療意欲向上やスタッフの正確な症状把握や患者理解につながり、治療上有用であった。また、この治療過程・環境そのものが児にとってはソーシャル・スキルを学ぶ絶好の機会になっていた。二次障害の治療を行う際、このような配慮を行うことは治療を円滑に進めるためにも、その後の患児の社会適応をよくするためにも大切と思われた。

6. まとめ

　PTSDおよびうつ状態から回帰したアスペルガー障害の男児の症例を実践報告として提示した。複雑化した二次障害に対する治療に対する報告は少なく、本例もよりよい対応を模索しながら治療を行っていったのが現状である。

　アスペルガー障害の障害特性を考慮した包括的治療を行ったわけだが、家族の協力と児の努力、知的能力の高さ、チームとしての機能がうまく働いたことでこのような結果が得られたように思われる。アスペルガー障害並存例では、様々な場面で情報の抜けが生じやすく、全体像を把握するのが難しい。それらを補うためには多角的な視点で状態を捉え、患児に合った方法で介入をしていく必要があった。

　これらの治療でアスペルガー障害としての本質が変わるわけではないが、適応度や柔軟性は本人の精神状態やソーシャル・スキルの取得、自己理解（困難の乗り越え方を学ぶこと）などによって大きく変化する。また、本人の特性をよく理解し支援する体制が整うことは、自立や就労など今後取り組

まなければならない課題が続く児にとって強い味方になる。そして、大変な状況を乗り越えることはひとつの成功体験にもなるだろう。

本症例の少年においても、今回の治療をひとつのステップとして利用し、今後の人生を彼らしく、誇りをもって歩んでくれることを筆者は願っている。

（小林明雪子）

〈参考文献〉
★1──多田早織・杉山登志郎・西沢めぐ美他「高機能広汎性発達障害の児童・青年に対するいじめの臨床的検討」『小児の精神と神経』38 (3), 1998, pp. 195–204.
★2──浅井朋子「アスペルガー症候群の診断と治療」『臨床精神医学』31 (9), 2002, pp. 1047–1055.
★3──杉山登志郎・河邉眞千子「高機能広汎性発達障害青年の適応を決める要因」『精神科治療学』19 (9), 2004, pp. 1093–1100.
★4──髙橋脩「アスペルガー症候群・高機能自閉症：思春期以降例における問題行動と対応」『精神科治療学』19 (9), 2004, pp. 1077–1083.
★5── Wing, L., "Asperger's syndrome: a clinical account," *Psycho Med* 11, 1981, pp. 115–129.
★6── Tantam, D., "Asperger syndrome in adulthood," U. Frith, ed., *Autism and Asperger Syndrome*. Cambridge, Cambridge University Press, 1991, pp. 147–183.
★7──内山登紀夫・江場加奈子「アスペルガー症候群：思春期における症状の変容」『精神科治療学』19 (9), 2004, pp. 1085–1092.
★8──金吉晴編『心的トラウマの理解とケア』じほう, 2001.
★9── Cumine, V., Leach, J., and Stevenson, G., *Asperger Syndrome: A Practical Guide for Teachers*. London, David Fulton Publish, 1998. (クミン，リーチ，スティーブンソン『教師のためのアスペルガー症候群ガイドブック』齋藤万比古監訳, 中央法規, 2005)
★10──崎濱盛三「アスペルガー症候群における自殺」『精神科治療学』19 (9), 2004, pp. 1101–1107.
★11──吉川徹・本城秀次「アスペルガー症候群：思春期以降例における症候と診断」『精神科治療学』19 (9), 2004, pp. 1055–1062.
★12──杉山登志郎「青年期の Asperger 症候群への治療」『精神療法』27 (6), 2001, pp. 632–640.
★13──井口英子「アスペルガー症候群：思春期以降の対応──入院治療の実際──」『精神科治療学』19 (10), 2004, pp. 1229–1236.

第2章

生体リズムの安定に向けて
あるアスペルガー障害の治療過程

1. はじめに

　診療や診断過程のなかで、アスペルガー障害の子どもをもつ親から、乳幼児期の育てにくさに悩んだ経緯をうかがうことができる。その具体的内容のひとつとして、睡眠覚醒や生活リズムの問題が挙げられるが、それがどのように緩和され、確立されていくのかという問題は方法論として確立されているわけではなく、また医療機関に受診する時期から考えても、通常はこの乳幼児期早期への直接介入の機会は少ない。しかしながら、人間にとって最も基本となる睡眠覚醒リズムの確立、自己調節の安定は、その後の発達過程を考えても、大変重要な課題である。

　一方、睡眠障害というキーワードから考えると、アスペルガー障害の時間的経緯のなかで、このような乳幼児期の睡眠覚醒リズムの問題とは別に、二次障害としての睡眠障害が現れることもよく知られるところである。これには社会性の障害や対人関係の築きにくさなどに起因する脆弱性、トラウマなど不安障害や気分障害などの合併とも大きく関係している。また自己のアイデンティティ確立時期の課題なども関連し問題を複雑にしている。具体的には、学校不適応や引きこもり、生活リズムの悪化などと併存して臨床的に顕在化し、治療場面で大きく問題となる点でもある。

既報告からも、アスペルガー障害の睡眠に関する問題は有意に大きく、入眠時刻・睡眠時間・睡眠に対する不安や態度・日中の眠気などの問題が指摘されている。睡眠に関する問題の大きさは、早期からみられる傾向にあり、行動面や認知機能にも影響が及ぶことから、アスペルガー障害ではルーチンで評価が必要とされる報告もみられる。

　本章では、乳幼児期から思春期まで続いた生体リズム（サーカディアンリズム）の不安定さ、それとともに社会性発達の積み上げに困難さを示していた本人や家族全体の経過および介入、治療について提示し、考察を加えた。特に、①本人や家族の今までの経緯、教育や医療の関わり、②筆者が入院中に直接関わった経験とその後の経過の2点から見えてきたテーマと、薬物療法を含め治療的側面の検討を目的とする（なお、症例の記載に際しご家族の承諾を得ているが、匿名性が保たれることへの配慮と症例提示の主旨を損なわない範囲で、細部に変更を加えている）。

2. 症例

【対象児】Aさん　女児　初診時14歳　中学2年
【主訴】睡眠生活リズムが確立しない、外に出られない
【既往歴、家族歴】特記することなし、両親と妹の4人家族
【生育発達歴】妊娠分娩に問題なし、運動・言語発達の明らかな遅れなし

(1) 当院初診に至るまでの経緯

　Aさんは現在高校1年生。当院には中学2年時より通院している。当院にかかるずっと以前から、日常生活を送っていくのに困難な日々が続いていた。

　母親の過去の記憶によると、新生児期からの問題で、とにかく寝つきが悪く、おっぱいをくわえていないと寝ない、ほんの些細な音にも敏感で、スーパーマーケットのビニール袋がこすれる音でもすぐに目を覚ましてしまうような赤ちゃんだった（聴覚過敏、触覚過敏）。また一方では、非常に活発で、

足の力が強く、母が抱っこをしていても足を激しくつっぱる赤ちゃんだった。母にとっては初めての子どもで、この過敏な赤ちゃんに、母はリズムが合わない、育てにくいと悩みながらも母なりに懸命に対応した。
　幼児期になっても睡眠の問題は大きく、やっと寝たかと思うと隣の部屋の僅かなドアの開閉音でも起きてしまったり、夜泣きのひどさが続いたという。
　公園に行っても、自分から友達の輪に入っていくことはなく、離れたところからじっと見ているか、ひとりで歩き回っているほうが好きだった。また親子の遊びもリズムがまったく合わなかった。母の目を離れ、ひとりで外まで出てしまい道路を往復するようなこともしばしばだったが、そんな時も泣いている様子すらみられなかった。
　保育園に入園してもこのような傾向は続き、睡眠・起床が安定しないことも拍車をかけ、朝は登園しぶりがひどく、遅刻の毎日。園の先生は大好きだったが、予定の変更などに対しては先生の指示がまったく入らず、園での大泣きが１時間以上続くこともしばしばだった。友人はかなり限られた人だけ、遊びは自分が仕切り、物語に出てくるキャラクターのなりきり遊びに没頭した。遊び方は大胆、怖いもの知らずで冒険好き。園の先生には「とってもマイペース」、「アンバランスさが面白い」と評されていた。
　小学校に進んでも、やはり朝が苦手であることは依然として変わらず、登校がスムーズにいかない日々が続いた。入学直後に、「先生の指示がわからない」と混乱する場面もみられた。友達関係でも相変わらずマイペース、特定の子を独占しようとし、同級生から「生意気」と言われることも多く、徐々に周囲と馴染めなくなった。もともと夏の暑さが苦手だったこともあり、１年生の夏以降は皆と外遊びもしなくなり、ひとりで読書に没頭することが多くなった。ファンタジー系の小説が大好きで、読書への集中力はその頃から凄かったという。
　小学校３年になったある日、不注意で腕を骨折するというアクシデントがあった。自分の体まで思うようにならなくなり、家庭内で暴力的になった。困った母がスクールカウンセラーに相談し、初めて相談機関につながる。そこでは、ADHDの可能性を指摘され母が相談に通い、ペアレントト

レーニングなどを受けた。

　小学校高学年になり、「教室はうるさいので行きたくない。担任の先生が苦手」との訴えで、保健室登校が始まり、その後しばらくして不登校となった。発達障害のことにも精通している医療機関を母が調べ、受診に至る。そこで、アスペルガー症候群と初めて診断され、特に「聴覚過敏」のひどさと「生活リズム」の悪さを指摘される。

　以下は、当時の受診先での心理検査結果（WISC-Ⅲ）の概略である。
　VIQ 129、PIQ 94、FIQ 114　VC 133、PO 98、FD 106、PS 103
　「全体的な知的発達水準は平均の上。しかし、言語性と動作性のアンバランスが強い。言語能力と聴覚認知は強いが、視覚認知や計画能力、社会的認知が弱い。言語能力が高いために、一見何でもやればできると誤解されがちだが、実際は自ら計画を立てて見通しをもって行動したり、状況を理解して動いたりすることが難しいため、集団生活や対人関係では理解も十分ではなく、戸惑うことが多いだろう。本人の困難な部分への理解と対応が必要」とのコメントだった。

　この診察結果も参考に学校での環境調整を考え、情緒障害学級を週に数回利用することとなる。本人は少しずつそこへ通うようになった。

　しかしながら、一方では以前からの睡眠の問題が悪化し、昼夜逆転のパターンも多く、朝起き不良はさらに進行した。心配した家族が、生活リズムを少しでも整えようと、早朝散歩を計画したが、ほとんど実現せず余計に事態は悪化した。学習に取り組めていないこと、生活のリズムが確立できないこと、好き嫌いが激しいこと、妹との喧嘩が絶えないことなど、ストレスが多く自己肯定感も低下し、家庭内でイライラすることの多い不安定な日々が続いた。特に4歳違いの妹との関係が悪化してきた頃だった。

　私立中学に入学後も、同様の状態は続き、初めは本人なりに頑張って遅刻しながらも登校してはいたが、まもなく「教室が怖い」と言い始めた。自分ではなく、自分の友達がいじめられたことが理由だったが、教室には入れず、登校しても保健室で時間を過ごすことが多くなった。本人のペースに合わせて、公立の相談学級も利用することになった。この相談学級に不定期で通ったり、家では読書やパソコンに没頭したりと、ある程度の活動度は保た

れていたが、このような経緯の間も睡眠の問題は深刻だった。

　中学2年になり、乳児期から続く睡眠リズムの問題があまりにも大きいため、母が心配し睡眠専門外来を受診することとなった。そこで、睡眠障害という観点から、睡眠ポリソムノグラフィなどの詳しい検査が施行され、「特発性過眠症」★1 という診断がなされる。

(2) 当院初診時

　睡眠専門外来への受診と時期を同じくし、母が今後を心配し、対人関係・社会性向上のためSST（社会技能訓練）も希望し当院初診となった。初診時は2人の医師が本人と母に関わったが、本人からは北欧神話の話が主に語られ、問診に対して、話者の意図に沿おうとする姿が認められたが、その後疲労のために寝込んでしまった。本人も母も困り果てていることは確かだったが、状態像としては、トラウマや抑うつ、不安障害など強い二次障害をベースとした引きこもり状態とは異なり、元来からある感覚過敏や自律調節の未熟さからくる生活リズムの不安定さ、自律神経系の調節不全が基盤にある状態と考えられた。ゆえに、母が希望していたSSTの適応はなく、まずは問題点の整理が必要で、薬物療法の工夫や生活面の工夫、十分な母子のカウンセリング時間が必要と考えられた（心理士との面談は、月2回で10回を計画）。

　心理士との初回面談において、本人は以下のようなことを語った。

　「学校に行くのが嫌、外に行くのが嫌、何が怖いかわからない。とにかく嫌。計画を立てるのが難しい、ここに来られるかわからない」。何事も拒否から入る姿勢が特徴的だったが、一方で自分の興味のあることは表情よく話し、それが心理士とのコミュニケーションの窓になっていった。母は、「日常生活が昔からとにかく大変、どうしたら外に出られて、社会でやっていけるのか心配」だった。本人の主訴を具体的に把握することとその対応に苦慮したが、本人の言葉として把握できたことを挙げる。

【エピソード1】朝起きることの辛さ
　朝、起きるのが辛い。半分覚醒しているが反応できない。それはものす ご

くドロドロに疲れている時、コタツで横になっていて、そんな時「動きなさい」と言われるようなこと。わかっていても、なんと言われても動けない気持ちと一緒。朝は気持ちが悪くて吐きそう。自分には時間感覚がなくて、どのくらい辛さが持続するかわからない。生活パターンを崩すのは好きじゃない。いつもと同じような暮らしがいい。

【エピソード 2】リラックスできないことについて

家でリラックスできない。3 人でも多い気がする。自宅のリビングがもっと遠ければよいのに。隣の寝室のテレビの音も大きい。無音ならいいのに。それに、人が来るちょっと前にわかるといいな。突然ドアを叩く音はびっくりする。小さい頃からそう。

【エピソード 3】空間に慣れることについて

場所に慣れるのに時間がかかる。短時間で場所に馴染めたことはない。家族で沖縄に旅行に行ったが、3、4 日でやっとその場に慣れた。それは人が少なかったこと、窓の景色に誰もいないし音もなくて静かなこと、好きな本を持っていって好きなだけそれを読めたから。ドライブは酔ってしまうから苦手だけど、でも沖縄で 1 週間過ごしたのはよかった。自分のペースだと、ここの心理室に慣れるのに 1 年はかかるだろう。

【エピソード 4】兄弟が羨ましい

妹が風邪をひいて熱が続いた。外から見て、具合が悪いんだとわかる。自分のほうが辛い思いをしているのに、誰にもわかってもらえない。数年後には疲労度がわかる検査ができるらしい。疲労度とは少し違うが、私の辛さも目で見えるといいのに。

心理面接では、リラクセーションの導入も行い、自分が落ち着く方法を見つける作業と般化を試み始めていたが、それもかなり困難な印象であった。薬物療法については、睡眠専門外来からの処方と調整しながらの投薬だったが、それまでに使用歴のある薬剤として、メチルフェニデートは効果なく、クロルプロマジンは入眠には効果が認められたものの日中の倦怠感は強いとの評価だった。リスペリドンの内服を暫く行ったが、効果は感じられず立ちくらみ、悪夢をみるとのことで中止した。その後、アリピプラゾール[2]が

処方開始となり、本人が日中の様子に初めて変化を感じるようになった。しかし、それが今までと違う感覚に戸惑い、現実的改善につながらず、逆に混乱をきたしている状態でもあった。

現在の状況に一番苦しんでいるのは本人なのだが、「自分がどうしてよいのかわからず、結局漫然と毎日を過ごし、外に出られない」という状態の改善には、いかにそれを把握し、本人と共有し、アスペルガー障害の認知特性も生かしながらアプローチするかが重要と考えた。自分で困っていることについて、何が困っているのかわかること→それについて、どうすれば緩和されるか自分でわかること→同時にどうして起こっているのかを家族も治療者も共有できることを念頭に、具体的には生活リズムの改善を目指して、外来初診時から約半年後、1カ月の入院を決定した。

(3) 入院

入院時、本人は「睡眠を中心に生活リズムを改善したい」と言い、自分のベッド周りの整理と確認をして環境を整えている様子だった。ベッド柵や机の位置が気になるようで、自分で場所を変えて調整し、床頭台には小説や神話などたくさんの本が山積みにされていた。ストレートのロングヘアで清楚な服装、やや小柄な体型。会話のイントネーションは単調だが、礼儀正しく年齢相応の対応ができる印象だった。病棟スタッフとも、一定の距離は保ちつつもコミュニケーションはとれていた。

入院中の予定としては、日常の観察と入院主治医の決められた時間の面談、週末は1泊の外泊をした。また、病棟規則の範囲内で自分の好きなものは持ち込んでもらうこととし、退院後も同じことができるよう最大限配慮した。本人は読書に音楽鑑賞、それに好きな編物を希望した。母と主治医の面談も1週間に1回、心理士と本人との面談も2週間に1回程度、外来と同じ形態で継続した。

1) 日常の観察を通して、今困っていることの整理（サーカディアンリズムの把握）

1日は朝の起床に始まるが、「朝は苦手」ということに固執してしまうあまり、そこから先にまったく話が進まない。自分のペースに合わなかったり、

質問に困ると「覚えていない」と回避する傾向もみられた。自分がどのような状態にあるのかを直視したくないという気持ちも理解できたが、同時に行き詰まり感も強く、自信をもてない状況であることがわかった。まず、自己の日常生活の把握を通して自己コントロール感を高め、自信をつけてもらうことを目的に、睡眠覚醒リズムを含め1日の生活を自分で記録する作業から始めた。介入全体にいえることだが、本人にとって新しいことを始める場合、必ず自分の興味や得意分野を生かすことを念頭に置いた。はじめは乗り気でなかったものの、得意なパソコンを生かして日課表を作成してもらうことにした。本人の反応としては「家では一日中パソコン。何か記録するのは全部パソコンなんです、それが一番楽なんです」と、パソコンに没頭する自分を反芻しながらも、とたんにやる気になり、楽しみという要素を取り入れることができた。本人が丁寧に仕上げた日課表を基に、1日の生活の流れとその時の状態を一緒に確認する作業を行った。また同時に、生活リズムだけでなく、全体を把握するための情報収集や精神状態の評価も併せて行った。

〈具体的方法〉
- 睡眠日誌、1日の生活記録の利用
- 本人、両親への質問紙の利用（CBCL、CDI、A-DESなど）
- 身体、睡眠について知識の啓蒙

この作業のなかで共有できたこととして、夜間のパソコンに向かう時間が長すぎる、読書に熱中しすぎて時間を忘れてしまうなど、時間感覚をもたない生活であることが大きな問題だった。睡眠については、就寝直前までの過覚醒と就寝時間自体が遅いことが大きく影響していたが、就寝前の不安や睡眠後の状態には大きな問題はないことがわかった。入眠時間は深夜2～3時頃、起床は9～11時頃。いずれも一定しないが、いわゆる昼夜逆転タイプ。身体的訴えについては、手足が冷える、朝は頭が痛い、フラフラするなど。食事については、偏食の多さが際立っていたが、食欲等の問題はみられなかった。他児と決まった時間に食堂に行き、食事自体の雰囲気の楽しさもそれなりに感じている様子であった。薬剤については、決められた時間に内

服し、服用感も自分なりの感想を詳細にもっていた。
　2）**パターンに小さい変化を加える**（**身体感覚を高める、自己理解の促し**）
　今までの生活パターンに変化をつけるのは、本人の特性からも著しく難しいため、スモールステップを心がけた。「私は朝が苦手」と固執してしまい、前に進まないため、「朝からではなく、まず夜を整えよう」という目標を共有し、大きく意識を促した。

〈具体的方法〉
- 時間的構造化
  夜間のパソコン時間を昼間に移動する、入浴時間の固定化、睡眠表
- 睡眠の意識化
  睡眠についての知識、睡眠障害に対しての対処法について話し合う
- 環境面の工夫
  時計の利用、光を決まった時間に浴びる
- 処方薬剤以外の工夫
  香り（アロマテラピー）の使用、就寝前のストレッチ
- 外泊時の工夫
  入院中の意識を般化させるため、まずは夜の状態をいかに整えられたかを目標とし、朝の注意は家族にもできる限り控えてもらった

　規則正しい入院条件下での生活であることも幸いし、2週間ほどで夜の入眠時間にはいくらか改善がみられたため、次に朝の状態の見直しを行った。「起きられない」という点について、本人の訴えをすべて列挙し、アプローチした。「朝はフラフラするし、朝ごはんがたくさん食べられず母にも指摘されるから、何となく読書を始めてしまい、一度起きてもベッドから出てこられない」ということが、本人の言い分だった。実際、入院時の状況としてはアリピプラゾールの使用開始後で、本人なりに多少の変化が感じられ、以前と比較すれば「朝の起きられなさ」には改善の兆しがみられていた時期であった。しかしながら、その体内環境の変化にも実際はついていけず、逆に戸惑いや他症状への過度な意識化を促してしまい、混乱が生じていた。「フ

ラフラする」という訴えに関しては、毎日のバイタルチェック、自律神経系の検査、貧血・栄養状態・ホルモン系のチェックも含めた血液検査等を施行した。これには、身体情報を本人の体と頭へフィードバックする目的も大きかった。起立性低血圧があること、鉄欠乏性貧血があることが明らかになった。偏食傾向は長期的にみれば改善目標だったが、朝はたくさん食べなくてよいので好きなものだけでも口にする、空腹時は間食をとる、そして鉄剤と漢方（補剤）を利用することとした。目覚まし時計で起きて、光を浴びるなどを目標とし、朝の回診時にもそれを促した。また、苦手だった歯科治療も入院中に行い、口腔外科医師の丁寧な対応は、本人の安心材料のひとつになった。

〈具体的方法〉
- 身体的検査（毎日のバイタルチェック、血液検査、MRI および脳波検査）
- 自律神経系検査（OD テスト、CVRR[★3]）
- 環境面の工夫（朝の過ごし方の工夫、光を決まった時間に浴びる）
- 食事の工夫（摂取の仕方の工夫、栄養についての知識）
- 薬物療法の見直し

　自分の体がどういう状態にあるのか、違和感や疲労感はどこから来るのか、各種の身体的検査を行うこと自体も体を意識するきっかけとなった。検査の前後においては、十分な説明を行うことで、より意識と理解が深まった。また、症状とその理論的説明により、自分の体に何が起こっているのかの理解が進み、過度な訴えが少なくなり主体性が増した。
　自律神経系について、フラフラすることは確かに起立性低血圧で説明がついたのだが、それによって不調を感じる感覚や不快閾値は人によって様々。特に、視覚化されない身体感覚の違和感を理解・自己調節することが難しく、まずは理論的説明や医学的対処の具体的アドバイスを加えながら、本人の症状が少しでも緩和できる形での工夫を心がけた。アロマテラピーの導入も、まずは本人の好みの香りについて話題にしながら、香りの自律神経系への働きなどの説明を加えることを心がけた。同時に、体で感じることも必要であ

り、心理士によるリラクセーション法の展開にも力を入れてもらった。
3）薬物治療の工夫と見直し

　服薬コンプライアンスを上げるためにも、今まで処方された薬剤や現在服用している薬剤について、使用量も含め十分な説明と情報を伝え、本人からは服薬後の感覚を丁寧に聞いていく作業をした。これは同時に身体感覚を高め自己管理能力をより上げること、自我親和性の高い薬剤を選択していくことにもつながったと思われる。

〈具体的処方〉
- アリピプラゾール

　すでに入院の少し前から、睡眠専門外来から処方が開始されており、生活リズムに変化を起こす最初の鍵になったと思われる薬剤であった。アリピプラゾールに対する本人の表現である。

　「内服を始めて4日くらい飲んでも今ひとつだったので、やめようかなぁと諦めていた。次の日、一気に朝6時、ここは天国ですか！っていうくらいスッキリした。『エアコンの効いている部屋で羽根布団』っていう感覚。一体今まで何だったのという感じ。1錠だとそんな感じ、半錠だと薄モヤがかかる。飲むと朝のいい感じはわかるが、でも逆に、どうしていいかわからない」。

　本人への影響はあったのだが、それが何であるかが実感できず戸惑いも大きかったようだ。物事に対する認知にも変化が現れたが、実際にこれからどうやっていくのかという具体的方法がなく、心理的葛藤が増していた。

- メラトニン

　「数カ月前から使っていて、これがないと眠れない。17時と19時に飲んでいる」。本人のなかで、睡眠のリズムをつけるために必要であるという認識はあり、気をつけて内服しているようだった。実際に服薬を忘れたり時間が違うと、睡眠日誌からは入眠時間に多少のズレが生じている印象があった。

- クロルプロマジン

　「飲むと眠れる感覚はあるが、朝が余計にだるくて起きづらい。勝手に飲

まないこともあるけど、眠れないようだとそれはそれで困る」。人工的な睡眠という感覚で違和感ある訴えだったため、まずは就寝時の工夫で対処してみようと話し、一旦完全に中止した。1週間ほどで、睡眠の導入に対して不要な状態となり、その後も使用していない。

- ビタミン B_{12}

　不足すると神経過敏を引き起こすといわれていることや脳の機能維持に大切である、などの説明で睡眠や全体的安定のために使用することを本人に確認し、入院後に使用を開始した。栄養面に対する意識化にも多少役に立ったと思われる。「ビタミンが不足すると脳にもよくないんですね、ビタミン B_{12} は何に入ってますか？」などと話していた。

- 漢方薬（十全大補湯）

　冷え、疲労倦怠感、体力低下、貧血傾向などある人には特に合っていることを説明すると、本人には親和性があったのか、「お湯に溶かして飲んでみます、飲み心地をお話しします」という反応だった。開始後すぐには変化が感じられないというコメントだったが、1週間を過ぎた頃、「朝の寝起きは悪いけど、漢方を飲んでだるさがとれてきたようなので、いい感じ」と言っていた。

4）身体感覚との調和、自律神経機能

　外来時は、「リラクセーションを教えてほしい」という言葉の割に身体感覚との調和がとれておらず、進みが悪い印象であった。リラクセーションのためのリラクセーションという理解だったようだが、入院中はもう少し進んで「しっくりくる感じ」を心理士も感じられたとのことだった。アロマテラピーの導入でも、はじめは「副交感神経活動を高めて、リラックスする」という理論で、頭から入っている様子もみられたが、次第に本人が自然に利用し「心地よい」感覚を味わっているように思われた。言語機能や理解そのものは高いという本人の特徴を生かして、はじめはバーバルな手段で導入してしまった側面はあるが、次第に「体で感じる」ことへのきっかけになったとも思われた。

5）「外に出られないこと」についての検討（自他の境界、外との接点）

　「5年生から、ずっと家が多い。早朝から散歩と言われたけど、体がつい

ていかなかった。これから何とかしたいと思うけど具体的にうまくできない。どうしていいかわからない。体もついていかないしフラフラする。でも大検は受けて何とかしたい。外来でも同じ話をしたけど、何も変わっていない」と本人は半ば投げやりなところもあったが、外の世界には出て行きたい気持ちが強かった。

　そこで、朝は特に抵抗が強いため、夕方一緒に病棟や外に出てみることにした。明らかな点は、身体的・体力的に辛くフラフラしてしまうこと、音がうるさくて過敏さが増してしまうことだった。一方で、人目が怖いという感覚はなく、場所自体に対する恐怖もなかったが、周囲がうるさくて嫌だという感覚が強く、聴覚の過敏性は人一倍強いことがわかった。「外が苦手な自分」と定義することで思考からシャットダウンし、安定を図ろうとしていることも理解できた。しかし同時に、人と関係性を持ちたいという根本的な気持ちは人一倍強いように感じられた。

　身体的にも感覚過敏からくる違和感に関しても、根本的にゼロにするのは難しい状態であり、外に出るということよりは、ある一定の方法で他人や社会と関わりをもつことを目標にした。このような過程のなかで、人とは関わりたい気持ちを強く再認識したようで、同じ病室の他児とベッド越しに話をする機会が増えていった。コミュニケーションの手段として、手紙やメールで伝えることも重要な手段であることを肯定し、まずは自分が苦手でない場（静かな場所）で人（人のペースを大事にしてくれる人）とつながることを目標に話をまとめていった。また同時に、高校進学の選択に向けて、本人には問題提起やヒントになった様子だった。

6) 他児との交流（コミュニケーション）

　入院から3週間を経て、病棟に慣れてきたタイミングで、本人から相談があった。

　「向かいの子が、担当の先生と相性が悪く、誰かに相談したいようだけど、うまくそれを伝えられなかった。それで、私がその子の話を聞き、伝えたいことは箇条書きにして頼れる大人に相談してみたらと話した。実は私も悩んだことがあるから。小学校5、6年の時、すごく決めつける先生が嫌で不登校になった。後になって、そうやって対処していたらよかったのかなと考え

たから、今回その子の話ってかわいそうだなあと思って相談に乗った。病院でもいろいろあるんですね」。

この後も、病棟で小さいトラブルがあったが、本人は静かに調整役を務めている場面が見られた。「本に没頭するようになったのは、本が好きだということはあるけど、学校では人に話しかけられたくないから本を読んでいたんです」という自分の行動に対する言動も自然とみられるようになった。

7）退院時の様子（入院のまとめと家族の理解）

退院時の本人の感想。「家から離れて、不自由な病院の生活自体は辛かった。でも、体が動かないこと、寝ても疲れがとれないことは、それが普通だと思っていた。人はある意味無神経だから、疲れることを感じやすいか感じにくいかということ。どこまでがOKで、どこまでが駄目なのか、そういうことがはっきりわかれば楽になる。生活のリズムを退院してもなるべく崩さないようにしたい」と本人が言っていたのが印象的だった。一方、母は「慣ればできるということがわかった。体が楽になったり、周りの子と話すようになったり、入院数日で自分のことをこんなにしゃべるということにびっくりした。具体的に学校のことはとても心配だが、今後考えていきたい」と、少しだけ肩の荷が下りた様子だった。

（4）退院後の経過

その後、睡眠・生活リズムには大きな崩れがなく、1年経った現在も高校には一定のペースで通いながら生活している。母子ともに「基本的なところは大きく崩れなくなった」という評価である。一方では、外との関係性を少しずつ開いていくなかで、家族とは違うパターンの大人や同年代の子ども、社会の様子を目にし、新たな問題や課題も出現している。しかしながら、新しい世界を生活に取り入れることが可能となった段階にあることは確かである。自己と他者との違い、社会との折り合い、親から徐々に自立していくこと、将来はどんなイメージをもって進んでいくかということなど、悩みや課題は日々増えるが、それを一つ一つ整理しながら、自分の棚に納めていく作業をしている。

薬物療法については、漢方薬・鉄剤・ビタミン B_{12} は中止し、アリピプラ

ゾール、メラトニンのみを使用している。また、身体管理を意識づけるためにも定期的な採血検査を施行している。心理士との心理面接は、退院後半年で終了している。

3. 考察

(1) 症例、治療について

　定型発達でも発達障害をもった児でも、同じように発達課題がある。アスペルガー障害の場合では、乳児期早期の睡眠覚醒リズムの確立が遅れやすいといわれる。

　本症例においては、乳幼児期に睡眠覚醒リズムが十分確立しないまま、習慣化されてしまっていたとも考えられる。この不安定なリズムを基盤に、もともとの感覚過敏がさらに強まり、身体的問題（自律神経系機能不全、栄養摂取の偏りに起因する貧血など）、集団生活上の問題が重なり、本人としては動けなくなってしまったという見立てにより、入院中の治療を進めた。具体的には、まず基本的な生活リズムを作る、薬剤選択の工夫、生活機能・身体感覚を高める、自己をさらに知るきっかけを作る、他者との世界を少しずつ広げていくことなどを考えた。二次障害的な観点からは、軽度の抑うつ、不安、強迫性の存在も考えられたが、この症例の治療的介入のポイントは、もっとプリミティブな点にあった。

　対応に苦慮した点は、感覚過敏（この症例では特に聴覚過敏）や身体感覚のバランスの悪さ、言語化されない身体違和感、自分の体についての認知（身体概念）、自律神経系の調和、視覚化されない時間という量の把握とプランニングなどで、これらについては体系化したアプローチまでには至っていない。治療を進めるうちに、この年齢まである程度の対処方法の自己管理ができていないと、日常生活を送るのに困難を極めると強く感じた。

　工夫できた点としては、本症例において言語理解が比較的優れていたため、言語的アプローチの試みを十分に行えたことである。具体的には、状態を理論的に説明しながら概念理解を深めること、本人なりの腑に落ちるところを早く見つけることなどであった。同時に、具体的対応の工夫、十分な身

体管理を心がけ、言語化された身体感覚に実際との間に生じやすいズレにも注意しながら進めた。また相反するが、並行して身体感覚への直接アプローチ（例えばリラクセーション法など）も、より精度を上げて取り入れる必要があると思われる。

　次に、薬物療法として、アリピプラゾールが効果的だった点が挙げられる。このように引きこもりがちだが、二次障害は強くなく、睡眠や生活リズムが安定しない、自律神経機能不全が予想されるような症例には、アリピプラゾールが選択肢として有効と考えられる。上述の薬理学的特徴から考えても、内部環境を変えるが、本人にとっては服薬違和感が少なく、あまり人工的過ぎない薬剤という印象がある。メラトニンも従来からいわれるように、睡眠リズムの不安定な場合には有効である。アスペルガー障害でメラトニン分泌調節が悪いとする報告もある。そのほか、ビタミンB_{12}や漢方薬の処方、アロマテラピーなどの導入なども有効であり、手軽に始められることからも治療全体に主体性が増すという利点があると思われる。

(2) 生体リズム

　生体リズムとは体の機能の周期的な変動を意味する。1日の生体リズムは、サーカディアンリズムと呼ばれ、睡眠と覚醒、心拍や呼吸、体温などの変動を意味する。人に元来備わっている体内時計と自律神経、ホルモン分泌が連動し、身体機能と休息が一定リズムで常に揺れ動いている。

　本章で議論された睡眠と生体リズムという観点に立ち、改めて少し考えてみる。「約3時間寝ては授乳され、また3時間寝る」を繰り返す新生児は、体内時計の働きがまだ不十分で、1日を単位とした睡眠覚醒のサイクルを作り出すことができない。その後、次第に体内時計が働き出すが、生後3～4カ月以降になると朝の光、食事時間、社会環境を手がかりに毎日自分の体内時計を地球時間に合わせることができるようになってくる。また、体内時計に支配される体温リズムも明け方に低く午後に高くなるという日内変動をはっきり示すようになる。体温は睡眠と関係が深く、体温が下がり始めると眠りに入りやすくなる。夜間に一致したメラトニン分泌増加が始まるのも、成長ホルモンの分泌が睡眠と関連を有するようになるのも、この生後3～4カ

月以降である。

　こういった身体機能としての生体リズムに十分目を向けることは、アスペルガー障害に限らず子どもの発達にとって非常に重要な点であるが、意識化しにくい問題でもあり疎かになりがちでもある。

(3) 全体を概観して

　このような乳児期早期の重要な時期に、「育てにくい」と養育者側が感じれば、母子でのリズムのズレが生じやすくなり、児側からすれば、より生体リズムがオーガナイズされにくい状態となり得る。発達障害に対し、相談機関での早期のアセスメントや介入に関し様々な議論があるが、障害の有無如何にかかわらず、「生体リズムの安定」という視点は、特に多面的アプローチが必要な子どもの発達に関し、ひとつの重要な点であることは言うまでもない。

　また今後の課題としては、アスペルガー障害における生体リズム（サーカディアンリズムに関わる自律神経、ホルモン分泌など）の調節機能自体についてもさらに検討が必要と考える。

（小笠原さゆ里）

〈注〉
- ★1──特発性過眠症：発症原因不明で研究もあまり進んでいない。主な症状は日中の眠気で、起床時に頭がぼんやりする状態が持続しやすいが、夜間の睡眠には明らかな障害はない。ナルコレプシーに認められる情動脱力発作はなく、頭痛・立ちくらみ・四肢の冷感などの自律神経症状を伴うことが多い。メチルフェニデートが有効である場合もあるが、ライフスタイルの指導や周囲の理解・協力が重要とされる。
- ★2──アリピプラゾールは、非定型抗精神病薬に属し、主にドパミン作動性神経伝達を安定させる機能をもつことから、ドパミンシステムスタビライザー（DSS）とも呼ばれる。特にドパミンD２受容体に対する部分アゴニスト作用から、従来の遮断薬とは異なり過鎮静が少ないなどの特徴がある。成人精神領域においては統合失調症治療などに使用され、意欲・自発性低下・感情の平板化などの陰性症状、不安・抑うつに加え、陽性症状に対する効果が示される。また副作用軽減（錐体外路症状、高プロラクチン血症など）の点からも利点を有する薬剤である。
- ★3──CVRR：心臓迷走神経系の緊張の指標とされ、心電図RR間隔の変動を解析。

〈参考文献〉
Liu, X., *et al.*, "Sleep disturbances and correlates of children with autism spectrum disorders," *Child Psychiatry Hum Dev* 37(2), 2006, pp. 179–191.
Paavonen, E. J., *et al.*, "Sleep in children with Asperger syndrome," *J Autism Dev Disord* 38(1), 2008, pp. 41–51.
睡眠障害の診断・治療ガイドライン研究会，内山真編『睡眠障害の対応と治療ガイドライン』じほう，2002．

第3章

衝動性の源とコントロール
ある自閉性障害の治療経過

1. はじめに

　アスペルガー障害、広汎性発達障害、自閉症の一群を、自閉症スペクトラムという視点で捉えることがある。この自閉症スペクトラムの子どもたちが医療機関を受診する際に、衝動性や攻撃性が問題となることは少なくない。自閉症スペクトラムの子どもたちは、言語による周囲とのコミュニケーションが不得手である。衝動的な問題行動も、彼らのなかでは「ある」トラウマとストーリーの流れで行動表現されたことだが、そこに言葉が足りない、あるいは、彼ら独自のストーリー展開に周囲の理解が追いつかない場合が多いのではないだろうか。

　自閉症スペクトラムの児であるか否かを問わず、子どもたちの問題行動の背景にある問題を探ることは、子どもたちを理解する上で大切な作業である。我々、児童心理に携わる者たちにとって、自閉症スペクトラムの子どもたちは、そうでない子どもたちに比べて、その作業がより難しい。一般的にはつまらないと思われる事柄がトラウマとなることもあるし、彼らが繰り返す行動のなかに、トラウマが表現されていることもある。今回、数年間の診察期間の間、奇妙な行動の背景に気づかず、その後に問題が垣間見えたある症例を通して、その難しさと奥深さを考え、また、今後の治療の何らかのヒ

ントにしていただければと思う。
　なお、今回の対象児ご家族から了解はいただいているが、詳細に関しては個人を特定されないよう必要な変更を加えた。

2. 症例

【対象児】X　男児　初診時 13 歳
【主訴】自閉症児にリスクが高いてんかんのフォローをしてほしい
【同居家族】両親、父方の祖父母、同胞なし
【発達生育歴】初語1歳、2語文3歳、その後の言語発達に遅滞を認めた。2歳半時、多動を主訴に療育センターを受診、経過観察となった。公立小学校に入学。小学1年時に小児精神科を受診し、脳波異常を指摘されて一時バルプロ酸の処方を受けた。小学3年時、リハビリセンターで自閉症の診断を受けた。以後、週1回通所施設に通う。学校では、周囲との調和を乱すとの理由で教室に入れてもらえず、行事にも参加させてもらえないことがあったため、小学5年時、私立小学校（特別支援級）に転校。通所施設からてんかんのリスクに関して医療機関とコンタクトをとるように言われ、当院を受診した。

3. 治療経過

　当院に通院が始まり、中学入学以降の次のような問題行動が、外来で語られた。

（1）第1期 外来で語られる奇妙な行動（中学2年〜高校2年春）
1）中学2年
　学校から帰宅後、自宅で突然「ごめんなさい。ごめんなさい」と繰り返しながら花瓶を割り、暴れることがあった。時に、父のものを隠し、父に対して反抗的な態度をとるようになった。
　また、自宅の庭先や公園で、蟻を見つけたそばから踏み潰すような行動が

見られるようになった。蜘蛛を見つけると捕まえ、手足をばらばらに引きちぎる行動もしばしば見られた。このような昆虫に対する残虐な行動に対して、Xと一番関わりが多い母親は「そんなことはやめなさい」と、禁止の言葉を口にしていた。しかし、それらの行動は、母の言葉で一時的に止まるものの、また繰り返し行われていた。母は犬や猫、人間に対しても残虐な行為を行うのではないかと心配になったが、本人は「哺乳類にはしない」「お母さんも虫は殺すじゃないか」と答えていた。

2）中学3年

セーラー服を着た美少女戦士のアニメに興味を示し、その漫画を集めるようになった。また、天国と地獄の間でどちらにいくかを決める門のドラマや、もののけ姫にはまり、母が言うには「おどろおどろしいもの」に強い興味を示すようになった。嫌なことがあると、特にそういったものを好んで見るようになった。

父親とのやりとりの際、しかり方が一方的で父もパニックになったかのようにしかるため、父に対して刃物を振り回したことがあった。Xは「お父さんは変なんだよ」と言っていた。

〈治療者の捉え方〉

生物に対する誤った対応による行為は何らかのフラストレーションの高まりと思われたが、母親の話からは詳細な理由はみえてこなかった。

好んで見ていたアニメやドラマでは、女性が悪の矢面に立って戦うシンボルとなっており、Xにとっては女性が自分を守ってくれる優しくて、かつ頼もしい存在と捉えているように感じられた。

思春期に入り、自らの男性性を感じ始めると同時に、父親への反抗・葛藤が高まってきているようだった。刃物まで振り回すに至ったXへの対応について、父親と相談することも考えたが、父親は仕事を理由に外来に来ることはなかった。

3）高校1年

高校はADHDやLDの子どもなど、学業不振の子どもたちが通う高校に入学した。

7月のある日、夜7時頃から自室で大声でわめき散らし始めた。同居して

いる祖母が穏やかに声をかけたりしていたが、午前0時頃には「おばあさん死んでしまえ！」と大声で言いながら、大柄なXが自室のベッドで飛び跳ね、体当たりしてドアを壊した。家族は家にあったメイラックス、リタリンを内服させたが改善せず、「死ね！」「殺してやる！」と叫び、興奮したXの両手両足を両親と祖父母で押さえつけなければならないような状況であった。翌朝7時に当院救急外来を受診したが、受診時には落ち着いており、本人は「気に入らないことを言われるとやるんです」と話していた。興奮時の頓用にオーラップを処方し帰宅した。

その後も、自宅で大声を出したり、一時的に暴れて騒ぐようなことが月に1、2回あった。その声や音で近所から警察に通報されたことがあり、警察が来ると大人しくなった。

秋に、学校でいじめがあったことが明らかとなり、転校した。

〈治療者の捉え方〉

このようなきっかけのない大きな興奮状態は、その際の家族の対応というよりは、それまでの何らかのトラウマ体験をフラッシュバックしている可能性を考えた。自閉症スペクトラムの児は視覚的入力による記憶力が優れているため、自分が体験した嫌な出来事の記憶の保持が強い。このような記憶されている出来事が何らかのきっかけで想起され、急に苛々したり、あるいは楽しくなったり、気分が大きく変化することがある。この変化が傍からみて理解できないことも多く、不可解に感じられる。

治療者は可能な限りこのような行動の原因と考えられるフラッシュバックに至った流れを読み解き、家族に説明することを目指すべきであろう。それによって家族に本人の世界観が伝わり、受け入れが柔軟になることで、本人の安心感が増し、トラウマ体験の想起防止につながると思われる。

また、薬物療法として、情緒の安定を目的にオーラップを処方した。

4) 高校2年

転校後も、家でいわゆるキレることは時々あった。父親から「お前のようなきちがいは出て行け」と、本人の存在を否定されたような時にキレる。また、よく行く公園があり、公園の木の枝を片っ端から折る行動もあった。「自分はいなくてもいい」というようなことを時折口にするようになった。

〈治療者の捉え方〉
3カ月に一度のペースで外来を診ていた主治医は、次の点に問題を感じていた。
- 思春期になって増えてきた衝動的・攻撃的な行動
- 父との不和
- 学校では問題行動を起こさずに適応しており、家の中だけの行動化であること

これらの点から、この背景にはXのアイデンティティの問題があると推察し、詳しい情報を得ながら、適切な対応の相談が母子に必要であろうと考えた。高2の夏から認知行動療法を専門とする心理士とのカウンセリングを月1回のペースで行うこととした。

(2) 第2期 心理士の関わり（高校2年夏～）
心理士がこの症例のカウンセリングで行ったことを要約すると次の2点である。
- 問題行動の前後にどのようなことがあったかの情報を集め、Xがなぜその行動を取らざるを得なかったかを推察し、母にフィードバックした。
- 問題行動の背景には、Xにとって辛さを伴う理由があり、行動は言葉にできない思いのメッセージであることを母にフィードバックした。

面接はすべて母子同席で、心理士が異動になるまでの計7回行った。
基本的には母が主に話し、必要に応じてセラピスト（以下Th）が本人に話を振る形で進めた。

第1回カウンセリング：問題の焦点と対応方針
〈面接内容〉
本人は、自分が自閉症ということを知っている。自閉症の作業所の人を見たとき、「お母さん、僕は違うよね？」と血相を変えていた。「同じ自閉症だよ」と言うと落ち込んだ。そして、そういう重症の人たちを攻撃していた。意図的に追い詰めてパニックにさせたことがあった。また、ある時には「自

分は自閉症の障害者だよね」と雨のなか、寝巻きのまま外に出て行ったこともあった。このままじゃだめなんじゃないかと、母は不安であった。

　父親は「どうして俺ばっかりこんな目にあうのか」と、自分の子どもが自閉症だったことを被害的に捉えている。Xが赤ちゃんの頃は可愛がっていたが、就学後から本人と関わろうとせず、今のような対応になってきた。「俺は必死でやってるのに」と、よく言う。

　父方祖母の話では、「この子は父の小さい頃に似ている」とのこと。父も一時期、特殊学級を勧められたことがあったが、勉強はできたので有名私大を出て、公務員として働いている。

　療育は通い始めて10年になるが、年齢が大きくなるにつれて「死んだ状態」になって帰ってくる。

　母方祖母は不憫がり、「かわいそう、かわいそう」とXのすることをすべて手伝い、可愛がる。母としては、それもどうなのだろうと思うことがある。

〈Thのアセスメント〉

　大きな問題となっている、「キレる時」はどんな時なのかを今後確認していく。予想としては、葛藤する時にそれを適切に言語化できず、かといって、自分の内にとどめておくこともできず、結果的に暴力・暴言・家からの飛び出しになっているのか、あるいは、それらの行動が基本的には母に対して出るので、母に原因があるから母にだけ出るのか、母への信頼が厚いから母にだけ出しているのかもしれない。母は至って理解があるように感じられたが、ある一定のイメージを彼に抱いているようでもあった。

　父も自閉的な要素をもってはいるが、それでも、父自身は自己努力でその生きづらさと折り合いをつけ、知的レベルが高かったこともあり、社会適応している。息子が大きくなるにつれ、自分が否定してきた部分をもっているということがわかり、息子を認められない状況に至っているのではないか。

〈方針〉

・自閉症だからだめ、という部分の認知変容が必要。「僕は僕である」という、アイデンティティの形成を行っていく。その後、普通の人とのコミュニケーションと、悪意のある人への対応のスキルトレーニングを行う。

- 父親との関係調整は、父親が調整の場に乗ってくれば行っていけるが、息子を受容することは父の人生観にも影響することであり、調整に乗ってこないようであれば、本人自身の認知変容を試みる。

第2回カウンセリング：アイデンティティの方向性
〈面接内容〉

時々キレて大騒ぎすることもあるが、去年（高校1年）と比べると落ち着いている。去年の夏は、深夜にドアをドンドンドンと叩き鳴らし、大声で「○○殺してやるー！」などとわめき散らしていた。包丁を振り回すこともあった。ハサミや包丁で台所や風呂場のホースを切ったり、花瓶やコップなどを床に叩きつけて割っていた。CDを大音量でかけたり、深夜に笛を吹いたりしていた。このような状態が約半年間、週に1回あって、近所から通報されて警察が来たことが2回あった。

今年に入って本人も「お母さん、今年はパトカーこないね」と言っていた。

しかし先日、朝起きたときに両親がケンカをしていたことが気に入らず、シャワーを浴び、足を拭かずに出てきたところを母に指摘され、キレる。床をドンドンと足で踏み鳴らし、テーブルを手で叩き、「こんな家に生まれなければよかった！」と大声でわめいた。騒ぎを聞いた祖母がなだめると落ち着いた。久しぶりの騒ぎだった。

Thは本人に、去年と比べて何で今年はキレないのかを聞いてみた。

本人は、「笛、（警察に）持ってかれちゃったから」「かなづちも（警察に）持ってかれちゃったから」「何かあるとキレる」「去年はおじいちゃんちに行かれないこともあったから」と答えた。母から見ると、祖父宅に行くことは楽しみにしており、そのような楽しみがあると、割とコントロールできているようであった。

Xは水泳にほぼ毎日通い、3時間泳いでエネルギーを使っている。

学校では馬鹿にされることが多く、「馬鹿」「死ね」「ゴミ」などと言われる。馬鹿にされて悔しいけど、Xは物に当たるか、漫画の世界で物語を作って解消していた。母としては馬鹿にされないような態度・身なりをさせようと、「こういう格好をしてると馬鹿にされる」「身だしなみをびしっとしすぎ」「適

当にみんなに合わせてほしい」などと、Xに口うるさく言ってしまう。

　Thから、アサーションの話と、昨年以来の怒りは行動に出なければ、身体化していたのではないかという可能性の話をした。
　アサーションの説明に対して……確かに言いたいことが言葉にならず、言いたいことの十分の一も出てこない。それも、簡単に出る語彙で答えているから、本当に言いたいことではないこともある。特に父は「知ってるだろ？」と、知っていて当然という聞き方をするので、本人は「知らない」とは言えない状況で、知らなくても「うん」と言い、断ることもできない。ただ、母に対しては「知らない」と言えるし、断ることもできる。
　身体化していた可能性があるという話には……確かに行動がなんとかコントロールできていた小学校の頃は、体調が時々悪くなることがあった。

　Thから母に課題を提示した。「他の子と同じ普通の子として育て、そのアイデンティティを形成させる」のか「個性ある子として育て、そのアイデンティティを形成させる」のどちらを選ぶか。
　「みんなに合わせてほしい」を中心にするならば、Xには多少の無理をさせなければならず、理由はわからなくてもこうするのがよい、ということをトレーニングしていく方向に進めることになる。反対に、「そもそもみんなに合わせるのはちょっと困難」という点を、本人にも認めさせながら、ちょっと違うけどそれでもいいのだ、という自分像をXのなかに形成させていくのか。いずれを選ぶかの方向性の混乱は、Xにとってもストレスになるのではないかと伝えた。
〈Thのアセスメント〉
　Xのなかに怒りが生じた場合、言葉にできないと、「激しい行動」か「身体化」のいずれかが生じていたことが明らかになった。問題行動を予防するには、怒りを言葉にするトレーニングが必要である。
　また、Xを取り巻く環境として、Xが一番気持ちを出しやすいのは母であり、その母に迷いがみられる。「Xにどのようなアイデンティティを形成させていくか」という課題を共有した。

〈方針〉
• アサーションの仕方を本人に伝えていく。
• どのようなアイデンティティをXに形成させていくのかを、母とともに考えていく。

第3回カウンセリング：暴れる時のパターン分析
〈面接内容〉
　警察を呼ぶ騒ぎが1カ月半の間に2回あった。
　1回目は、夏休み最後の日。寝る前にトイレにCDを持ち込み、大音量でクラシックを聴いているところを母が注意したら、家の外に飛び出し、金属の棒を道路でカーンカーンと打ち鳴らし始めた。その音が静かな住宅街に鳴り響き、近所の人に通報された。Thが本人に聞くと、「ベートーベンをかけようとした」、「学校の怪談をやってみようと思ったから」。本人の言葉が足らないので、母に前後関係を聞くと、映画の「学校の怪談」でそのような場面があるいう。「直前に見たの？」とThが聞くと数カ月前とのこと。直接的なきっかけを本人と母からの情報から総合すると、翌日、海外に住んでいる滅多に会えない叔父さんに会う予定があって興奮していたようだ。会うと興奮しすぎて平常心ではいられないんじゃないか、という葛藤が本人のなかにはあった。騒ぎの前に2時間入浴し、その時にはすでに風呂を出たら「学校の怪談」をやろうと考えていた。
　2回目は、新学期開始後、普段は祖母が起こしているが、母が起こしたら「うるせーばばぁ！」と非常に不機嫌になり、その後、父が起こしたらすごい剣幕となった。コップを割り、初めて母に暴力を振るい、大声でわめき散らし、結局親が警察を呼んだ。警官が来ると、とたんに別人となり、制服に着替えて挨拶をした。以前に警察を呼んだ際も、警官が帰ったら再度大騒ぎになったので、警官に同行してもらいながら近くの精神科に行った。車中では「なんで警察呼んだんだ」と唸っていたが、診察室に入るとまた大人しい。医者に「入院するかい？」と聞かれてXは「はい」と答えていたが、診察室を出ると「何で俺が！」と怒り出した。その後、病室を見せてもらい、帰宅。警察は週に一度、見回りに来てくれている。父は、仕事で忙しいのに迷惑を

掛けられた、という認識でいる。
　Th が本人に「警察が来ると大人しいのはどうして？」と聞くと、「連れてかれるかもわかんないから」と。
　昨日も少し騒いだが、自ら自分の部屋に入って、机とベッドと、ベッドのマットレスで砦（バリケード）を作り、その中に入って布団をかぶっていた。
　学校の通信簿には「学校では耐えることが多い。馬鹿にされることが多いが、自分を殺して耐える場面が多い。自分を出せる場を作ってあげてほしい」と書いてあった。

〈Th のアセスメント〉
　通報をするほど激しく暴れるパターンは２つ。
① 楽しみなことがあってハイになりすぎ、特異な行動が増える興奮型。
② 予想外なことがあって怒りが沸き起こり、それに対する両親の対応がさらに怒りに油を注ぎ、行動がより激しくなる型。
　客観的な視点をもつことを促す目的で、本人にも Th が分析したこの暴れに至る２つのパターンを伝えた。
　警察はある程度の抑止力になっており、また、バリケード作りでも事態が収束されている。

〈方針〉
・警察の巡回はしばらく継続してもらう。
・収まるまで我慢する方法（バリケードを作る方法）と、あるいは、行動で発散できる方法（運動やおしゃべりなど）の療法を整備する。

第４回カウンセリング：母の変化（高校２年10月）
〈面接内容〉
　この１カ月間、一度もキレていない。警察は、週に一度（月曜日午前10時）、定期的に見回りに来てくれている。
　Th が本人に「何がよかったんだろう？」と尋ねると、「お母さんが文句言わなかったから」。
　母にどうであったか尋ねると、ここ最近、学校が荒れているという情報や、学校で本人がいじめられ我慢しているということを、ほかのところから

聞いていた。学校から帰宅後、Xが不機嫌な時はあったが、学校でXが置かれている状況を理解できたので、家でXが文句を言うことに対しては何も言わないようにしていた。

　朝も以前よりXがぐずぐず言わない。昨日の朝だけ、起こした母に「てめぇ、このやろう」と言っていたが、相手にせずに放っておいた。祖母がXの部屋に行って話しているうちにXは落ち着き、学校にも遅れなかった。

　学校で置かれている状況を母に詳しく尋ねると、塾の先生から聞いた話とのことだった。塾の先生は、Xと同じ学校の生徒から聞いたようであった。

　クラスの様子は、数人が暴れ、それがクラス全体に波及している。授業妨害をする者がいるので、ほとんど授業が聞き取れない。本人に状況を確認すると、捉え方は多少違ったが、「クラスがうるさい」とのことだった。数人が「死ね」「ごみ」と、毎日Xに言ってくる。他の生徒が授業中にお菓子を食べたり、携帯をいじったり、ギターを弾いているのをみて、Xは批判半分、うらやましさ半分のようであった。「あんなことやってる人もいるのに、自分ばっかり注意される」とXは言う。実際、ほかの生徒に「先生、Xが○○してます」と言われ、それで漫画が没収されたとのこと。

　このような状況を母は聞いて、「どこかに『はけ口』がないと……」と考え、本人に対してひと呼吸おいて接するようにしたようだった。

　落ち着いてくるのと並行して、怖かった昔の話を、Xが母にするようになった。

　小学2年生のときに、父が人体模型展に連れて行ってくれた。本物の人体を加工し薄く切片にしたものが展示され、実際に触れることもできた。Xは本物だと知らずに触っていたら、途中で父が本物だと教えた。その時触っていたのは、妊婦の体内に胎児がいる模型であった。「すごく怖くて、ずっと怖くて、ぞっとして、気味が悪かった。その日は眠れなかった……」と、10年間、ひと言も言わなかったことを語った。母が振り返ってみても、理科の先生の話を繰り返し言ったり、人体模型というものにこだわりをみせたりはしていたものの、核心のそのエピソードについては一度も触れたことがなかったので、その苦しみに母は気がつかなかった。Xは「理科の先生に、

ずっと助けてもらいたかった」。10年間、ずっと思い出していたらしい。その後、よく、もののけ姫などの「死」にこだわっていた。

　母としては「死」にこだわることで、日頃自分が置かれている不満を解消しているのかと考えていたが、今回の話を聞いて、人体模型の「強烈な印象」がそのこだわりにつながっていたのだろうと思った。

　母は、その人体模型を「気味が悪い」と感じたＸの気持ちに共感できた。一方、父は小学２年の息子に「模型になった人は死んじゃってかわいそう」という感想を求めていたようで、母はその父の考えには共感できなかった、と述べた。

　また、行動のコントロールが比較的できていた幼稚園の頃にチックがあったことを母は思い出した。

〈Thのアセスメント〉
　本人の表情が今までになく明るい。
　その理由は、母の大きな変化にあった。
　以前なら母からＸへの文句の洪水であったような状況で、母がＸを過剰に追い詰めなくなったので、本人がくつろいでいられるようになった。その関係性の変化から、Ｘから母に以前怖い思いをした話を伝えることができ、母もそれに共感している。母は共感したことをＸにフィードバックしており、互いに思いを共有できた。Ｘにとって、自分の気持ちを共有してもらうことが、大きな支えになっている。
　本人のストレス発散パターンとして、
・外に出す→母に（家に帰って）言葉や態度で当たり散らして発散
・内にこもる→チックとしての、筋肉運動
があるのではないかと推測。
　今までは、外に出す方法で母に当たり散らしても、受け止めてもらえることなく、ただしかられ、たまったストレスを十分には発散できず、爆発して「キレる」方向に進んでいたのではないだろうか。今回、母に受容されることでストレスがうまく流れ、「キレる」ことなく過ごすことができたのであろう。

〈方針〉
- 本人が「キレる」ことが少なくなった流れを推測し、それを母にフィードバックし、この流れを維持できるように促した。

第5回カウンセリング：本人・母の変化（高校2年12月）
〈面接内容〉
「警察呼ばれてないよ」と本人。
いらいらすることはあるが、それほどではない。

学校から帰宅後、「ただいま」までは表情が明るかったが、その後目つきがつり上がり顔色が悪くなることがあった。母が「学校で何かあった？」と聞くと、すぐには何も言わなかったが、しばらくして、もう一度聞くと、「今日、学校で……」と話し出した。隣のクラスのAに、「体を触らせろ、そうしないと仲良くしないぞ」と言われて嫌だったとのこと。Aは偏った性癖があって問題のある子。Xにとっては「触らせろ」も嫌だったけど「仲良くしないぞ」も嫌だった。それを母に話すことができ、翌朝、学校に行きたくないとも言ったが、3時間目から登校した。母もこのことを学校に伝え、学校の先生方もX、Aと話をしてくれた。グラウンドに行く移動のバスでも、AがXの隣に座ろうとした時に、先生が隣に座って守ってくれた。

母は自分自身の対応について、「気づけるようになりました」と話す。「何かあるな」「何もなければこうはならないな」と思うようになったとのこと。基本的には、本人に嫌なことがあってもそれを自分で言えないから、普段と違う様子になるのだろうと思えるようになった。

Thから、以前と今との状態の変化を見立てて伝えた。
- 以前の状態
学校で嫌なことがある→嫌でも言えない→ストレスをためて家に帰ってくる→母がXからのサインに気づかない、あるいは、サインとしての暴言を真に受けて怒ってしまう→Xに、学校のことに加えて、さらにストレスがたまる→爆発して暴力→警察沙汰。
- 今の状態

学校で嫌なことがある→嫌でも言えない→ストレスをためて家に帰ってくる→母がXからのサインに気づいて、本人に言語化を促す→本人が学校での出来事を話す→母が共感してくれる。母が学校と連絡をとって、事態の改善をはかってくれる。
　この見立てに、母は語る。「授業参観での様子でも、45分の授業のなかで、実際に授業を行っているのは正味10分ぐらい。あとは大騒ぎの状態で、そのなかでも率先して引っかき回している子たちに『ごみごん』『ごみむし』と言われてしまう。学校でのストレスはかなりのものだろう」。また、今回は試験も頑張り、追試は1科目だけだったのに、その子たちから「何でこんな奴が追試じゃないんだよ。カンニングしたんじゃねーの」と言われるらしい。
　母はこの話を語りながら憤慨している。本人の状況や感情に対しての母の理解が、格段に上がってきているのをThは感じた。
　また、塾の補講の日を決める際に、その日は学校が終わるのが遅いとわかっていても、塾の先生に「この日でいい？」と言われると、用事があると言えない。
　Thから、Xの「言えなさ」に関する2つのパターンを見立てて伝えた。
① 学校や塾で、嫌なことや断るべきところで言えない。その結果、Xの本意でないことが積み重なり、ストレスがたまる。「アサーション」の問題。
② ①によってたまってしまったストレスを言語化して発散することができない。ストレスが極まると、暴言・暴力の形で表出されるしかない。「ストレスマネジメント」「感情の言語化」の問題。

　授業参観時、ホームルームから出てきたXが母に「俺、今日、公園に寄る」と言った。母は「あぁ、今ホームルームで何か嫌なことがあったんだな」と思った。
　また、最近、本人が暴言を吐きながらも「これ言ってるのは言葉だけだよ、言ってるだけだよ、脅しだよ」と言うようになったとのこと。そう言われると母は「これも嫌なことがあって、いらいらして言ってるんだろう」と、本気にとらないようにしている。
　Thは、軽いサインで母が気づくようになったことが非常に大きな変化で

あったことを、改めて感じた。Xも、言語化することで問題が改善し、警察も呼ばれないことをわかり始めたようだ。以前であれば「公園に行く」とXが言えば、母は「木を折っちゃだめ」と行動だけを見て言っていたところを、「何か嫌なことがあったのね？」と心情的に反応できている。Xに「お母さんに聞いてもらえている気がしてるでしょう？」と聞くと、「うん」と答えた。

〈Thのアセスメント〉

母の変化が素晴らしいが、それに反応して言語化が進みつつあるXも素晴らしい。「言えなさ」のパターン②については改善がみられるので継続し、その定着を待って①のアサーションの問題に進んでいくことにする。

〈方針〉

- 問題の部分を見立ててパターン分けし、母に伝えて強化を促した。

第6回カウンセリング：父との関係（高校2年2月）

〈面接内容〉

小さなトラブルがいくつかあった。

ある日、母が不在で、Xの昼ご飯を作っていったが足りなかったようで、冷凍庫のフライドポテトを本人が食べた。それは父が買ってきたものだったので、夜、父が帰宅して未開封のはずのフライドポテトが開いているのを見て怒った。「自分の夕食に出ていないのに、お前ら勝手に自分たちだけで食べたのか！」という主張。母は「Xが食べたんじゃない？　いいじゃない」と言ったが父は納得しない。「Xはどうやって料理したんだ？」と言い出し、「トースターでやったんじゃない？」と母が言っても、「あいつにそんな知恵があるわけない」と言った父の言葉に、今度は母が怒った。父が納得せず、Xにトースターでフライドポテトを温めさせると、何も言われずともひとりでできた。それを見た父が「あ、それくらいの知恵はあるんだ」と言うと、母はさらに激怒した。Xは母が父に怒るのを聞いているだけで、その時は何も言わなかった。

その後、父が自分だけ、勝手に買ってきた高級なカップラーメンを食べ、片付けずに寝た。それを見たXが「なんて自分勝手なんだ」「勝手に怒って、勝手にいいもの食べて、なんなんだよ」と言っていた。それから一晩中、母

にしつこくXは絡み続けた。暴力はないが、言葉で母に文句を言い続けた。母は寝られず、朝方にはXは涙ぐんでいた。朝になって母はふと「ひょっとしてお父さんのこと？」と聞くと「そうだよ」とXは言って、それからすぐに寝入った。

　別の日の朝、ハサミを振り回したことがあった。祖母が起こしても不機嫌で、自分で起きてきて顔面蒼白でハサミを振り回した。母はその前日の夜にあったことを思い出した。

　前日の夜、ケーキがあったのでXが「お父さん呼んでくるよ。お父さん、一緒にケーキ食べよう」と言ったら、父は嫌な言い方で「いらねぇ」と答えた。自分が偉そうな、Xを馬鹿にしたような言い方だった。母が「あのことが原因？」と聞いたら、Xは「そうだ」と答えて、それから落ち着いた。シャワーを浴びて、遅れながらも学校に行った。

　父は感情の起伏が激しく、些細なことで激昂しやすい。小さいことを大げさに捉えるのは子どもの頃からだが、3カ月前からメンタルクリニックに通院し、内服を受けている。Thは、この父に対してXへの対応をアプローチするのは今の段階では困難であろうと判断した。

　父以外のストレスを聞くと、隣のクラスのAの話が出た。近寄らないようにしたが、近寄ってくる。「おんぶしてくれ」と言ってきて、「嫌だ」と言えないでおぶってあげた。断れない自分にも歯がゆさを感じているようで、家で荒れることもあった。毎日何らかの形で近寄ろうと追いかけてくる。下半身を見せられたこともある。すきあらば抱きついてくる。「オウム真理教に入ろう」としつこく誘ってくる。

　教室ではクラスメートに馬鹿にされ、教室外ではその子が襲ってくる。母から見ても学校は大変だと思う。寄り道して帰ってくる時は、嫌なことがあった時。何もない時は真っ直ぐ機嫌よく帰ってくる。

〈Thのアセスメント〉

　第5回面接で出た「言えなさ①：アサーション」と「言えなさ②：ストレスマネジメント」を今回も考えると、②は進んできており、促せば、本人が信頼できる大人には言語化できるようになってきている。

一方、①は本人の問題だけでなく、それを受け取る環境の要因も大きい。父や学校のクラスメート、A君は、何を言っても聞かない人と推測される。高校生の間は、聞いてくれる大人にアサーションできるレベルが精一杯と考え、母、学校の先生、塾の先生などへの言語化を促していく。

〈方針〉
- 母以外にも、聞いてくれそうな人への言語化を促していく。
- 聞いてくれそうにない人へのアサーションは、今のところ促さない。

第7回カウンセリング：進路の問題（高校2年3月）
〈面接内容〉
不安そうにしている。その要因は進路。学校からもプレッシャーをかけられ、悩んでいる。

自分が自閉症であることは知っていて、何かで得た情報から、自閉症の人は、クッキーを作ったり、調理したりというイメージをもっているようだった。しかし、本人はそれがやりたいかといえば、そうでもなく、だからといって、ほかに明確にやりたいことがあるわけでもない。Thから「自分を理解してもらって、周囲にも似たような人がいる働き方」と、「一般就労」について説明をすると、「自分を理解してくれて、障害者の周りがいい」と言った。

ただし、母としては、ここまで自力でやってきたので、作業所に行かせることは望んでいなかった。自閉症の息子さんをもつ知り合いから、息子さんの工賃を得るために、親はそれ以上のお金を払っているという話を聞き、そうではなく、何らかの形で自立につながることを考えたいとのことだった。障害者手帳を持っているので、それを生かして就労できればと思っていた。

Thからは、B障害者職業センターと、併設の能力開発大学校について説明した。センターで具体的な相談・査定・訓練について進めていくことを母に勧めた。Xは、意味もわからず焦っており、居場所がなくなることが不安になっているようであった。Bセンターで面談などを行うことも、本人の安心感につながるのではないかと母に伝えた。

最近、Xは意味なく母に絡んで些細なことをいつまでも質問することが増

えているようである。母には、これらの質問自体にはあまり意味はなく、不安がそうさせているのだろうという推測を伝えた。

〈Th のアセスメント〉

次年度、高校3年生であり、進路の問題が顕在化してきた。本人の漠然とした不安を軽減する意味でも、実際に行動に移しながら、進路決定を進めていく方向を勧めた。

(3) 第3期 入院（高校3年春〜）

年度が変わり、担当心理士の外来担当日が少なくなり、約ひと月に一度のフォローが行えなくなった。再び、医師が定期的なフォローを2カ月に一度のペースで行うことになった。

高校3年の5月、7月初めの外来で母が語ったところによると、4月から学校でのいじめがひどくなり、毎日のように暴言・罵声・暴力を受けて帰って来るようになった。周囲のいらいらがXに向けられやすく、格好のターゲットになった。学校には1週間行って、1週間休むような状態であった。

学校はハサミ1本、教室に置けないような状況で、ナイフで先生を脅すような者まで出てきた。先生方も生徒を注意できず、学校を辞める先生も出てきた。Aからの嫌がらせは次第にエスカレートし、性的な嫌がらせや、「自殺しろ」「親を殺せ」と繰り返し言われていた。駅では突き落とされそうになったり、「飛び込め」と囁かれたりしていた。Aばかりでなく、数人のグループがXをターゲットにし始めた。「障害者は学校に来るな」など、事あるごとに障害者と言われる。教室で耐えられなくなって、Xは倒れたこともあった。

とうとう、7月14日にXが家で爆発した。前日から学校のことで苛立ち、眠ることもできず、家で暴れ、物を壊し、両親と祖父母の4人で体を押さえなければならないような状態になった。緊急で、家から近いC精神医療センターを受診し、そのまま医療保護入院になった。

入院初日は隔離部屋であったが、1人部屋を経て、6人部屋に移動。穏やかな病棟だったので、入院した翌日以降は落ち着いて過ごし、母は毎日面会

に行っている。父も今回のことはXの立場に共感し、いじめの相手・学校に対して怒っている。父は親戚の弁護士にも相談し、何らかの手を打てないか相談しているようだ。

Cセンター入院の知らせを主治医は電話で受け、8月に母子（Xは外泊の形式）で当院受診。上記の経過をうかがった。母としては、Xが「殺される」と言うので、2学期から学校に行かせるのは不可能だと考えている。母は転校先を探したりもしているが、Xは今の学校を卒業したいと言っている。「負けになっちゃうから」「ここで耐えていかなきゃと思うから」とXは言う。Xに「爆発するまで母に言えなかったのはなぜ？」と聞くと、「相手が怖かったから」と答えた。

Cセンターは8月中の退院を勧めていたが、すぐには自宅での療養も家族の不安が強く、方向性が決まるまでCセンターに続いて当院での入院を行うことにした。

当院入院　8月28日〜9月20日
　入院病棟は小児病院の思春期病棟である。小学生以上の内科・外科の患児たちが、担当科によらず混合で入院している。Xは周囲の患児たちとどのようなコミュニケーションをとるのか予想がつかなかったため、個室での入院とした。また、病棟主治医と副主治医を決め、外来主治医とは別の医師が今回から初めて関わった。

入院に際しての治療者たちの目標は大きく2つあった。
① 本人の様子を観察し、行動パターンの分析を行う。
② 退院後、学校をどうするのかを決める。

（4）入院中のエピソード
1）本人がいじめについて語る
　入院初日に、病棟主治医がXと面接をした時の内容である。

主治医　なんで入院しましたか？
X　こころの傷を治療するためです。

主治医　こころの傷ってどんなことですか？
X　学校で何か言われたり、されたりしたことです。
　Aに電車の中でくすぐられたり、くすぐらせないと絶交するぞと言われた。電車のホームから突き落とされそうだった。電車の窓からも落とされそうでした。電車の1号車から6号車まで追いかけられた。道路で車に轢かされそうになりました。キスされました。宗教に入ろうぜと言われました。お化けの真似して近寄ろうとしました。教会に火をつけろと言われました。背中をぶたれました。痛かったです。

　医師は最初からトラウマに触れることは慎重にしようと、途中で〈これを話すことは治療になりますか？　話すことは嫌ではないですか？　疲れたら話すのを休んでください〉などと声を掛けたが、Xは話したい様子で止まることなく、話し続けた。

X　Fにハサミを投げられました。傘で脅されました。Gにカッターナイフを向けられました。Hに理由なく椅子を蹴られました。テニスラケットで殴られそうになりました。Iにお前を呪ってやると言われて嫌な気分になりました。Jに机を2回蹴られて、訳もなく鞄を引っ張られました。Kにホチキスを投げられました。コーヒーの缶を投げつけられました。ペットボトルも投げられました。Aに訳もなく、親を殺せと言われました。トイレの中ではおちんちんを見せられました。トイレから逃げました。非常階段でも見せようとされました。お前自殺しろと言われました。学校の思い出を消せと言われました。カッターナイフを向けられました。
主治医　そういうことをされた時、どうするのですか？
X　無視します。走って逃げます。
主治医　やめて、と言うのはどうですか？
X　それもいいです。
主治医　楽しいことはありますか？
X　去年の体験学習のサマーキャンプ。文化祭。今年の修学旅行。遊ぶのは楽しいです。勉強も楽しいです。お弁当は楽しいです。体育、サッカーも

楽しいです。

主治医　楽しいことと嫌なこと、どっちが多いですか？

X　楽しいことです。

主治医　学校には行きたいのですね？

X　はい。

主治医　嫌なことをされる時、無視をすると、嫌なことをされることは多くなりますか？　少なくなりますか？

X　多いです。

主治医　走って逃げると、逃げ切れますか？

X　逃げられます。

主治医　やめてと言ったら、やめてくれることが多いですか？　少ないですか？

X　やめることが多いです。

主治医　じゃあ、やめてと言って、だめだったら逃げたらどうですか？

X　はい、そうします。

Xは椅子から立ち上がり、挨拶をして部屋に戻っていった。

〈治療者の捉え方〉

　当院入院の始めからトラウマに関する話が本人から語られ、Thは抑えようとしたが本人は語り続けた。前医での入院生活があり、そこで安心が得られる生活をし、いじめから少し時間が経過したがゆえに、本人も誰かに語りたく、わかってほしくて、一気に噴き出した話であったのかもしれない。ThはXの対処行動に焦点を当て、今後に役立つ対処行動に作り直して提示したところ、Xは腑に落ちたように、退室したというエピソードである。

　自閉症スペクトラムの子どもたちは、このように本人の理論に沿う形で説得すると突然腑に落ちて、それまであったこだわりが消失する場合もある。

2）台風の時の行動化

　入院して1週間、Xは個室で大人しく過ごし、時折主治医との面談に応じながら看護師に話しかけたりしつつ過ごしていた。入院1週間がたった頃、季節柄で勢力の強い台風が東京を通過した。台風のニュースが流れ出した9

月5日頃から、急に病棟での問題になるような言動が増えた。

9月5日
　夕方、病棟の食堂で急に大声を出す。なんと言ったのかはわからなかったが、看護師が〈どうしたの？〉と聞くと「おじいさんお化けがいる！」と答える。〈急に大きな声を出すと小さい子たちがびっくりします。気になることなら、小さな声で言うか、看護師さんに直接話してください〉と伝えると、にやりと笑って「はい、わかりました」。
　その後、夜にパンツ1枚で廊下を歩いている。〈どうしたの？〉と看護師が驚いて聞くと「シャワー浴びてきた」とにやりと笑いながら答えた。〈シャワー室には着替える場所があるので、そこで服を着てから部屋に戻りましょう〉と伝えると「うん、わかった」と答えた。

9月6日
　朝から病棟の廊下で看護師に向かって「○×（実在する犯罪者の名前）が逃げました！　○×が逃げました！」と大声で話しかける。表情は楽しそうにやや興奮気味。夕方には大柄なXが病棟の廊下を走り抜けたり、病棟の外に無断で出て行ったりと、これまでにない行動化がみられた。無断で病棟外に出たXをつかまえて部屋に戻ろうと促した看護師に対して「新宿や横浜に行ったら泣く？　先生は泣く？　探す？」と聞いたりした。

9月7日
　朝、病棟を出たところにあるトイレを使用。入院患者は使用しない場所であり、気づいた看護師がドアをノックして〈終わった？〉と話しかけると、「うるせーんだよ！」と怒鳴る。5分ほどして自分から出てきた。〈入院患者さんは使えないトイレなんだよ〉と看護師が説明すると「ここが使いたいんです」と答えた。

〈治療者の捉え方〉
　台風通過に伴う行動化とも考え、気圧の変化が自閉性障害児に及ぼす影響を考えさせられた。週末も近づき対応を迫られた治療者たちは以下のことを考えた。
・不穏というより、楽しくなって興奮しての問題行動であるようだ
・病棟の規則から外れそうならばリスパダールを頓服する

- フラッシュバックに関して用いたデプロメールが、幾分躁転に反応している可能性があり、減量を試みる
- 気分調整薬としてテグレトールを開始してみる
- 週末は家に外泊し、入院に伴う行動制限のストレスを軽減する

　内服・外泊に関してはすぐに実行した。外泊から帰院後の入院条件に関しては、散歩をさせるなどの自由さを取り入れていかないと、入院の継続は困難であろうと思われた。

3）退院へ

　外泊から戻ってきて、大声で叫んだり、病棟を走ったりといった行動はみられなくなった。しかし、夜の寝つきが悪く、リスパダールを頓服しないと入眠できず、そのために翌日の日中も眠りがちになるという様子であった。

　もともとはひとりで通学し、学校の行事で海外でのホームステイもひとりで体験することができたので、病院内での行動制限をかけないことにした。1日のスケジュールと病棟外に外出時の約束、次の外泊予定などを紙に書いて病室に貼るようにした。書き方として、用紙の端をマジックで縁取りし、文字は単色で大きめに見やすく書いた。クリアファイルを貼って、そこに現在有効な約束・予定を入れ込み、予定が終了した時点ではがすような形にした。本人から「〇日は外泊ですか？」と聞かれて、〈〇日は外泊です。そこにも書いてあります〉と示すと、繰り返し質問されることはなくなった。

　母と副主治医とのやりとりのなかに、以下の話があった。
母　「外泊中はひとりでそばをゆでたり、りんごをむいたりして食べ、穏やかに過ごしていた。先週の台風が怖かったと言っていた。普段は言うことではないので、病室でひとりで過ごす台風が怖くて、普段と違う行動をとったのかもしれない。

　学校から連絡があり、いじめていたAくんが無期停学になった。Aくんは学校に来ないし、Xくんには今までとは別の校舎があるので、そちらで授業をしますから来ませんかと言われた。できる範囲でクラスメートとも会わないように配慮するから、と。本人にAくんが無期停学になったことは伝えた。『よかった。すっきりしたよ』と言っていた」

学校に関しては、母がほかの学校の情報も集めている段階で、再度相談することにした。本人が穏やかに過ごしているのは、Aくんの無期停学の話を理解したからかもしれないと主治医は感じた。

　入院して2週間が過ぎたところで、両親との話し合いの場を設けた。父は外来に一度も来たことがなく、数年来診ている外来主治医にとっても初対面であった。
　外来主治医がまとめとして伝えたことは、以下の2点であった。
① 嫌なことが記憶に残って、それが繰り返しの動作として表れる。例えば、自分がやられたことを、人形に同じようにやったりする。それを周りの人には見えないところでやるならば問題はないが、彼はそこが上手にできないので、問題行動として見えた部分があった。彼のなかでは「嫌だったこと」と「行動」とが結びついてはいるが、「行動」だけ取り上げてその行動だけやめろ、というのはよくない。例えば、窓ガラスを割ったときに、「そんなことしたら痛いでしょ。やめよう」と本人の立場に立って語りかけたほうが、本人の胸に届く言葉になるのではないか。
② 病院では全体を振り返ると落ち着いて過ごしていた。自分で落ち着いて過ごせるような時間とスペースを与えること、八つ当たりできるものを考えることが必要。将来的に「男」になっていくので、お父さんの役目としては、普段は遠くから見守り、困ったときには「お父さんもこうしたぞ」と教えてあげるような関わりがいいであろう。じきに母親離れをしなくてはならない。そのとき、お父さんはお母さんもサポートしてあげてほしい。そうしないとお母さんもきつくなってしまう。

　学校に関しては母から、Xがほかの学校を見学に行ってもいいと言うようになったと聞き、見学の段取りを立てて退院することになった。
　学校見学が話し合いの日から1週間後に設定され、週末の外泊をこなして退院に至った。その間、特に問題となるような行動はなかった。

4. 考察

(1) 問題点の考察
この症例における問題点を整理すると、
- 学校や家の外には適応し、家の中でだけ問題行動を起こす
- 思春期になって増えてきた衝動的な暴力的・攻撃的な問題行動

の2つに集約される。

1) 家の中でだけ問題行動を起こすことについて
なぜ、家の外に過剰に適応しようとしたのだろうか

この症例の場合、家の外の社会は本人の対応処理能力を超えた世界であったのではないかと推察される。本人にはまったく予想もつかない、一寸先は闇のような世界で、怯えながら、そして自分を抑え込みながら、社会の中を少しずつ歩いていたのではないだろうか。思春期に入って、周囲からのいじめが増えると、本人の混乱は増すばかりであっただろう。いじめには理由がない場合が多いのだろうが、自閉症スペクトラムの子どもたちにとって、まったく意味がわからないなかで、突然不快なこと、痛いことをされて、どれほど怖かったことであろうか。そのようなことをされて、なおのこと大人しく、目立たぬように過ごしていたのであろうが、いじめの対象としては格好の標的になってしまう。

彼らは、自分たちが楽しく、穏やかに過ごせることを望みながら生活をしている。家以外の場で懸命に適応しようとしたのは、それが彼らにとって穏やかに過ごせる手段だからではないかと考えられる。

なぜ、家で問題行動を起こしたのだろうか

Xにとって家とは、ありのままの自分を出せる一番の場所であったことは間違いない。それは自分のお気に入りのものがあり、安全基地であり、危害を加える人はいない、という前提のもとに成り立っている。

他者にとって「問題行動」というが、本人にとってはストレスの発散という観点で楽しんでいるだけ、ということも多かったであろう。特に小さい頃

の問題行動は、それに起因するものが多いかもしれない。思春期に入り、家の外でのストレス（学校の規律、いじめなど）が増えるにつけ、そのストレス発散の場が必要となり、家がその場となった。体も大きくなり、幼い頃と同じように体を激しく動かして発散すれば、物も壊れるし、家族も傷つく。しかし、本人は幼い頃と同じ発散の仕方しか知らない。自分がされたと同じような行動でしか表現できない。このような本人側の流れ（ストーリー）を家族が理解できるかどうかが、火に油を注ぐのか水をかけるのかの、分かれ目になる。

2）思春期に増えてきた衝動的で暴力的・攻撃的な問題行動について

なぜ、思春期になって増えてきたのだろうか

思春期は生物学的に衝動性が高まる時期である。しかもXの衝動性の高まりは、自分の統制力を超えるようなひどいいじめを受けたことが引き金になったと考えられた。いじめている側も思春期であり、衝動性が高く、自己統制力に乏しかったといえるであろう。自己統制力が未熟ゆえの、思春期における衝動性の連鎖ともいえる。

いじめを受けて、その負のエネルギーを受け止めてくれる環境があれば、その連鎖は断ち切られることがあるだろう。しかし、Xの場合、最初の頃はその環境がなく、後半になって母親がよき理解者となったが、いじめの度合いがあまりに強すぎた。

また、思春期というと性の問題もある。思春期に入ると自分が男性であるという自覚がわいてくる。自分は強く、逞しい男性であるという自信が必要になってくる。Xの場合、その手本になるべき身近にいる男性が、自分を理解してくれないという状況に陥った。父親はXを否定し、馬鹿にし、理解しようとしなかった。学校でいじめるのももっぱら男子であり、Xにとって自分と同性である男性たちは、自分の敵であるとも考えられたことであろう。Xの男性としてのアイデンティティにも今回のエピソードは多少なりの影響を与えたのではないかと思われた。

ひとつの「性」のエピソードとして、Xの奇妙な行動のなかに戦う女の子のアニメキャラクターを好んだことがあった。そのキャラクターの絵を描き、フィギアには戦闘服を着せたりしていた。ひとつの見方としては、女

の子（母親や女の子のクラスメート）はXを助け、守ってくれる存在であり、その象徴が「戦闘服を着た女の子」であったのではないかと思われた。

なぜ、暴力的・攻撃的な行動として表現されたのか（衝動性の源）

その人の特性は幼い頃に現れるといわれる。幼い頃から歌が好きな者は音楽に親和性があり、幼い頃からお絵かきが好きな者は美術に親和性がある。この見方でみると、Xの場合は幼い頃に多動が強く、筋肉運動による表現に親和性のある方なのであろう。そうすると、困ったときの対処行動として筋肉運動つまり体を動かすことによる行動表現に至るのは妥当であろうとも考えられる。

また、いじめの受け方として、暴力を振るわれたり、物を投げつけられたりすることも多かったのであろう。「飛び降りろ」「殺せ」といった言葉も、動きを指示するものである。自閉症スペクトラムの子どもたちは、そのようなトラウマを自分自身で再現することも多い。記憶の保持が強いがゆえのことでもあるが、このようないじめにさらされて、X自身も暴力的な行動として表現するに至ったのではないかとも考えられた。

Xの実際の行動と照らし合わせても、いじめのなかで「学校の記憶を消せ！」と繰り返し言われたことがあり、家で軽く興奮状態に陥った際に、自分自身の今までの卒業証書やアルバムを引き裂いたという出来事があった。また、「○×（実在する犯罪者の名前）が逃げました！」と入院中唐突に繰り返し叫んだことがあったが、それもいじめのなかで「○×の仲間になろうぜ」と繰り返し言われたことが、○×という名前を口にする理由であったと思われる。

(2) 治療の考察

この症例の治療を通してのポイントをまとめると、次の３点となる。
- 認知行動療法を介しての、母子関係の改善とアサーションの促進
- 家族機能の回復
- いじめというトラウマの治療

1) 認知行動療法を介しての、母子関係の改善とアサーションの促進

　Xの問題行動の背景を読み解くのに、今回は認知行動療法を専門とする心理士に介入を依頼した。その介入によってXの置かれている状況が母親に理解され、母親が家庭におけるよき理解者になったことで、Xの環境は大きく変化した。

　当初母はXの行動・言葉だけを受けて「（枝を折るので）公園に行ってはいけません」「（死ね、などに対して）そんな言葉はやめなさい」など、本人を抑止する形で対応していた。Xは言葉にならない気持ち・苛立ちを表現していたのに、それを汲んでくれない父母との関わりの後に、さらに興奮して暴れるというパターンがあった。

　しかし、心理士の介入を通して、そのような行動の背景にある本人の意思を伝え、また、実際にひどいいじめが明らかになったことによって、母はXの抱えている辛さに気づくようになった。「今日は公園に行きたい」とXが言っただけで「今日、学校で何かあったの？」とXの気持ちを汲めるようになった。

　このような理解される関わりが生まれたことは、Xにとって大きな環境の変化であっただろう。Xも次第に幼い頃の怖かった話を母にするようになり、少しずつではあるが自分を母親に開くようになっていった。家庭外の環境で十分に自分が語られているかというと、まだそこまでには至っていないが、家庭内でのそのような取り組みは、Xが社会で語れるようになるための布石となることだろう。

2) 家族機能の回復

　母との関係の改善は家族機能の回復における、重要な一部を占めている。一方、父親との関係も、Xにとっては重要な問題である。

　父親は物事を被害的にとる傾向があり、Xの自閉性障害という疾患を受け入れられずにいた。その背景には、父親自身が自己のなかで否定していた部分をXに垣間見るために、Xそのものを否定したいという気持ちが無意識的に働くのであろうと予想した。このような父親をXとともに受診させ変えていこうというのは、なかなかに時間と労力を必要とするものである。

　今回の経過では、Xが受けたひどいいじめにさすがの父親も激昂し、いじ

めた側を共通の敵として同じ側の仲間となり得た。この構図は、ある共通の敵に対して、Ｘと両親が同じ岸に立っての共同体となり、今までにはない家族機能が動き始めたといえる。また、Ｘと父親は思春期の男性性の課題も絡んでくるので、今後大切な関係となる。治療者はそれを捉えて入院中に父親に来院いただき、説明を加えることで、その関係性を強化しようと試みた。

3）いじめというトラウマの治療

　自閉症スペクトラムの子どもたちにとっていじめとは、まったく理由がわからないなかで、突然不快なこと、痛いことをされることであり、非常に恐ろしい出来事であろうと推測される。いじめる側とすれば、ちょっとしたいたずらであったとしても、この子たちにとっては予想のつかない、今までに経験のない出来事で、大げさではなく、トラウマとなりうるものであろう。

　しかし、自閉症スペクトラムの子どもたちにとって、受けたいじめの内容が周囲と共有されるまでには、言語化が困難な分、長い時間がかかる。その間、ひとりでそれを抱え、どうしようもない部分を行動として表してしまい、それは周囲にはパニックと捉えられるかもしれないし、急に攻撃的になったと捉えられるかもしれない。大切なのは、結果として表現されている奇妙な行動だけを見ずに、その背景を探ろうとすることである。

　トラウマの治療としては、まずは安全を提供することであろうが、Ｘの経過からは、そのトラウマの存在を共有・共感するだけでも、ずいぶんと本人は安心できていたようである。トラウマを抱えている際に、その人をひとりにはせずに、誰かが一緒になってトラウマを抱えることが、当事者を支える第一歩となるのではないだろうか。

　本稿を書き上げるにあたって、ご協力いただきました医師の前田洋佐さんと心理療法士の松本美江子さんに感謝申し上げます。お二人の協力がなければ本稿はこのような形になることはありませんでした。

（西間木敦子）

アスペルガー症候群　治療の現場から

2009 年 7 月 20 日　初版発行

監修	宮尾益知
発行者	五郎誠司
発行所	株式会社 出版館ブック・クラブ
	〒 101-0052　東京都千代田区神田小川町 3-9-6
	TEL 03-5282-5112　FAX 03-5282-5113
デザイン	宗利淳一・田中奈緒子
印刷・製本	モリモト印刷株式会社

ISBN978-4-915884-63-4
乱丁・落丁本はお取り替えいたします。

©Masutomo Miyao　2009, Printed in Japan